"十二五"职业教育国家规划教材

经全国职业教育教材审定委员会审定

国家卫生和计划生育委员会"十二五"规划教材

全国中等卫生职业教育教材

U0276186

供助产专业用　　第3版

产科学基础

主　编　翟向红　吴晓琴

副主编　韩清晓　李民华　韩瑞兰

编　者（以姓氏笔画为序）

王雅芳（呼伦贝尔市卫生学校）

刘　慧（黑龙江护理高等专科学校）

李民华（首都铁路卫生学校）

杨高原（山东省临沂卫生学校）

吴晓琴（锦州市卫生学校）

赵玲莉（南宁市卫生学校）

韩清晓（濮阳市卫生学校）

韩瑞兰（潍坊护理职业学院）

翟向红（山东省临沂卫生学校）

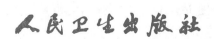
人民卫生出版社

图书在版编目（CIP）数据

产科学基础/翟向红,吴晓琴主编. —3 版. —北京：
人民卫生出版社,2014
ISBN 978-7-117-19910-0

Ⅰ.①产… Ⅱ.①翟…②吴… Ⅲ.①产科学–中等
专业学校-教材 Ⅳ.①R714

中国版本图书馆 CIP 数据核字(2014)第 256719 号

| 人卫社官网 | www.pmph.com | 出版物查询,在线购书 |
| 人卫医学网 | www.ipmph.com | 医学考试辅导,医学数据库服务,医学教育资源,大众健康资讯 |

产科学基础
第 3 版

主　　编：翟向红　吴晓琴
出版发行：人民卫生出版社（中继线 010-59780011）
地　　址：北京市朝阳区潘家园南里 19 号
邮　　编：100021
E – mail：pmph @ pmph.com
购书热线：010-59787592　010-59787584　010-65264830
印　　刷：天津安泰印刷有限公司
经　　销：新华书店
开　　本：787×1092　1/16　印张：13
字　　数：324 千字
版　　次：2002 年 7月第 1 版　2015 年 1月第 3 版
　　　　　2022 年 6月第 3 版第 9 次印刷（总第21次印刷）
标准书号：ISBN 978-7-117-19910-0/R · 19911
定　　价：33.00 元

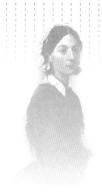

出 版 说 明

为全面贯彻党的十八大和十八届三中、四中全会精神,依据《国务院关于加快发展现代职业教育的决定》要求,更好地服务于现代卫生职业教育快速发展的需要,适应卫生事业改革发展对医药卫生职业人才的需求,贯彻《医药卫生中长期人才发展规划(2011—2020 年)》《现代职业教育体系建设规划(2014—2020 年)》文件精神,人民卫生出版社在教育部、国家卫生和计划生育委员会的领导和支持下,按照教育部颁布的《中等职业学校专业教学标准(试行)》医药卫生类(第一辑)(简称《标准》),由全国卫生职业教育教学指导委员会(简称卫生行指委)直接指导,经过广泛的调研论证,启动了全国中等卫生职业教育第三轮规划教材修订工作。

本轮规划教材修订的原则:①明确人才培养目标。按照《标准》要求,本轮规划教材坚持立德树人,培养职业素养与专业知识、专业技能并重,德智体美全面发展的技能型卫生专门人才。②强化教材体系建设。紧扣《标准》,各专业设置公共基础课(含公共选修课)、专业技能课(含专业核心课、专业方向课、专业选修课);同时,结合专业岗位与执业资格考试需要,充实完善课程与教材体系,使之更加符合现代职业教育体系发展的需要。在此基础上,组织制订了各专业课程教学大纲并附于教材中,方便教学参考。③贯彻现代职教理念。体现"以就业为导向,以能力为本位,以发展技能为核心"的职教理念。理论知识强调"必需、够用";突出技能培养,提倡"做中学、学中做"的理实一体化思想,在教材中编入实训(实践)指导。④重视传统融合创新。人民卫生出版社医药卫生规划教材经过长时间的实践与积累,其中的优良传统在本轮修订中得到了很好的传承。在广泛调研的基础上,修订教材与新编教材在整体上实现了高度融合与衔接。在教材编写中,产教融合、校企合作理念得到了充分贯彻。⑤突出行业规划特性。本轮修订紧紧依靠卫生行指委,充分发挥行业机构与专家对教材的宏观规划与评审把关作用,体现了国家规划教材一贯的标准性、权威性、规范性。⑥提升服务教学能力。本轮教材修订,在主教材中设置了一系列服务教学的拓展模块;此外,教材立体化建设水平进一步提高,根据专业需要开发了配套教材、网络增值服务等,大量与课程相关的内容围绕教材形成便捷的在线数字化教学资源包,为教师提供教学素材支撑,为学生提供学习资源服务,教材的教学服务能力明显增强。

人民卫生出版社作为国家规划教材出版基地,获得了教育部中等职业教育专业技能课教材选题立项 24 个专业的立项选题资格。本轮首批启动了护理、助产、农村医学、药剂、制药技术专业教材修订,其他中职相关专业教材也将根据《标准》颁布情况陆续启动修订。

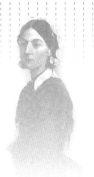

全国卫生职业教育教学指导委员会

全国中等卫生职业教育"十二五"规划教材目录

护理、助产专业

序号	教材名称	版次	课程类别	所供专业	配套教材
1	解剖学基础 *	3	专业核心课	护理、助产	√
2	生理学基础 *	3	专业核心课	护理、助产	
3	药物学基础 *	3	专业核心课	护理、助产	√
4	护理学基础 *	3	专业核心课	护理、助产	√
5	健康评估 *	2	专业核心课	护理、助产	√
6	内科护理 *	3	专业核心课	护理、助产	√
7	外科护理 *	3	专业核心课	护理、助产	√
8	妇产科护理 *	3	专业核心课	护理、助产	√
9	儿科护理 *	3	专业核心课	护理、助产	√
10	老年护理 *	3	老年护理方向	护理、助产	√
11	老年保健	1	老年护理方向	护理、助产	
12	急救护理技术	3	急救护理方向	护理、助产	√
13	重症监护技术	2	急救护理方向	护理、助产	
14	社区护理	3	社区护理方向	护理、助产	√
15	健康教育	1	社区护理方向	护理、助产	
16	解剖学基础 *	3	专业核心课	助产、护理	√
17	生理学基础 *	3	专业核心课	助产、护理	√
18	药物学基础 *	3	专业核心课	助产、护理	√
19	基础护理 *	3	专业核心课	助产、护理	√
20	健康评估 *	2	专业核心课	助产、护理	√
21	母婴护理 *	1	专业核心课	助产、护理	√

续表

序号	教材名称	版次	课程类别	所供专业	配套教材
22	儿童护理 *	1	专业核心课	助产、护理	√
23	成人护理(上册)—内外科护理 *	1	专业核心课	助产、护理	√
24	成人护理(下册)—妇科护理 *	1	专业核心课	助产、护理	√
25	产科学基础 *	3	专业核心课	助产	√
26	助产技术 *	1	专业核心课	助产	√
27	母婴保健	3	母婴保健方向	助产	√
28	遗传与优生	3	母婴保健方向	助产	
29	病理学基础	3	专业技能课	护理、助产	√
30	病原生物与免疫学基础	3	专业技能课	护理、助产	√
31	生物化学基础	3	专业技能课	护理、助产	
32	心理与精神护理	3	专业技能课	护理、助产	
33	护理技术综合实训	2	专业技能课	护理、助产	√
34	护理礼仪	3	专业技能课	护理、助产	
35	人际沟通	3	专业技能课	护理、助产	
36	中医护理	3	专业技能课	护理、助产	
37	五官科护理	3	专业技能课	护理、助产	√
38	营养与膳食	3	专业技能课	护理、助产	
39	护士人文修养	1	专业技能课	护理、助产	
40	护理伦理	1	专业技能课	护理、助产	
41	卫生法律法规	3	专业技能课	护理、助产	
42	护理管理基础	1	专业技能课	护理、助产	

农村医学专业

序号	教材名称	版次	课程类别	配套教材
1	解剖学基础 *	1	专业核心课	
2	生理学基础 *	1	专业核心课	
3	药理学基础 *	1	专业核心课	
4	诊断学基础 *	1	专业核心课	
5	内科疾病防治 *	1	专业核心课	
6	外科疾病防治 *	1	专业核心课	
7	妇产科疾病防治 *	1	专业核心课	
8	儿科疾病防治 *	1	专业核心课	
9	公共卫生学基础 *	1	专业核心课	
10	急救医学基础 *	1	专业核心课	
11	康复医学基础 *	1	专业核心课	
12	病原生物与免疫学基础	1	专业技能课	
13	病理学基础	1	专业技能课	
14	中医药学基础	1	专业技能课	
15	针灸推拿技术	1	专业技能课	
16	常用护理技术	1	专业技能课	
17	农村常用医疗实践技能实训	1	专业技能课	
18	精神病学基础	1	专业技能课	
19	实用卫生法规	1	专业技能课	
20	五官科疾病防治	1	专业技能课	
21	医学心理学基础	1	专业技能课	
22	生物化学基础	1	专业技能课	
23	医学伦理学基础	1	专业技能课	
24	传染病防治	1	专业技能课	

药剂、制药技术专业

序号	教材名称	版次	课程类别	配套教材
1	基础化学 *	1	专业核心课	
2	微生物基础 *	1	专业核心课	
3	实用医学基础 *	1	专业核心课	
4	药事法规 *	1	专业核心课	
5	药物分析技术 *	1	专业核心课	
6	药物制剂技术 *	1	专业技能课	
7	药物化学 *	1	专业技能课	
8	会计基础	1	专业技能课	
9	临床医学概要	1	专业技能课	
10	人体解剖生理学基础	1	专业技能课	
11	天然药物学基础	1	专业技能课	
12	天然药物化学基础	1	专业技能课	
13	药品储存与养护技术	1	专业技能课	
14	中医药基础	1	专业核心课	
15	药店零售与服务技术	1	专业技能课	
16	医药市场营销技术	1	专业技能课	
17	药品调剂技术	1	专业技能课	
18	医院药学概要	1	专业技能课	
19	医药商品基础	1	专业核心课	
20	药理学	1	专业技能课	

注:1. * 为"十二五"职业教育国家规划教材。
　　2. 全套教材配有网络增值服务。

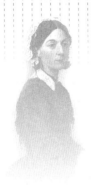

护理专业编写说明

根据教育部的统一部署,全国卫生职业教育教学指导委员会组织全国百余所中等卫生职业教育相关院校,进行了全面、深入、细致的护理专业岗位、教育调查研究工作,制订了护理专业教学标准。标准颁布后,全国卫生行指委全力支持人民卫生出版社规划并出版助产专业国家级规划教材。

本轮教材的特点是:①体现以学生为主体、"三基五性"的教材建设与服务理念:注重融传授知识、培养能力、提高素质为一体,重视培养学生的创新、获取信息及终身学习的能力,注重对学生人文素质的培养,突出教材的启发性。②满足中等卫生职业教育护理专业的培养目标要求:坚持立德树人,面向医疗、卫生、康复和保健机构等,培养从事临床护理、社区护理和健康保健等工作,德智体美全面发展的技能型卫生专业人才。③有机衔接高职高专护理专业教材:在深入研究人卫版三年制高职高专护理专业规划教材的基础上确定了本轮教材的内容及结构,为建立中高职衔接的立交桥奠定基础。④凸显护理专业的特色:体现对"人"的整体护理观、"以病人为中心"的优质护理指导思想;护理内容按照护理程序进行组织,教材内容与工作岗位需求紧密衔接。⑤把握修订与新编的区别:本轮教材是在"十一五"规划教材基础上的完善,因此继承了上版教材的体系和优点,同时注入了新的教材编写理念、创新教材编写结构、更新陈旧的教材内容。⑥整体优化:本套教材注重不同层次之间,不同教材之间的衔接;同时明确整体规划,要求各教材每章或节设"学习目标""工作情景与任务"模块,章末设"思考题或护考模拟"模块,全书末附该课程的实践指导、教学大纲、参考文献等必要的辅助内容。⑦凸显课程个性:各教材根据课程特点选择性地设置"病案分析""知识窗""课堂讨论""边学边练"等模块,50学时以上课程编写特色鲜明的配套学习辅导教材。⑧立体化建设:全套教材创新性地编写了网络增值服务内容,每本教材可凭封底的唯一识别码进入人卫网教育频道(edu.ipmph.com)得到与该课程相关的大量的图片、教学课件、视频、同步练习、推荐阅读等资源,为学生学习和教师教学提供强有力的支撑。⑨与护士执业资格考试紧密接轨:教材内容涵盖所有执业护士考点,且通过章末护考模拟或配套教材的大量习题帮助学生掌握执业护士考试的考点,提高学习效率和效果。

全套教材共29种,供护理、助产专业共用。全套教材将由人民卫生出版社于2015年7月前分两批出版,供全国各中等卫生职业院校使用。

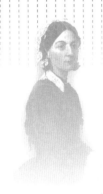

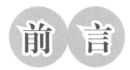

前　言

　　产科学基础是中等卫生职业教育助产、护理专业的一门必修课程。《产科学基础》（第3版）是为了适应我国中等职业教育改革和发展的需要，在全国卫生职业教育教学指导委员会的总体规划与指导下，按照教育部颁布的《中等职业学校专业教学标准（试行）》进行修订编写的规划教材。

　　本教材遵循助产专业"十二五"规划教材的建设目标，以科学发展观为指导，全面落实教育规划纲要，以服务为宗旨，以就业为导向，充分体现职业教育的特点。在编写中注重助产专业特点和中职护理教育特点，对教材结构的设计做到：首先，克服内容偏深、偏难、偏离标准和大纲基本要求的倾向，以实用性为宗旨，使教材内容更加符合助产、护士执业标准；其次，注重优化课程内容，及时更新知识，将近几年产科医学发展的适合助产、护理临床和实践需要的新知识、新方法和新技术编入本教材中，为学生能更好地掌握助产、护理操作技能，提高综合素养打下良好的基础。

　　本教材分13章，包括产科学基础、生理产科及病理产科。实践中涉及操作的部分参见其同步教材《助产技术》，而本教材的实践内容均为临床见习或病例讨论。为了学生更灵活、更扎实地掌握知识，每章后给出了思考题或护考模拟题，章节中穿插了知识链接、临床应用、知识拓展等，丰富了教材内容，增加了教材的趣味性。本教材还有配套教材及网络增值服务，供学生选择使用。在本教材编写过程中，各参编学校做了大量工作，给予了大力支持，谨在此表示诚挚谢意。

　　由于编者信息量及临床实践的局限性，本教材的内容及编排难免有不妥之处，殷切希望使用本教材的师生和同仁提出宝贵意见，以便及时修正改进！

翟向红　吴晓琴

2014 年 10 月

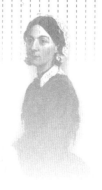

目 录

第一章 绪 论

一、产科学基础的范畴与特点

产科学基础是助产专业的一门主干课程和必修课程,是临床医学中涉及范围较广、整体性和独立性较强的学科。它有着自己独立的医学学科特点:它以产科的系统理论为基础,研究女性在妊娠期、分娩期、产褥期全过程中孕产妇、胚胎和胎儿所发生的生理的和病理的变化,并对病理变化进行预防、诊断和治疗,是一门协助新生命诞生的科学。它包括产科学基础、生理产科学、病理产科学和胎儿医学四部分。

产科学虽然是一门独立的临床学科,但同时它与整体密切相关。第一,产科学与内科学紧密相关。心脏病、糖尿病、病毒性肝炎等会影响母亲和胎儿的健康及生命安全,同时妊娠、分娩会加重这些疾病的病情。第二,产科学具有与外科学相同的特点。在分娩期、产褥期的一切操作都要遵循无菌操作这一原则,以防发生孕产妇及新生儿的感染。剖宫产术、会阴侧切术及难产助产术等都是外科手术操作。第三,产科学与妇科学密不可分,两者之间是互为因果的。盆腔的炎性疾病和子宫肌瘤等可以引起女性不孕、流产及难产等的发生;分娩过程处理不当可以发生阴道炎、子宫颈炎及生殖道损伤性疾病。总之,产科疾病与各科之间都有着密切联系,要从人的整体来分析和处理问题。

二、产科学的起源与发展

产科学自古代已经产生。公元前 1500 年左右,古埃及的 Ebers 古书中就有了专门论述女性健康及疾病处理的方法,被认为是第一部妇产科学专著。公元前 4 世纪,Herophilus 第一次对女性生殖器官做了描述,而专职助产士的出现大约在中世纪(约 5～15 世纪)的欧洲。文艺复兴时期(约 14 世纪末～18 世纪)解剖学的巨大发展推动了产科技术的进步,1609 年法国助产士 Bourgeois 出版了最早的助产术专著。18 世纪产钳术的普遍使用,大大降低了孕产妇和新生儿的死亡率。1774 年英国产科医师 Hunter 出版了《图解人体妊娠子宫解剖》,描述了胎儿发育的各个阶段,至此,一门独立的产科学已基本形成。

我国现存最早的产科专著《经效产宝》成书于公元 582 年,论述了产科各种病症及处理方法。宋元时期出现了独立的产科医生和产科专著,公元 1098 年杨子建所著的《十产论》详细叙述各种难产及助产方法,其所记载的转胎术早于西方近半个世纪。大约 19 世纪初,西方医学开始传入我国。1892 年在中国完成了第一例剖宫产手术。1929 年杨崇瑞在北京创办了第一家西医助产学校和产院,推动了我国产科学的发展。但长期以来我国的产科学事业一直处于落后水平,直至新中国成立后才开始快速发展,现在我国孕产妇死亡率及围生儿死亡率已迈入世界中等以上发达国家水平。

近年来随着医学的各个学科不断发展,在产科方面也取得了很多新成果和突破。其一,产科学体系的根本性转变。以往是以母亲为中心的理论体系,现已向母子医学一体化理论转变。目前普遍开展的围生期监护技术及电子仪器的使用,产科医师和新生儿科医师在分娩时的紧密合作,大大降低了新生儿的死亡率,也充分说明了新的体系的优越性。其二,产前检查和诊断技术的不断创新和提高。通过对羊水、绒毛细胞、胎儿血细胞的培养等技术,早期诊断许多遗传性疾病和先天性畸形,极大地减轻了家庭和社会的负担。运用遗传学的技术和理论,进行产前诊断,减少了有缺陷患儿的出生,对提高人口素质做出了巨大贡献。其三,生殖医学的发展,使得助孕技术日趋完善。从宫腔内人工授精到体外受精与胚胎移植、卵母细胞质单精子注射、胚胎移植前遗传学诊断等,运用生殖医学及相关学科的新知识进行助孕,推动了不孕症诊疗技术的不断向前发展。

三、产科学基础学习的目的与方法

我国产科医疗卫生事业的发展和计划生育政策的贯彻施行,是以优育为最终目的的。而要达到优育,首先就要做到优生。产科学基础就是专门培养助产专业学生从事助产、妇幼保健工作的。中职助产专业学生在学习本门课程后,应能够以孕产妇的正常妊娠期、分娩期、产褥期中的生理、心理变化为基础依据,进行围生期保健,从而对孕产妇、胎儿、新生儿进行系统全面的监护和保健,预防和减少并发症、合并症的发生,并对所出现的异常情况及时做出诊断、处理,尽可能降低孕产妇、胎儿、新生儿的死亡率。

产科学的学习通常分两个阶段,即理论学习阶段和临床实践阶段。必须深刻认识到理论是基础,要认真学习、扎实掌握产科学的基本理论和基本知识,为临床实践打下基础。而只有通过临床实践阶段才能培养正确的临床思维方法,并初步掌握各种诊断方法和治疗技术。此外,要成为一名合格的助产医护人员,还必须具备高尚的医德、良好的医风,树立全心全意为人民健康服务的思想,这样才能对患者给予最好的医疗服务。所以在学习产科学的过程中,要牢固树立"以病人为本"的服务理念,在不断的理论学习和反复的临床实践中,逐步把自己培养成为一名"服务好、质量好、医德好、群众满意"的合格的助产医护人员。

(翟向红)

第二章　女性生殖系统解剖

第一节　外生殖器

女性外生殖器又称外阴(valva),指生殖器官外露部分,位于两股内侧间,前为耻骨联合,后为会阴(图2-1)。

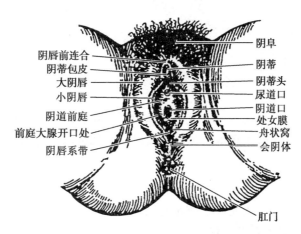

阴唇前连合　　阴阜
阴蒂包皮　　阴蒂
大阴唇　　阴蒂头
小阴唇　　尿道口
　　阴道口
阴道前庭　　处女膜
前庭大腺开口处　　舟状窝
阴唇系带　　会阴体

肛门

图2-1　女性外生殖器

(一) 阴阜(mons pubis)

为耻骨联合前面的皮肤隆起,皮下脂肪丰富。青春期开始生长阴毛,分布呈倒置的三角形。阴毛为女性的第二性征之一。

(二) 大阴唇(labium majus)

为靠近两股内侧一对纵行隆起的皮肤皱襞,起自阴阜,止于会阴。大阴唇的外侧面为皮肤,内含皮脂腺和汗腺,青春期后长有阴毛,内侧面湿润似黏膜。皮下为疏松的结缔组织和

3

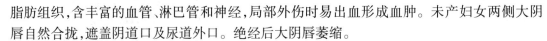

脂肪组织,含丰富的血管、淋巴管和神经,局部外伤时易出血形成血肿。未产妇女两侧大阴唇自然合拢,遮盖阴道口及尿道外口。绝经后大阴唇萎缩。

(三) 小阴唇(labium minus)

为位于大阴唇内侧的一对皮肤皱襞,表面湿润无毛,富含神经末梢,很敏感。两侧小阴唇前端融合包绕阴蒂,后端与大阴唇的后端会合,在正中线形成一条横皱襞,称阴唇系带。

(四) 阴蒂(clitoris)

位于两侧小阴唇顶端下方,富含神经末梢,对性刺激敏感,具有勃起性。

(五) 阴道前庭

为两侧小阴唇环抱的区域,呈菱形,前为阴蒂,后为阴唇系带。阴道口与阴唇系带间有一浅窝,称为舟状窝(又称为阴道前庭窝),经产妇因分娩阴唇系带撕伤,此窝消失。在此区域内有以下结构:

1. 尿道外口　位于阴道前庭的前部,尿道外口的后壁上有一对腺体,称为尿道旁腺。尿道旁腺开口小,容易有细菌潜伏。

2. 阴道口及处女膜　阴道口位于尿道口后方的前庭后部。其周缘覆有一层较薄的黏膜,称处女膜,内含结缔组织、血管及神经末梢,其中央有孔。处女膜可因性交或剧烈运动破裂有少量出血,分娩时进一步撕裂,产后仅留乳头状突起,称处女膜痕。

3. 前庭大腺　又称巴多林腺,简称巴氏腺。位于大阴唇后部,被球海绵体肌覆盖,如黄豆大,左右各一。腺管细长,约1~2cm,开口于小阴唇与处女膜间沟的中、下1/3处。性兴奋时分泌黏液起润滑作用。正常情况下触及不到此腺,感染时易致腺管口堵塞,而形成前庭大腺囊肿或脓肿。

第二节　内 生 殖 器

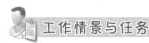工作情景与任务

导入情景:

陈女士,45岁,单位体检时发现多发性子宫肌瘤,由于肌瘤已经很大了,医生建议做子宫次全切除术(保留宫颈、切除宫体),保留双侧附件。她很担心想问一下,切除子宫后会男性化吗?

工作任务:

1. 请为陈女士解释各个女性内生殖器的功能。

2. 告知陈女士子宫的结构,解除其顾虑。

女性内生殖器包括阴道、子宫、输卵管和卵巢,其中输卵管和卵巢合称为子宫附件,左右各一(图2-2)。

(一) 阴道(vagina)

1. 功能　是性交器官,也是月经血排出和胎儿娩出的通道。

2. 解剖结构　位于真骨盆下部中央,为连接子宫与外阴间上宽下窄的管道,前壁长7~9cm,与膀胱和尿道相邻;后壁长10~12cm,与直肠相邻。上端包绕子宫颈阴道部,下端开口

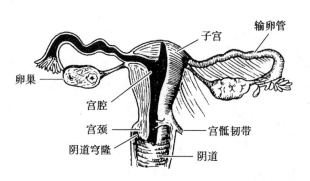

图2-2 女性内生殖器

于阴道前庭后部的阴道口。环绕宫颈部分形成阴道穹隆,分前、后、左、右四部分。后穹隆最深,其上面与盆腹腔的最低部位直肠子宫陷凹紧密相邻(图2-3),当盆、腹腔有内出血或积液时,可经后穹隆穿刺或引流。

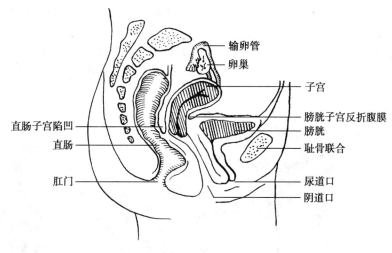

图2-3 内生殖器矢状断面

3. 组织结构 阴道壁从内向外由黏膜、肌层和纤维组织构成。呈淡红色,有许多横行皱襞,故有较大伸展性。黏膜层由复层鳞状上皮覆盖,无腺体,受性激素影响有周期性变化。幼女及绝经后妇女的阴道黏膜上皮薄,皱襞少,伸展性小,容易受创伤及感染。阴道壁富含静脉丛,损伤后易出血或形成血肿。

(二) 子宫(uterus)

1. 功能 是产生月经、孕育胚胎及胎儿的器官,分娩时子宫收缩促使胎儿及附属物娩出。

2. 解剖结构 子宫位于骨盆腔中央,坐骨棘水平之上,前与膀胱、后与直肠相邻。站立时子宫大多呈前倾前屈位,似倒置的扁梨形,成年妇女的子宫长 7~8cm,宽 4~5cm,厚 2~3cm,重约 50~70g,容积约 5ml。子宫上部较宽,称为子宫体,子宫体顶部称为子宫底,子宫底两侧称为子宫角,与输卵管相通。子宫下部较窄,呈圆柱状,称为子宫颈。子宫体与子宫颈的比例因年龄和卵巢功能而异,成年妇女子宫体与子宫颈之比为 2:1,婴儿期为 1:2,老年期为 1:1(图2-4)。

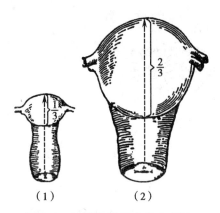

图2-4 不同年龄子宫体与子宫
颈发育的比例
(1)婴儿子宫 (2)成年子宫

子宫腔呈上宽下窄的三角形,两侧通输卵管,尖端朝下通子宫颈管。在子宫体与子宫颈之间缩窄变细的部分,称为子宫峡部,非孕时长约1cm,妊娠晚期逐渐伸长可达7~10cm,形成子宫下段。子宫峡部上端在解剖上最狭窄,称为解剖学内口,下端为子宫腔内膜转变为子宫颈内膜的交界处,称为组织学内口(图2-5)。子宫颈内腔呈梭形,称为子宫颈管,成年妇女长约2.5~3.0cm,其上端与宫腔相通称子宫颈内口,下端开口于阴道称为子宫颈外口。子宫颈以阴道为界,分为子宫颈阴道部及子宫颈阴道上部。子宫颈外口未产妇呈圆形,经产妇受分娩影响形成横裂变为"一"字形。

3. 组织结构 子宫体和子宫颈的结构不同。

(1)子宫体:宫体壁由内向外分为子宫内膜层、肌层和浆膜层。

1)子宫内膜层:覆盖子宫腔表面的部分为子宫内膜层。内膜表面2/3为功能层(包括致密层与海绵层),青春期后受卵巢激素的影响,发生周期性变化。靠近肌层的1/3为基底层,可修复功能层,但无周期性变化。

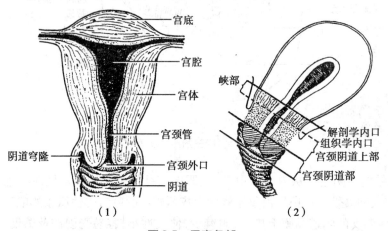

图2-5 子宫各部
(1)子宫冠状断面 (2)子宫矢状断面

2)子宫肌层:较厚,非孕时约0.8cm,由大量平滑肌及少量弹力纤维组成。肌束分3层:外层纵行、内层环行、中层交叉排列(图2-6),血管贯穿其中。子宫收缩时压迫血管,可有效地制止子宫出血。分娩时子宫肌层的收缩是分娩的主要产力。

3)子宫浆膜层:为覆盖子宫底及子宫体前后面的脏腹膜,与肌层紧贴。在子宫前壁近子宫峡部处,腹膜向前反折覆盖膀胱,形成膀胱子宫陷凹。在子宫后壁腹膜向后反折覆盖直肠,形成直肠子宫陷凹。

(2)子宫颈:主要由结缔组织构成,含少量平滑肌、血管及弹力纤维。子宫颈管黏膜上皮为单层高柱状上皮,其腺体可分泌碱性黏液,形成黏液栓堵塞宫颈管。子宫颈阴道部表面

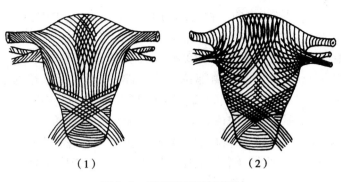

图2-6 子宫肌层肌束排列

（1）浅层 （2）深层

为复层鳞状上皮覆盖,表面光滑。子宫颈外口柱状上皮与鳞状上皮的交界处是宫颈癌的好发部位。

4. 子宫韧带 维持子宫正常位置,共有4对(图2-7)。

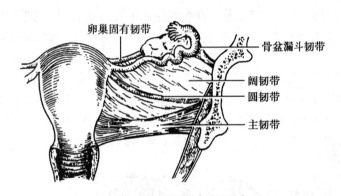

图2-7 子宫各韧带（前面观）

（1）圆韧带:起自两侧子宫角的前面,向前外侧走行达两侧骨盆壁,穿过腹股沟管终止于大阴唇的前端,长 10～12cm。其作用是维持子宫呈前倾位。

（2）阔韧带:为子宫两侧呈翼状的双层腹膜皱襞,由覆盖子宫前后壁的腹膜自子宫两侧延伸达盆壁而成,可限制子宫向两侧倾斜,维持子宫于盆腔正中位。阔韧带上缘游离,内2/3部包绕输卵管(伞部无腹膜覆盖),外1/3部向外延伸达骨盆侧壁,形成骨盆漏斗韧带,又称卵巢悬韧带,卵巢动静脉由此穿过。卵巢内侧与子宫角之间的阔韧带稍增厚,称卵巢固有韧带。输卵管以下、卵巢附着处以上的阔韧带称输卵管系膜。卵巢与阔韧带后叶相接处称卵巢系膜。在子宫体两侧的阔韧带中有丰富的血管、神经、淋巴管和大量疏松结缔组织称宫旁组织。子宫动静脉和输尿管均从阔韧带基底部穿过。

（3）主韧带:又称宫颈横韧带。在阔韧带的下缘,横行于子宫颈两侧和骨盆侧壁间,为一对坚韧的平滑肌和结缔组织纤维束。其作用是维持子宫颈位置、防止子宫下垂。

（4）宫骶韧带:起自于子宫颈的侧后方,向两侧绕过直肠终止于第2、3骶椎前面的筋膜。将子宫颈向后上方牵引,间接维持子宫前倾位。

（三）输卵管(oviduct,fallopian tube)

1. 功能 是精子与卵子相遇受精的部位,也是向宫腔输送受精卵的通道。

2. 解剖结构 为一对细长弯曲的管道,位于阔韧带上缘内,内侧与子宫角相连通,外端游离呈伞状,与卵巢邻近,全长 8 ~ 14cm。根据输卵管的形态,由内向外分为 4 部分:①间质部:连接子宫角部,长约 1cm,管腔最窄。②峡部:细而较直,管腔较窄,长 2 ~ 3cm。③壶腹部:管腔宽大,长 5 ~ 8cm,为正常受精部位。④伞部:是输卵管末端的游离部分,长 1 ~ 1.5cm,开口于腹腔,管口处有许多指状突起,形状如伞,有"拾卵"作用。

3. 组织结构 输卵管壁由外向内分为三层:浆膜层是腹膜的一部分,即为阔韧带的上缘;肌层由内环行和外纵行两层肌纤维组成;黏膜层由单层高柱状上皮覆盖,部分上皮有纤毛。输卵管平滑肌有节律的收缩及黏膜上皮细胞纤毛的摆动能协助运送受精卵。输卵管黏膜受性激素的影响,也有周期性变化。

(四) 卵巢(ovary)

1. 功能 为一对扁椭圆形的性腺,是产生与排出卵子,并分泌性激素的器官。

2. 解剖结构 位于子宫的两侧,输卵管的后下方,外侧以骨盆漏斗韧带连于骨盆壁,内侧以卵巢固有韧带与子宫相连。卵巢前缘中部借卵巢系膜附着于阔韧带后叶,此部位有血管、神经出入卵巢称卵巢门。

卵巢的大小形状随年龄而有差异。青春期前卵巢表面光滑;青春期后因排卵,表面逐渐凹凸不平;绝经后卵巢逐渐萎缩变小变硬。育龄期妇女卵巢大小约4cm×3cm×1cm,重约5 ~ 6g,呈灰白色。

3. 组织结构 卵巢表面无腹膜,由单层立方上皮覆盖,称生发上皮。上皮的深面有一层致密的纤维组织,称卵巢白膜。其内为卵巢实质,分为外层的皮质和内层的髓质。皮质里含有数以万计的始基卵泡及致密的结缔组织。髓质在中央,无卵泡,含有疏松的结缔组织及丰富的血管、淋巴管、神经及少量的平滑肌纤维(图 2-8)。

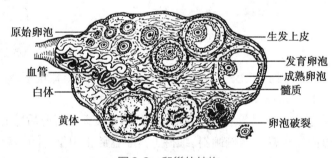

图 2-8 卵巢的结构

第三节 血管、神经及淋巴

一、血管

(一) 动脉

女性内外生殖器官的血液供应主要来自子宫动脉、卵巢动脉、阴部动脉及阴部内动脉(图 2-9)。

1. 子宫动脉 为髂内动脉前干的分支。在腹膜后沿骨盆侧壁向下向前行,经阔韧带基底部、宫旁组织到达子宫外侧,相当于子宫颈内口水平旁约2cm处,横跨输尿管达子宫侧缘。

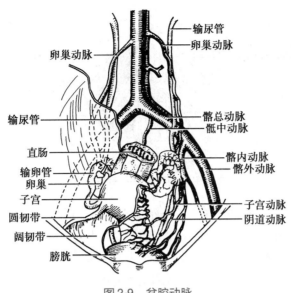

卵巢动脉 —— 输尿管
　　　　　 —— 卵巢动脉

输尿管 ——
　　　　　 —— 髂总动脉
　　　　　 —— 骶中动脉

直肠 ——
输卵管 ——　　　 —— 髂内动脉
卵巢 ——　　　　 —— 髂外动脉
子宫 ——
圆韧带 ——　　　 —— 子宫动脉
阔韧带 ——　　　 —— 阴道动脉

膀胱 ——

图 2-9　盆腔动脉

分上下两支：上支较粗称子宫体支，至子宫角处又分出子宫底支（分布于子宫底部）、输卵管支（分布于输卵管）及卵巢支（与卵巢动脉末梢吻合）；下支较细分布于宫颈及阴道上段，称子宫颈-阴道支。

2. 卵巢动脉　自腹主动脉分出（左侧可来自左肾动脉）。在腹膜后沿腰大肌前行，向外下行至骨盆腔，跨过输尿管与髂总动脉下段，经骨盆漏斗韧带向内横行，再经卵巢系膜通过卵巢门进入卵巢。卵巢动脉在进入卵巢之前分出若干分支供应输卵管，其末梢在子宫角附近与子宫动脉上行的卵巢支相吻合。

3. 阴道动脉　为髂内动脉前干的分支。分布于阴道中下段前后壁、膀胱顶及膀胱颈。阴道动脉与子宫颈-阴道支和阴部内动脉分支相吻合。阴道上段由子宫动脉的子宫颈-阴道支供应，中段由阴道动脉供应，下段主要由阴部内动脉和痔中动脉供应。

4. 阴部内动脉　为髂内动脉前干的终支。经坐骨大孔的梨状肌下孔穿出骨盆腔，绕过坐骨棘背面，再经坐骨小孔到达会阴及肛门周围，并分出 4 支：痔下动脉、会阴动脉、阴唇动脉、阴蒂动脉。

（二）静脉

盆腔静脉与同名动脉伴行，但数目比动脉多，并在相应器官及其周围形成静脉丛，且相互吻合，使盆腔静脉感染容易蔓延。卵巢静脉出卵巢门后形成静脉丛，与同名动脉伴行，右侧汇入下腔静脉，左侧汇入左肾静脉，故左侧盆腔静脉曲张较多见。

二、神经

（一）外生殖器的神经支配

主要由阴部神经支配。含感觉和运动神经纤维，走行与阴部内动脉途径相同。在坐骨结节的内下方分成 3 支：会阴神经、阴蒂背神经及肛门神经（又称痔下神经），分布于会阴、阴唇及肛门周围。临床上行阴部手术时，常需作阴部神经阻滞麻醉，以达到止痛目的（图 2-10）。

（二）内生殖器的神经支配

主要由交感神经和副交感神经支配。交感神经纤维入盆腔后分为两部分：①卵巢神经

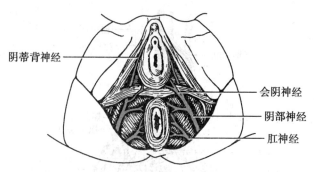

图2-10 女性会阴的神经分布

丛:分布于卵巢和输卵管;②骶前神经丛:分布于宫体、宫颈、膀胱上部等。但子宫平滑肌有自主节律活动,完全切除其神经后仍能有节律性收缩,还能完成分娩活动。临床上可见低位截瘫的产妇仍能自然分娩。

三、淋巴

女性生殖器官和盆腔具有丰富的淋巴系统,淋巴结通常沿相应的血管排列,分为外生殖器淋巴和盆腔淋巴两组(图2-11)。外生殖器淋巴包括腹股沟浅淋巴及腹股沟深淋巴;盆腔淋巴分为3组:①髂淋巴组:由髂内、髂外及髂总淋巴结组成。②骶前淋巴组:位于骶骨前面。③腰淋巴组:位于腹主动脉旁。

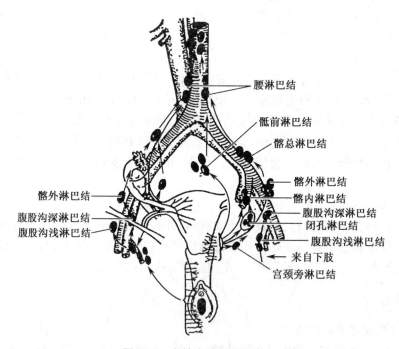

图2-11 女性生殖器淋巴流向

淋巴液首先汇入沿髂动脉的各淋巴结,然后注入腹主动脉周围的腰淋巴结,最后汇入第二腰椎前方的乳糜池。当内、外生殖器官发生感染或癌瘤时,往往沿各部回流的淋巴管扩散,引起相应淋巴结肿大。

第四节 骨　盆

女性骨盆(pelvis)是支持躯干和保护盆腔脏器的重要器官,又是胎儿娩出时必经的骨性产道,其形状、大小直接影响分娩。

一、骨盆的组成及骨性标志

(一)骨盆的组成

1. **骨盆的骨骼**　骨盆由骶骨、尾骨及左右两块髋骨组成。每块髋骨又是由髂骨、坐骨和耻骨融合而成;骶骨由 5~6 块骶椎融合而成;尾骨由 4~5 块尾椎合成(图 2-12)。

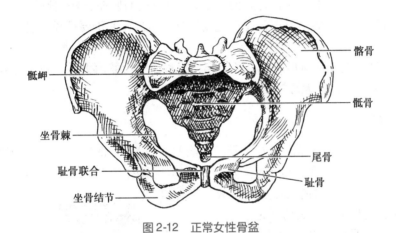

图 2-12　正常女性骨盆

2. **骨盆的关节**　包括耻骨联合、骶髂关节和骶尾关节。两耻骨之间由纤维软骨连接形成耻骨联合,妊娠期受性激素影响变松动,分娩时可出现轻度分离,有利于胎儿娩出。两髂骨与骶骨相接,形成骶髂关节。骶尾关节有一定活动度,分娩时尾骨可后移。

3. **骨盆的韧带**　连接骨盆各部之间的韧带中,有两对重要的韧带,一对是骶、尾骨与坐

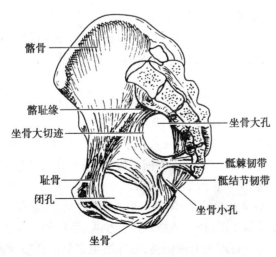

图 2-13　骨盆的分界和韧带

骨结节之间的骶结节韧带,另一对是骶、尾骨与坐骨棘之间的骶棘韧带,骶棘韧带宽度即坐骨切迹宽度,是判断中骨盆是否狭窄的重要指标。妊娠期受性激素影响,韧带松弛,有利于分娩(图 2-13)。

(二)骨盆的骨性标志

1. 骶骨岬 第一骶椎向前突出的部分,是产科骨盆内测量对角径的重要标志。

2. 坐骨棘 为坐骨后缘中点突出的部分,肛诊或阴道检查可触及,是分娩过程中衡量胎先露部下降程度的重要标志,同时两坐骨棘连线的长度(坐骨棘间径)又是衡量中骨盆大小的重要径线。

3. 耻骨弓 耻骨两降支相连构成耻骨弓,它们之间的夹角称为耻骨角,正常 90° ~ 100°,此角度反映骨盆出口横径的宽度。

4. 坐骨结节 坐骨上下支移行处的后部,骨面粗糙而肥厚,是髋骨最低点。两坐骨结节末端内缘的距离为坐骨结节间径,是胎先露通过骨盆出口的重要径线,其长短与分娩的关系密切。

5. 髂嵴 髂骨翼上缘所形成的弓形部分。髂嵴前端为髂前上棘,后端为髂后上棘。髂嵴、髂前上棘、髂后上棘是骨盆外测量的重要依据点。

二、骨盆的分界

以耻骨联合上缘、两侧髂耻缘及骶骨岬上缘的连线为界,将骨盆分为上、下两部分。分界线之上称假骨盆(大骨盆),与产道无直接关系,但假骨盆某些径线的长短可间接衡量真骨盆的大小。分界线之下称真骨盆(小骨盆),是胎儿娩出的骨产道。

真骨盆有上、下两口,即骨盆入口及骨盆出口,两口之间为骨盆腔(pelvic cavity)。骨盆腔后壁是骶骨和尾骨,两侧为坐骨、坐骨棘和骶棘韧带,前壁为耻骨联合和耻骨支。骨盆腔呈前浅后深的弯曲筒状,其中轴为骨盆轴,分娩时胎儿沿此轴娩出。

边学边练

实践 骨产道的结构见《助产技术》相关内容。

三、骨盆的类型

根据骨盆形状,分为 4 种类型(图 2-14):

1. 女型 为女性正常骨盆。骨盆入口呈横椭圆形,入口横径较前后径稍长。骨盆侧壁直,坐骨棘不突出,耻骨弓较宽,坐骨棘间径≥10cm。最常见,我国妇女占52% ~ 58.9%。

2. 扁平型 骨盆入口呈扁椭圆形,入口横径大于前后径。耻骨弓宽,骶骨变直向后翘或深弧形,故骨盆浅。较常见,我国妇女占 23.2% ~29%。

3. 类人猿型 骨盆入口呈纵椭圆形,入口前后径大于横径。骨盆两侧壁稍内聚,坐骨棘较突出,坐骨切迹较宽,耻骨弓较窄,骶骨向后倾斜,故骨盆前部较窄而后部较宽。骶骨往往有 6 节,骨盆较其他类型深。我国妇女占 14.2% ~18%。

4. 男型 骨盆入口略呈三角形,两侧壁内聚,坐骨棘突出,耻骨弓较窄,坐骨切迹窄,骶骨较直而前倾。骨盆腔呈漏斗形,往往造成难产。少见,我国妇女仅占 1% ~3.7%。

上述 4 种骨盆基本类型是理论上的归类,临床所见多是混合型骨盆。

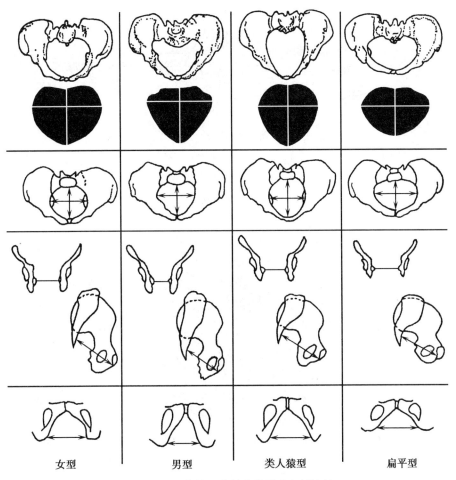

女型 男型 类人猿型 扁平型

图 2-14　骨盆的 4 种基本类型及各部比较

第五节　骨盆底及会阴

一、骨盆底

骨盆底由多层肌肉和筋膜构成,具有封闭骨盆出口,承托盆腔器官的作用。若盆底结构和功能出现异常,可导致盆腔脏器膨出、脱垂或引起功能障碍。分娩处理不当,也可损伤骨盆底。骨盆底由外向内分为三层组织。

(一) 外层

位于外生殖器、会阴皮肤及皮下组织的下面,由会阴浅筋膜及其深面的 3 对肌肉(球海绵体肌、坐骨海绵体肌、会阴浅横肌)及一括约肌(肛门外括约肌)组成。此层肌肉的肌腱汇合于阴道外口与肛门之间,形成中心腱(图 2-15)。

(二) 中层

为泌尿生殖膈,由上下两层坚韧的筋膜及其间的一对会阴深横肌和尿道括约肌组成,覆盖于骨盆出口的前三角形平面上(图 2-16)。其中有尿道和阴道穿过。

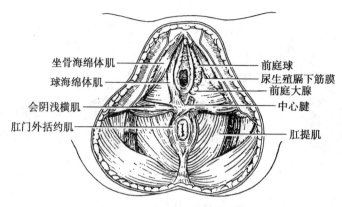

图 2-15 骨盆底浅层肌

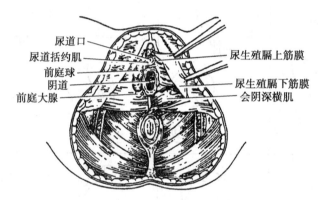

图 2-16 骨盆底中层肌肉及筋膜

（三）内层

为盆膈,是骨盆底最坚韧的一层,由肛提肌及其内、外面各覆的一层筋膜组成。自前向后依次有尿道、阴道和直肠穿过。每侧肛提肌又由耻骨尾骨肌、髂骨尾骨肌及坐骨尾骨肌组成,两侧肌肉相互对称,合成漏斗形(图 2-17)。在骨盆底肌肉中,肛提肌起最重要的支持作用。其肌纤维在阴道和直肠周围交织,起到加强肛门和阴道括约肌的作用。

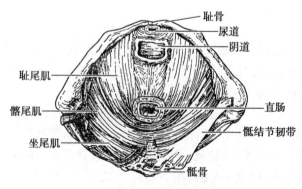

图 2-17 骨盆底内层肌

二、会阴

会阴(perineum)有广义与狭义之分。广义的会阴是指封闭骨盆出口的所有软组织。狭义的会阴是指位于阴道口和肛门之间的楔形软组织,厚3~4cm,又称为会阴体,由外向内依次为皮肤、皮下脂肪、筋膜、部分肛提肌和会阴中心腱。会阴伸展性大,妊娠后期会阴组织变软,有利于分娩。分娩时受压变薄,需注意保护会阴,避免发生撕裂伤。

第六节　内生殖器的邻近器官

内生殖器的邻近器官有尿道、膀胱、输尿管、直肠和阑尾,这些器官的血管、淋巴及神经系统相互密切联系,因此,当发生创伤、炎症或肿瘤时可互相影响;手术或分娩时,也容易造成这些器官的损伤。

(一)尿道

是连接膀胱与尿道口的肌性管道,长约4~5cm,位于阴道前面、耻骨联合后面,开口于阴道前庭。女性尿道短而直,又接近阴道,故易引起泌尿系统感染。肛提肌及盆筋膜对尿道有支持作用,当盆底发生损伤时可出现张力性尿失禁。

(二)膀胱

位于耻骨联合之后、子宫之前。膀胱大小因充盈情况而异,充盈时可凸向腹腔,影响阴道及子宫位置。因此妇科检查、分娩及手术前必须排空膀胱。膀胱底部与子宫颈及阴道前壁相连,盆底肌肉及筋膜受损时,膀胱与尿道可随子宫颈及阴道前壁一并脱出。

(三)输尿管

为一对圆索状肌性管道,全长约30cm,起自肾盂在腹膜后沿腰大肌前面下行,在子宫颈外侧约2cm处,在子宫动脉的后下方与之交叉,然后向前向内进入膀胱。在施行子宫切除结扎子宫动脉时,应避免损伤输尿管。

 知识窗

子宫动脉与输尿管的位置关系

子宫动脉与输尿管的位置关系可形象生动地比作"桥下流水":子宫动脉像弹簧,弯弯曲曲行两旁,宫颈外侧两厘米,桥下流水牢牢记。

(四)直肠

位于盆腔后部,上接乙状结肠、下接肛管,前为子宫及阴道,后为骶骨。肛管长2~3cm,在其周围有肛门外括约肌及肛提肌。因此,妇科手术及分娩处理时均应避免损伤肛管、直肠。直肠前面与阴道后壁相连,盆底肌肉及筋膜受损时,可与阴道后壁一并脱出。

(五)阑尾

通常位于右髂窝内,下端可达右侧输卵管及卵巢部位。当妇女患阑尾炎时有可能累及右侧输卵管及卵巢,应注意鉴别。其位置在妊娠期可随妊娠月份的增加而向外上方移位。

(王雅芳)

思考题

1. 成年女性子宫位于骨盆腔中央,宫颈外口在坐骨棘水平之上,站立时子宫大多呈前倾前屈位。正常子宫位置的维持,主要依靠子宫的 4 对韧带及骨盆底的肌肉和筋膜的支托。

请问:

(1) 子宫各对韧带的走向及作用。

(2) 当行会阴侧切时,会切断哪些组织?

2. 骨盆是胎儿经阴道娩出必经的骨性产道,其形状、大小直接影响分娩。骨盆分为上、下两个部分。上半部称为假骨盆,与分娩关系不大;下部与分娩关系十分密切,称为真骨盆。

请问:

(1) 骨盆的组成及骨性标志有哪些?

(2) 真、假骨盆的分界线是什么?

第三章　女性生殖系统生理

 学习目标

1. 具有健康的心理和认真负责的职业态度,能给予女性以人文关怀。
2. 掌握卵巢功能及周期性变化;子宫内膜周期性变化及月经的概念。
3. 熟悉月经周期的调节机制。
4. 了解女性一生各阶段的生理特点。

第一节　女性一生各阶段的生理特点

女性从胎儿形成到衰老是一个渐进的生理过程,根据其年龄和生殖内分泌的变化,分为胎儿期、新生儿期、儿童期、青春期、性成熟期、绝经过渡期和绝经后期7个阶段。每个阶段都有它的生理特点,但没有截然的年龄界限,可因遗传、营养、环境和心理等影响而出现差异。

（一）胎儿期（fetal period）

正常女性胎儿的染色体为46,XX。胚胎6周后原始性腺开始分化,由于女性胚胎细胞不含Y染色体,性腺分化缓慢,至8~10周才出现卵巢的结构。卵巢形成后,中肾管退化,两条副中肾管发育成为女性生殖道。

（二）新生儿期（neonatal period）

出生后4周内称新生儿期。女性胎儿在母体内受胎盘及母体卵巢所产生的女性激素影响,出生时新生儿外阴较丰满,乳房略隆起或少量泌乳。出生后与母体分离,血中女性激素迅速下降,个别可有少量阴道流血,称"假月经"。以上生理现象短期内即消失,无需特殊处理。

（三）儿童期（childhood）

从出生4周到12岁左右称儿童期。8岁以前为儿童早期,体格发育较快,但生殖器官仍为幼稚型,卵泡无发育。约从8岁起为儿童后期,卵巢渐变为扁椭圆形,开始有少量卵泡发育并分泌性激素,但达不到成熟程度。在一定的雌激素作用下,乳房和内、外生殖器开始发育,女性特征开始出现。

（四）青春期（adolescence or puberty）

从月经初潮开始至生殖器官发育成熟的时期称青春期,世界卫生组织(WHO)规定为10~19岁。此期卵巢增大,卵泡开始发育并分泌雌激素,生殖器官从幼稚型变为成人型,并出现月经,同时女性的第二性征明显。月经初潮是青春期的重要标志。但卵巢功能尚不健全,月经多不规律。

（五）性成熟期（sexual maturity）

又称生育期,是卵巢的生殖功能与内分泌功能最旺盛的时期,一般自 18 岁左右开始,持续约 30 年左右。在此期内,卵巢功能成熟,有周期性排卵及性激素分泌,生殖器官及乳房在性激素作用下也发生周期性变化。

（六）绝经过渡期（menopausal transition period）

是卵巢功能开始衰退直至最后一次月经的时期。一般始于 40 岁,历时约 1~2 年,长至 10~20 年。月经永久性停止称为绝经（menopause）,我国妇女绝经的平均年龄为 49.5 岁。WHO 将卵巢功能开始衰退直至绝经后 1 年内的时期称围绝经期。此期雌激素水平降低,易发生血管舒缩障碍和自主神经功能紊乱症状,如潮热、出汗、情绪不稳定、易激惹、焦虑、抑郁、失眠及性功能障碍等,称为绝经综合征。

（七）绝经后期（postmenopausal period）

指绝经后的生命时期。60 岁以后妇女机体逐渐老化进入老年期（senility）。卵巢功能进一步衰退至完全衰竭,性激素水平低落,生殖器官老化、萎缩。由于骨代谢紊乱引起骨质疏松,易发生骨折。

第二节 卵巢的功能及周期性变化

 工作情景与任务

导入情景:

小张刚新婚 2 个月,丈夫为独生子,而且三代单传,迫切想为婆家添丁,可自己平时月经不正常,经常延后 1 周左右,偶有提前 5 天,非常担忧自己的生育能力,现来咨询。

工作任务:
1. 判断小张月经周期是否规律。
2. 指导小张了解排卵时身体的变化,以掌握受孕的最佳时机。

一、卵巢的功能

卵巢是女性的性腺,其主要功能有:①产生卵子并排卵的生殖功能;②产生性激素的内分泌功能。

二、卵巢的周期性变化

从青春期开始至绝经前,卵巢在形态和功能上发生周期性变化,称为卵巢周期。它包括以下变化:

（一）卵泡的发育及成熟

卵巢的基本生殖单位是始基卵泡（primordial follicle）。卵泡自胚胎形成后即进入自主发育和闭锁的轨道,此过程不依赖于促性腺激素。胚胎 20 周时,始基卵泡数量最多约 700 万个,以后发生退化闭锁,始基卵泡逐渐减少,新生儿出生时卵泡下降约剩 200 万个,直至青春期卵泡数只剩下约30万个。女性一生中一般只有400~500个卵泡发育成熟并排卵。

每一个始基卵泡中含有一个卵母细胞,周围有一层梭形或扁平的细胞围绕(图3-1)。

临近青春期,卵泡在促性腺激素作用下开始发育,其周围的单层梭形细胞层增殖变成方形、复层。因其细胞质内含颗粒,故称颗粒细胞。颗粒细胞继续分裂并分泌液体,称卵泡液,卵泡液中含雌激素。环绕卵泡周围的间质细胞形成卵泡膜,分为内外两层,内层血管较丰富。此时卵泡称为生长卵泡。内膜细胞和颗粒细胞有分泌性激素的功能。随着卵泡液的增多,空隙扩大,颗粒细胞被挤至卵泡的四周,形成颗粒层。此时,卵细胞也在增大,被多层颗粒细胞绕,突入卵泡腔内,称"卵丘"。卵细胞的外围有一层薄的透明膜,称透明带。透明带周围的

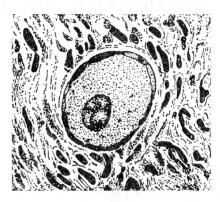

图3-1 始基卵泡

颗粒细胞呈放射状排列,称为放射冠。此时卵泡发育成熟,并移向卵巢表面,称成熟卵泡,直径可达18~20mm左右(图3-2)。

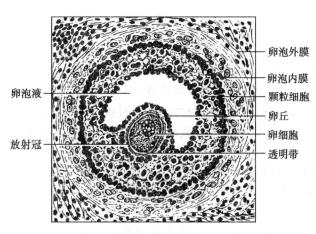

图3-2 成熟卵泡

在正常成年妇女的卵巢中,每月有若干个卵泡发育,但一般只有一个(偶有2个)卵泡发育成熟,其余的发育到某一阶段时则闭锁、萎缩。

(二) 排卵

发育成熟的卵泡呈泡状突出于卵巢表面,在卵泡内液体的压力和液体内蛋白分解酶及某些激素等的作用下,卵泡膜最后破裂,卵细胞和它周围的卵丘颗粒细胞一起被排出即排卵(ovulation)。排卵多发生在下次月经来潮前14日左右。排卵一般无特殊不适,少数人可感到排卵侧下腹酸胀或坠痛。两侧卵巢可交替排卵,也可由一侧卵巢连续排卵。

(三) 黄体形成和退化

排卵后,卵泡腔内压下降,卵泡壁塌陷,卵泡壁的卵泡颗粒细胞和卵泡内膜细胞向内侵入,周围由结缔组织的卵泡外膜包围,共同形成黄体(corpus luteum)。此时颗粒细胞和卵泡内膜细胞在黄体生成素的作用下增生长大,胞质中出现黄色颗粒,称黄体细胞,主要分泌孕激素和雌激素。排卵后如果卵子受精,则黄体将继续发育并将维持其功能达10周左右,称

妊娠黄体。若卵子未受精,在排卵后 9 ~ 10 日开始退化,血管逐渐减少,细胞发生脂肪变性,黄色逐渐消退。最后细胞被吸收,组织纤维化,外观色白,称为白体。正常排卵周期黄体寿命为 12 ~ 16 日,平均 14 日。黄体衰退后月经来潮,卵巢中又有新的卵泡发育,开始新的周期。

三、卵巢的内分泌功能

卵巢主要分泌雌激素(estrogen)、孕激素(progesterone)及少量雄激素(androgen),均为甾体激素。

(一)雌激素

雌激素主要由发育中的颗粒细胞、卵泡内膜细胞和排卵后的黄体细胞产生。卵泡开始发育时,只分泌少量雌激素;至月经第 7 日卵泡分泌雌激素迅速增加,于排卵前形成高峰,排卵后稍减少。约在排卵后 1 ~ 2 日,黄体开始分泌雌激素使血液循环中雌激素又逐渐上升。约在排卵后 7 ~ 8 日黄体成熟时,形成血液循环中雌激素第二高峰,此峰低于排卵前第一高峰。此后,黄体萎缩,雌激素水平急剧下降,于月经前达最低水平。

知识拓展

雌激素的生物合成过程

卵巢雌激素的合成是由卵泡膜细胞与颗粒细胞在卵泡刺激素和黄体生成素的共同作用下完成的:黄体生成素与卵泡膜细胞的相应受体结合后可使胆固醇形成睾酮和雄烯二酮,后两者进入颗粒细胞内成为雌激素的前身物质;卵泡刺激素与颗粒细胞上相应受体结合后激活芳香化酶,将睾酮和雄烯二酮分别转化为雌二醇和雌酮,进入血液循环和卵泡液中。这就是著名的雌激素合成的两细胞-两促性腺激素学说。

雌激素主要有雌二醇(E_2),雌酮和雌三醇(E_3)。E_2 活性最强,易被氧化成为雌酮,又可转化为作用最弱的 E_3,这些变化都在肝脏内进行,E_3 从尿中排出。

(二)孕激素

卵泡期卵泡不分泌孕激素,排卵前成熟卵泡的颗粒细胞黄素化开始分泌少量孕激素;排卵后黄体形成,分泌孕激素逐渐增加,至排卵后 7 ~ 8 日黄体成熟时,分泌量达最高峰,以后逐渐下降,到月经来潮时降至卵泡期水平。

孕激素,主要是孕酮,其代谢产物主要为孕二醇,从尿中排出。

(三)雌激素与孕激素的生理作用(表 3-1)

表 3-1　雌、孕激素的生理作用

	雌激素	孕激素
子宫肌	促使子宫发育,肌层增厚,收缩力增强 提高对缩宫素的敏感性	使肌纤维松弛,抑制子宫收缩 降低对缩宫素的敏感性
子宫内膜	呈增殖期改变	使增生的子宫内膜出现分泌现象
宫颈	使宫颈口松弛、扩张,分泌透明稀薄黏液,便于精子通过	使宫颈口闭合,宫颈黏液变得黏稠,量少,精子不易通过

续表

	雌激素	孕激素
输卵管	促进输卵管的发育及节律性蠕动,出现纤毛细胞,有利卵子或受精卵的运行	抑制输卵管的节律性蠕动
阴道	促使阴道上皮细胞增生角化,糖原增加	使阴道上皮细胞角化现象消失并加快脱落
乳腺	促使乳腺管增生	在雌激素作用基础上促使乳腺腺泡的发育
丘脑垂体	有正、负两种反馈	只有负反馈
代谢作用	促使体内钠和水的潴留;降低胆固醇	促使体内钠和水的排出
其他	促进钙盐沉积;加速骨骺端的闭合;促使女性第二性征发育,对雄激素起拮抗作用	使基础体温可升高 0.3 ~ 0.5℃

孕激素与雌激素既有拮抗作用又有协同作用。在子宫内膜和乳房的发育方面具有协同作用,而在子宫颈、子宫肌层、输卵管蠕动、阴道上皮细胞及水、钠代谢方面又是相互拮抗的。

(四) 雄激素

女性体内的雄激素主要来自肾上腺,少量来自卵巢。雄激素是合成雌激素的前体,促进阴毛、腋毛的生长,促进蛋白质合成,促进肌肉和骨骼的发育。排卵前循环中雄激素升高,一方面促进非优势卵泡闭锁,另一方面提高性欲。但大剂量雄激素会对雌激素产生拮抗作用。

第三节 生殖器官的周期性变化及月经

月经周期中,随着卵巢分泌的雌、孕激素的周期性变化,生殖器官也发生周期性变化(图3-3),其中子宫内膜的变化最为显著。

一、子宫内膜的周期性变化

1. 增殖期(proliferative phase) 月经周期的第 5 ~ 14 日,相当于卵泡发育至成熟阶段。行经时子宫内膜功能层剥落,随月经血排出。而在雌激素作用下,子宫内膜基底层细胞开始增生,先是修复剥脱处创面,随后因继续增生而变厚,腺体增多、伸长、弯曲,间质致密。小动脉也增生、延长,管腔增大,呈螺旋状。子宫内膜的增生与修复在月经期就已开始。

2. 分泌期(secretory phase) 月经周期的第 15 ~ 28 日,相当于排卵后黄体发育成熟阶段。排卵后,黄体分泌的雌激素,将使增殖期内膜继续增厚,而孕激素使内膜转化为分泌反应。约于月经的第 15 ~ 23 日,子宫内膜继续增厚,腺体增大弯曲,腺上皮细胞分泌糖原,间质水肿、疏松,为受精卵着床做准备。至月经的第 24 ~ 28 日,即月经来潮前期,相当于黄体退化阶段,此时子宫内膜厚达 10mm,呈海绵状。内膜腺体开口面向宫腔,有糖原等分泌物溢出,间质更疏松,水肿,血管管腔也扩张。

3. 月经期 月经周期的第 1 ~ 4 日。黄体萎缩,体内孕激素、雌激素水平降低,内膜螺旋小动脉痉挛,导致组织缺血、缺氧而局灶性坏死、剥脱,脱落的内膜碎片与血液一起从阴道流出,即月经来潮。内膜的基底层随即开始增生,形成新的内膜。故月经期实际上是一个周期的结束,也是下一周期的开始。

21

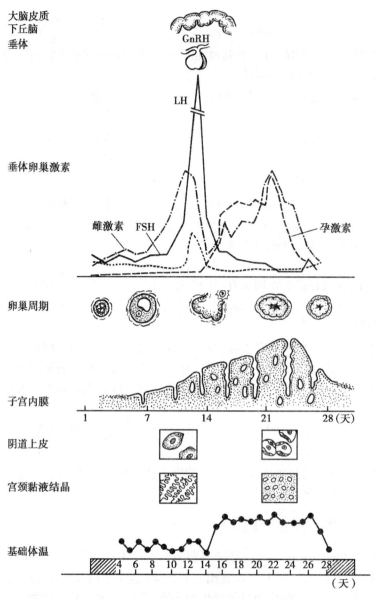

图3-3 月经周期中生殖器官的周期性变化

二、生殖器官其他部位的周期性变化

（一）宫颈黏液的周期性变化

在卵巢性激素的影响下，宫颈腺细胞分泌黏液，其理化性质及其分泌量均有明显的周期性变化。月经干净后，体内雌激素水平降低，宫颈管分泌的黏液量很少；随着雌激素水平的逐渐升高，黏液量逐渐增多，至排卵前变得稀薄、透明，拉丝度可达10cm以上，涂片镜检可见羊齿植物叶状结晶。这时宫颈外口变圆、增大，呈"瞳孔"样。排卵后，受孕激素的影响，黏液量逐渐减少，质地变黏稠且浑浊，拉丝度差，易断裂。涂片镜检结晶模糊，至月经周期第22日左右结晶完全消失，代之以成行排列的椭圆体。临床上通过检查宫颈黏液的变化，可以了解卵巢功能。

（二）阴道黏膜的周期性变化

阴道上皮是复层扁平上皮，分为底层、中层和表层。排卵前，阴道上皮在雌激素作用下，底层细胞增生，逐渐演变为中层细胞与表层细胞，使阴道上皮增厚，表层细胞出现角化，其程度在排卵期最明显。排卵后，在孕激素的作用下，表层细胞脱落。临床上通过检查阴道上1/3段侧壁脱落细胞的变化，了解卵巢功能。

（三）输卵管的周期性变化

输卵管的形态和功能在雌、孕激素作用下同样发生周期性变化。在雌激素的作用下，输卵管黏膜上皮纤毛细胞生长，体积增大；非纤毛细胞分泌增加，为卵子提供运输和种植前的营养物质。雌激素还促进输卵管的发育和输卵管肌层的节律性收缩。孕激素则抑制输卵管平滑肌节律性收缩的振幅，并可抑制输卵管黏膜上皮纤毛细胞的生长，减低分泌细胞分泌黏液的功能。在雌、孕激素的协同作用下，受精卵才能顺利通过输卵管到达子宫腔。

 知识拓展

乳房的周期性变化

在卵巢性激素周期性作用下，乳房组织也发生相应的变化：雌激素促进乳腺管增生，而孕激素促进乳腺小叶及腺泡生长。某些女性在经前期有乳房胀痛感，可能是由于乳腺管的扩张、充血以及乳腺间质水肿所致。月经来潮后，由于雌、孕激素撤退，上述症状大多消失。

三、月经

在生殖内分泌系统的调节下，子宫内膜发生周期性的脱落及出血，称为月经（menstruation）。

（一）月经血的特征

月经血呈暗红色，除血液外，尚含有子宫内膜碎片、宫颈黏液及脱落的阴道上皮细胞等。其主要特点是不凝固，偶尔亦有些小凝块。月经血不凝固的原因是由于开始剥落的子宫内膜中含有一定量的激活因子，能激活月经血中的纤溶酶原，变为纤溶酶，使其纤维蛋白溶解，以致月经血呈液体状态。

（二）正常月经的临床表现

第一次月经来潮，称为初潮（menarche）。初潮年龄约在11~15岁，多数为13~14岁之间。两次月经第1天的间隔时间，称为月经周期（menstrual cycle）。一般为21~35日，平均28日。月经持续的时间称为经期，一般为2~8日，多为4~6日。一次月经的总失血量为经量，正常经量约为20~60ml，超过80ml为月经过多。

月经初潮的迟早受遗传、营养、气候、环境等因素的影响。大多数妇女在初潮2~3年后月经周期可以逐渐规律，如果月经周期超过35日则称为月经稀发。

通常，月经期无特殊不适，有些妇女可出现腰骶部酸胀、膀胱刺激症状、轻度神经系统不稳定症状、胃肠功能紊乱以及鼻黏膜出血、皮肤痤疮等，但一般并不严重，不会影响妇女的正常工作和学习。

第四节 月经周期的调节

月经周期的调节是一个复杂的过程,主要涉及下丘脑、垂体和卵巢。下丘脑、垂体与卵巢之间相互调节、相互影响,形成完整而又协调的神经内分泌系统,称为下丘脑-垂体-卵巢轴(hypothalamic-pituitary-ovarian axis,HPOA)(图3-4)。此轴的活动受到大脑高级中枢的影响,而其他内分泌腺与月经也有关系。

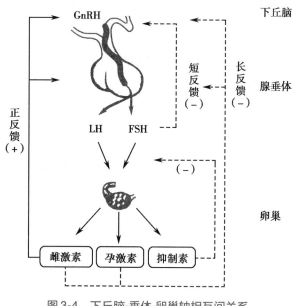

图3-4 下丘脑-垂体-卵巢轴相互间关系

下丘脑分泌促性腺激素释放激素(gonadotropin releasing hormone,GnRH),通过调节垂体促性腺激素的分泌,调控卵巢功能,而卵巢分泌的性激素对下丘脑-垂体又具有反馈调节作用。

与月经周期调节相关的主要激素如下:

(一) 下丘脑生殖调节激素

下丘脑神经细胞分泌 GnRH 是一种十肽激素,直接通过垂体门脉系统输送到垂体。其生理作用是调节垂体促性腺激素的合成和分泌,为下丘脑调节月经的主要激素。

(二) 垂体生殖激素

腺垂体细胞接受 GnRH 的刺激,合成释放下列促性腺激素:

1. 卵泡刺激素(follicle-stimulating hormone,FSH) 卵泡发育必需的激素。其生理作用是直接促进卵泡的生长发育,促进雌二醇的合成与分泌;在卵泡期晚期与雌激素协同,诱导颗粒细胞生成促黄体生成素受体,为排卵及黄素化做准备。

2. 黄体生成素(luteinizing hormone,LH) 其生理作用是排卵前促使卵母细胞进一步成熟并排卵;在黄体期维持黄体功能,促进孕激素、雌激素合成与分泌。

(三) 下丘脑-垂体-卵巢轴的相互关系

下丘脑的 GnRH,通过下丘脑与垂体之间的门静脉系统进入腺垂体,垂体在其作用下释放 FSH 与 LH,二者直接控制卵巢的周期性变化,产生孕激素和雌激素。卵巢所分泌的性激素可以逆向影响下丘脑和垂体促性腺激素的分泌功能,这种作用称为反馈作用。产生促进作用的称为正反馈;产生抑制作用的称为负反馈。雌激素既能产生正反馈,也能产生负反馈;孕激素只有负反馈作用,影响垂体促性腺激素的分泌。雌、孕激素协同作用时,负反馈影响更显著。垂体的促性腺激素能在促性腺激素释放激素的调节下分泌,又可通过血液循环对下丘脑的促性腺激素释放激素产生负反馈作用。

(四)月经周期的调节机制

1. **卵泡期** 上一周期的黄体萎缩后,雌、孕激素的水平降至最低,对下丘脑和垂体的抑制解除,下丘脑开始产生 GnRH,通过丘脑下部与垂体之间的门脉系统进入腺垂体,使之分泌 FSH,FSH 使卵巢内的卵泡发育成长,并分泌愈来愈多的雌激素,雌激素促使子宫内膜增生。随着雌激素的逐渐增加,其对下丘脑和垂体产生的负反馈作用增强,使 FSH 的分泌减少,但促进 LH 的分泌。接近成熟时的卵泡分泌的雌激素达到 200pg/ml,并持续 48 小时,即对下丘脑和垂体产生正反馈作用,形成 LH 和 FSH 峰,两者协同作用,促使成熟卵泡排卵。

2. **黄体期** 排卵后 LH 和 FSH 急剧下降,在少量 LH 和 FSH 协同作用下,黄体形成并逐渐发育成熟。其中黄体细胞主要分泌孕激素,也分泌雌激素,孕激素使增生的内膜转入到分泌期变化。排卵后 7~8 日为成熟黄体期,孕激素的分泌达到高峰,雌激素亦达到又一高峰。大量孕、雌激素对下丘脑及垂体产生共同负反馈作用,使垂体 LH 和 FSH 分泌减少,黄体开始萎缩,孕激素及雌激素的分泌随之逐渐减少,导致子宫内膜的退化剥落,月经来潮。随后下丘脑、垂体因卵巢激素浓度的下降而抑制被解除,FSH 分泌增加,卵泡又开始发育,于是一个新的月经周期又重新开始,如此周而复始。

(翟向红)

？ 思考题

1. 杨女士,28 岁,婚后未避孕未孕 3 年。平时月经不规律,周期 25~90 天,经期 2~10 天,量时多时少,无痛经,现已是月经周期第 45 天,自查早孕试验为阴性。曾行输卵管造影示双侧通畅,丈夫精液检查正常,现来院咨询。

请问:

(1)病人月经正常吗?

(2)可通过哪些方法检查病人是否正常排卵?

2. 张女士,32 岁,平时月经周期为 32 天,经期为 4 天左右。若末次月经是 2014 年 9 月 5 日,请问:

(1)本周期的排卵日应为哪一天?

(2)如果今天是 9 月 15 日,其子宫内膜的变化应处于哪一期?说明其依据。

第四章 妊娠生理

学习目标

1. 具有爱护生命、关心生命的情怀,树立以人为本的职业理念。
2. 掌握胎儿附属物的形成与功能;妊娠期母体主要生理变化。
3. 熟悉胚胎、胎儿各期发育特征及生理特点。
4. 了解受精、受精卵的植入与发育。

妊娠(pregnancy)是胚胎(embryo)和胎儿(fetus)在母体内发育成长的过程。卵子受精是妊娠的开始,胎儿及其附属物自母体排出是妊娠的终止。

以卵子受精开始计算,妊娠全过程约266日。因受精的确切日期不易确定,临床上以末次月经的第一天作为妊娠的开始,一般为280日。每4周为一个妊娠月,即40周或10个妊娠月。

第一节 受精、受精卵的植入和发育

一、受精

卵子与精子结合的过程称为受精(fertilization)。

一次射精约有数亿个精子进入阴道,但只有少数经子宫颈管、子宫腔进入输卵管腔。精子在子宫腔和输卵管腔移行时,其顶体表面糖蛋白被女性生殖道分泌物中的 α、β 淀粉酶降解,顶体膜的稳定性下降,此过程称精子获能(capacitation),需 7 小时左右。获能的精子具有使卵子受精的能力,并进一步向输卵管壶腹部运行。通常在输卵管壶腹部与峡部相接处,精子与卵子相遇,并在此受精。

一般受精发生在排卵后 12 小时内,整个过程约需 24 小时。获能的精子与卵子相遇,其头部顶体外膜破裂,释放出顶体酶,溶解卵子外围的放射冠和透明带,称顶体反应。借助酶的作用精子穿过放射冠和透明带,其外膜与卵细胞膜接触、融合,精子进入卵子内形成受精卵(zygote)或称孕卵。

知识拓展

透明带反应

当一个精子进入成熟卵子胞质后,其透明带结构立即发生改变,其表面的精子受体糖蛋白分子变性,阻止其他精子进入卵细胞内。此过程为透明带反应,保证了人类为单精受精。

二、受精卵的植入与发育

(一) 受精卵的发育

受精卵在输卵管的蠕动与纤毛摆动的作用下,逐渐向宫腔移动。受精卵在运行的过程中,细胞不断进行有丝分裂,受精后3~4日分裂成由12~16个细胞组成的实心细胞团,形如桑椹,称桑椹胚,也称早期囊胚。约在受精后4日桑椹胚进入子宫腔并继续分裂,体积增大,形成晚期囊胚。

(二) 受精卵的植入

晚期囊胚逐渐侵入子宫内膜的过程称为受精卵植入(implantation)或着床(imbed)(图4-1)。

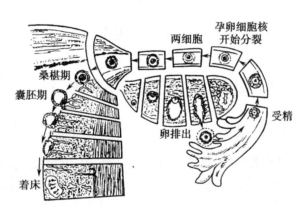

图4-1 卵子受精及受精卵的植入

受精卵植入需经过定位、黏附和穿透3个过程。植入在受精后的第5~6日开始,11~12日完成。植入的部位大多在子宫腔后壁的上部。植入必备的条件有:①透明带消失;②囊胚细胞分化出合体滋养细胞;③囊胚与子宫内膜发育同步并相互配合;④孕妇体内分泌足够的孕酮。

子宫内膜有一个极短的窗口期允许受精卵着床。

(三) 胚胎的发育

囊胚侵入子宫内膜后,内细胞团的细胞继续增生和分化,发育为两层,近滋养层的称外胚层,近中央的称内胚层此时为两胚层阶段。两胚层的细胞很快分裂成两个空腔,外胚层形成的腔为羊膜腔,内胚层形成的腔为卵黄囊,羊膜腔的底与卵黄囊的顶贴近形成胚盘。胚盘为人体发育的始基。受精后3周左右,在外胚层处又分化出中胚层,胚胎进入三胚层阶段(图4-2)。外、中、内三个胚层进一步分化,发育成胎儿身体各器官。外胚层逐渐形成皮肤、神经系统、毛发、指甲和眼睛的晶体等;中胚层形成骨骼、肌肉、循环、泌尿生殖系统;内胚层

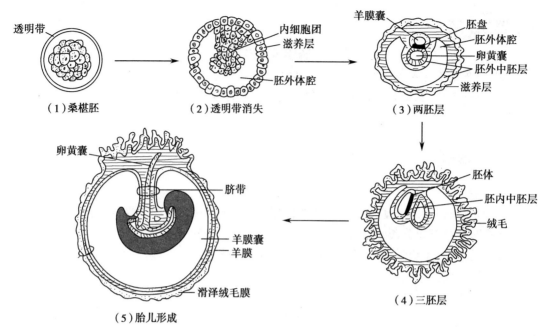

图 4-2　胚胎发育

形成消化、膀胱、阴道、阴道前庭、呼吸系统的上皮和腺体。

第二节　胚胎、胎儿发育特征及生理特点

一、胚胎、胎儿发育特征

受精后 8 周内的人胚称为胚胎,是器官分化、形成阶段。受精后第 9 周起称为胎儿,是其各器官进一步发育、成熟时期。临床上以末次月经第 1 天算起,每 4 周为一个孕龄单位描述胚胎、胎儿发育特征如下:

4 周末:可辨认出胚盘和体蒂。

8 周末:胚胎初具人形,头大,占整个胎体近一半。能分辨出眼、耳、鼻、口,四肢已具雏形。B 超下可见早期心管形成并有搏动。

12 周末:胎儿身长约 9cm,顶臀长 6 ~ 7cm,体重约 14g。外生殖器官已发育,部分可辨出性别,四肢可活动。

16 周末:胎儿身长约 16cm,顶臀长 12cm,体重约 110g。外生殖器官可确认性别。头皮已长出毛发,皮肤菲薄呈深红色,无皮下脂肪。胎儿已开始出现呼吸运动。部分孕妇可感觉到胎动。

20 周末:胎儿身长约 25cm,顶臀长 16cm,体重约 320g。皮肤暗红有胎脂,全身长有毳毛,开始出现吞咽、排尿功能。检查孕妇时可听到胎心音。此时起至不满 28 周前娩出的胎儿,称为有生机儿。

24 周末:胎儿身长约 30cm,顶臀长 21cm,体重约 630g。各器官均已发育,皮下脂肪开始沉积,皮肤仍皱缩,出现眉毛和睫毛。

28 周末:胎儿身长约 35cm,顶臀长 25cm,体重约 1000g。皮肤粉红,皮下脂肪仍少。开始长出头发、指甲。出生后能啼哭,会吞咽,但由于肺泡Ⅱ型细胞发育不全,产生的肺泡表面活性物质较少,易患新生儿特发性呼吸窘迫综合征,生存能力差,特殊护理可能存活。

32 周末:胎儿身长约 40cm,顶臀长 28cm,体重 1700g。皮肤深红仍呈皱缩状,指(趾)均已长出,面部毳毛已脱落,睾丸下降,出生后注意护理能存活。

36 周末:胎儿身长约 45cm,顶臀长 32cm,体重约 2500g。皮下脂肪较多,面部皱褶消失,毳毛明显减少。出生后能啼哭及吸吮,生活力良好,基本能存活。

40 周末:胎儿身长约 50cm,顶臀长 36cm,体重约 3400g。胎儿发育成熟,皮肤粉红色,皮下脂肪丰满。足底皮肤有纹理。男性睾丸已降至阴囊内,女性大小阴唇发育良好。出生后哭声响亮,吸吮能力强,有很好存活能力。

胎儿身长的增长速度比较恒定、均匀,临床常通过胎儿身长作为判断妊娠月份的依据。妊娠前 5 个月:胎儿身长(cm)= 妊娠月份的平方。妊娠后 5 个月:胎儿身长(cm)= 妊娠月份 ×5。

二、胎儿生理特点

(一)循环系统

胎儿血液循环特点:①来自胎盘的血液进入胎儿体内分 3 支:一支直接入肝,一支与门静脉汇合入肝,此两支血液经肝静脉入下腔静脉;另一支经静脉导管直接入下腔静脉。下腔静脉血是混合血,有来自脐静脉含氧量较高的血液,也有来自胎儿身体下半身含氧量较低的血液。②下腔静脉进入右心房的血液绝大部分经卵圆孔进入左心房;上腔静脉进入右心房

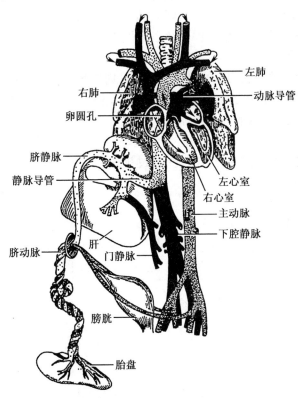

图 4-3　胎儿的血液循环

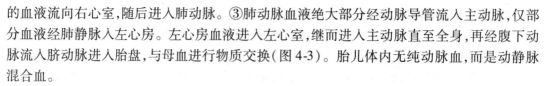

的血液流向右心室,随后进入肺动脉。③肺动脉血液绝大部分经动脉导管流入主动脉,仅部分血液经肺静脉入左心房。左心房血液进入左心室,继而进入主动脉直至全身,再经腹下动脉流入脐动脉进入胎盘,与母血进行物质交换(图4-3)。胎儿体内无纯动脉血,而是动静脉混合血。

(二) 血液系统

在胎儿体内,红细胞、白细胞的总数均较高。胎儿的血红蛋白随妊娠进展,逐渐由原始血红蛋白过渡为胎儿血红蛋白和成人血红蛋白。

 知识拓展

胎儿血液成分的生成

1. 红细胞生成 ①胚胎时期红细胞的生成主要来自卵黄囊;②妊娠10周后胎儿肝、脾和骨髓逐渐具有造血功能;③妊娠晚期胎儿及新生儿红细胞数比成人略高,约 6.0×10^{12}/L,但红细胞的生命周期较短,仅为成人的2/3,平均约80日左右。

2. 白细胞生成 ①妊娠8周,胎儿血液循环中出现粒细胞;②妊娠12周胎儿的胸腺、脾产生淋巴细胞;③妊娠足月时胎儿白细胞计数可达 $(15 \sim 20) \times 10^{9}$/L。

3. 血红蛋白生成 ①妊娠前半期均为胎儿血红蛋白;②妊娠最后4~6周,成人血红蛋白增多;③至临产时胎儿血红蛋白仅占1/4。

(三) 呼吸系统

胎儿时期,肺不扩张,母儿血液在胎盘进行气体交换。但胎儿呼吸道、肺循环、呼吸肌发育正常,在中枢神经支配下能协调运动。妊娠11周左右,胎儿出现胸壁运动,16周左右出现能使羊水进出呼吸道的呼吸运动,可促使肺泡扩张及生长。

(四) 消化系统

妊娠11周时,胎儿的小肠出现蠕动,至妊娠16周胃肠功能基本建立。胎儿肝内缺乏许多酶,因此对胆红素的代谢能力差,血中游离胆红素增多,少部分胆红素在小肠被氧化成胆绿素,胆绿素的降解产物导致胎粪呈墨绿色。

(五) 泌尿系统

妊娠11~14周时,胎儿出现排尿功能,通过排尿参与羊水的循环。妊娠14周,胎儿膀胱内有尿液。

(六) 内分泌系统

胎儿甲状腺在妊娠第6周开始发育,12周能合成甲状腺激素。胎儿甲状腺对碘的蓄积高于母体甲状腺,故孕期补碘要慎重。胎儿肾上腺发育良好,其重量与体重之比大于成人,能产生较多的雌激素前身物质,与胎儿肝脏、胎盘、母体共同完成雌三醇的合成。妊娠12周胎儿胰腺开始分泌胰岛素。

第三节　胎儿附属物的形成与功能

工作情景与任务

导入情景:

　　小王怀孕4个月,自觉胎动后既惊喜又好奇。想知道自己的宝宝在体内是依靠什么生长发育的。

工作任务:

1. 正确解释胎盘的形成与功能。
2. 正确进行孕期保健知识宣教。

　　胎儿附属物是指在妊娠过程中形成的除胎儿以外的组织,包括胎盘、胎膜、脐带和羊水,它们对维持胎儿的生长发育起重要作用。

一、胎盘

(一) 胎盘的形成

　　胎盘(placenta)由底蜕膜、叶状绒毛膜及羊膜构成。

　　1. 蜕膜　孕卵着床以后,子宫内膜称蜕膜(decidua)。依其与受精卵着床部位的关系分3部分(图4-4)

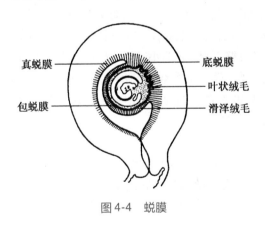

图4-4　蜕膜

　　(1) 底蜕膜:位于孕卵与子宫肌层之间的蜕膜,以后发育成胎盘的母体部分。

　　(2) 包蜕膜:是覆盖在孕卵表面的蜕膜,随孕卵的发育逐渐凸向宫腔,这部分蜕膜由于高度伸展又缺乏营养而逐渐退化,在妊娠14～16周因羊膜腔明显增大,使包蜕膜与真蜕膜逐渐融合,构成胎膜的一部分。

　　(3) 真蜕膜:除底蜕膜及包蜕膜以外覆盖在子宫腔表面的蜕膜,又称壁蜕膜。

　　2. 绒毛膜(chorion)　孕卵植入子宫内膜以后,滋养层表面生出许多毛状突起称绒毛。

在绒毛发育过程中,与底蜕膜相接触的绒毛因血液供应良好,营养丰富,发育茂盛,绒毛呈树枝样反复分支,称叶状绒毛膜,是构成胎盘的主要部分。与包蜕膜接触的绒毛,因血液供应不足,逐渐退化而变光滑,称平滑绒毛膜,是构成胎膜的一部分。

　　3. 羊膜(amnion)　羊膜附着于绒毛膜板的表面,是一层光滑、无血管神经及淋巴,具有一定弹性的半透明膜。一部分羊膜位于胎盘最内层,构成胎盘的胎儿面。

(二) 胎盘的结构

　　胎盘妊娠6～7周开始形成,妊娠12周末时完全形成,呈圆形或椭圆形的盘状。妊娠足月时胎盘重约450～650g,直径16～20cm,中央厚、边缘薄,厚1～3cm,分为胎儿面和母体面。胎儿面被灰蓝色羊膜覆盖,表面光滑有血管分布,脐动脉、脐静脉从脐带附着点呈放射状向四周分布,直达胎盘边缘,脐带一般附着于胎盘中央,但有时附着位置稍偏。母体面与子宫壁相贴,表面呈暗红色,粗糙,被蜕膜分隔成20个左右的母体叶(图4-5)。

(三)胎盘的血液循环

受精后第3周,胚胎血管长入绒毛间质,绒毛内血管形成并随绒毛的分支而分支,绒毛末端形成毛细血管。绒毛与绒毛之间的空隙称绒毛间隙,其间充满母血,绒毛浸在母血之中(图4-6)。

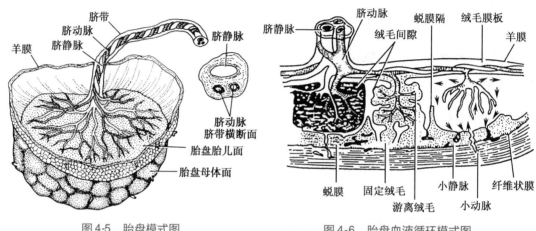

图4-5 胎盘模式图　　　　图4-6 胎盘血液循环模式图

妊娠晚期,母体子宫螺旋小动脉的血液约以每分钟500ml的流量进入绒毛间隙,同样胎儿血液也以每分钟约500ml的流量流经胎盘。①母血经子宫螺旋小动脉开口进入绒毛间隙,在此与绒毛毛细血管内胎儿血液进行物质交换后,经螺旋小静脉开口流回母体血液循环。②胎儿含氧量低、代谢废物浓度高的血液经过脐动脉、绒毛小动脉,入绒毛的毛细血管,在绒毛间隙与母血进行物质交换后,变成含氧量高、营养物质浓度高的血液,再经绒毛小静脉、脐静脉,流回胎儿体内。胎儿血液与母体的血液不直接相通,而是隔着绒毛血管壁、绒毛间质及绒毛表面细胞层,主要靠渗透、扩散作用进行物质交换。

(四)胎盘的功能

胎盘是母体与胎儿间进行物质交换,维持胎儿生长发育的重要器官。

1. 物质交换功能　包括气体交换、营养物质供应和排出胎儿的代谢产物。

(1)气体交换:母儿间 O_2 和 CO_2 在胎盘中以简单扩散方式进行交换,相当于胎儿的呼吸功能。

母体子宫动脉血氧分压远远高于胎儿脐动脉血氧分压,因此氧气由母体通过绒毛间隙向胎儿扩散。而胎儿脐动脉血二氧化碳分压显著高于母体子宫动脉血二氧化碳分压,故胎儿体内二氧化碳通过绒毛间隙向母体扩散。任何原因使胎盘血液循环受阻,均可导致胎儿因缺氧而发生宫内窘迫甚至死亡。

(2)营养物质供应:胎盘可替代胎儿消化系统的功能。胎儿在发育过程中所需要的各种营养物质,如水、无机盐、维生素、葡萄糖、氨基酸、脂肪酸等均由母体经胎盘供给胎儿,一般以简单扩散和易化扩散通过胎盘。

(3)排泄作用:胎儿的代谢产物如尿素、肌酐、尿酸、肌酸等,经胎盘进入母血,由母体排出体外。

2. 防御功能　胎盘有一定的屏障作用,可防止一般细菌及病原体的通过。但这种作用是有限的,各种病毒及大部分药物可通过胎盘,影响胎儿,引起胎儿畸形、流产及死胎。细菌、弓形虫、衣原体、梅毒螺旋体等虽不能直接通过胎盘,但可先在胎盘部位形成病灶,破坏绒毛结构后进入胎体感染胎儿。母血中免疫抗体 IgG 可以通过胎盘进入胎儿体内,使胎儿出生后在短时间内获得一定的被动免疫能力。

3. 合成功能　胎盘能合成多种激素和酶,对维持正常妊娠起着重要作用。

(1) 人绒毛膜促性腺激素(hCG):hCG 由滋养细胞产生。在受精后第 6 日受精卵滋养层形成时,开始分泌微量 hCG,10 日左右可从孕妇血中测出,是诊断早孕最敏感的方法之一。hCG 在受精卵着床后 10 周血中浓度达高峰,持续 10 日左右迅速下降,在妊娠中晚期血清浓度仅为高峰时的 10%,持续至分娩,正常在产后 2 周内 hCG 消失。hCG 的主要功能是促使月经黄体发育为妊娠黄体,促进雌激素和孕激素的分泌以维持妊娠。

(2) 胎盘生乳素(HPL):由合体滋养细胞产生。妊娠 5～6 周用放射免疫法可以从母体血浆中测出 HPL,随妊娠进展其分泌量逐渐增加,至妊娠 34～36 周达最高峰并维持到分娩,产后迅速下降,约在产后 7 小时即测不出。胎盘生乳素的主要功能是促进母体乳腺腺泡发育,为产后泌乳作准备。

(3) 雌激素:妊娠早期由妊娠黄体产生,妊娠 10 周后主要由胎儿-胎盘单位合成。至妊娠末期,雌三醇值是非孕妇女的 1000 倍,雌二醇及雌酮值是非孕妇女的 100 倍。临床上常通过测定母体血、尿和羊水中雌三醇的含量判断胎儿在宫内的情况和胎盘功能。

(4) 孕激素:妊娠早期由卵巢黄体产生,妊娠 8～10 周后由胎盘产生。随妊娠进展,孕激素逐渐增高,足月时达高峰,分娩后迅速降低。孕激素在雌激素的协同作用下参与妊娠期母体各系统的生理变化。

(5) 酶:胎盘还能合成缩宫素酶及耐热性碱性磷酸酶等,参与妊娠的生理活动。

4. 免疫功能　胎儿是同种半异体移植物。正常妊娠母体能容受、不排斥胎儿,其机制尚不明确,可能与胎盘引起母体免疫力低下对胎儿产生免疫耐受有关。

二、胎膜

胎膜(fetal membrane)主要由平滑绒毛膜和羊膜组成。妊娠晚期平滑绒毛膜与羊膜轻轻贴附并能分开。胎膜的重要作用是维持羊膜腔的完整性,可防止细菌进入羊膜腔,保护胎儿,避免宫内感染。胎膜中的某些物质,可参与性激素的代谢,并对分娩发动有一定作用。

三、脐带

脐带(umbilical cord)是连接胎儿与胎盘的条索状组织。足月妊娠时脐带长约 30～100cm,平均 55cm,直径 0.8～2.0cm,表面被羊膜覆盖,呈灰白色。脐带内有 1 条脐静脉和 2 条脐动脉:脐静脉内的是胎儿与母血交换后含氧量高、营养物质充足的血液;脐动脉内的则是胎儿准备与母血交换的含二氧化碳浓度高、代谢废物浓度高的血液。脐血管间充以胶样组织,称为华通胶,有保护脐血管作用。由于脐血管较长,使脐带常呈螺旋状扭曲。脐带是胎儿与母体进行物质交换的唯一通道。若脐带受压或缠绕打结,则会使脐血流受阻,导致胎儿缺氧甚至危及胎儿生命。

四、羊水

羊水(amniotic fluid)是充满在羊膜腔内的液体。

(一) 羊水的来源

妊娠早期,羊水主要是母体血清经胎膜渗入羊膜腔的透析液。妊娠中期以后,胎儿的尿液成为羊水的主要来源。妊娠晚期胎儿肺也参与羊水的生成。50%羊水通过胎膜吸收,还可通过胎儿的吞咽、脐带和胎儿角化前皮肤吸收,来达到羊水的平衡状态。母体与羊水的交换,主要通过胎膜,每小时约400ml。

(二) 羊水的量、性状和成分

妊娠期羊水量逐渐增加,妊娠38周时约1000ml,以后逐渐减少至妊娠40周时约800ml。羊水pH约7.20,呈弱碱性或中性,足月妊娠时羊水比重为1.007~1.025。妊娠早期羊水为无色澄清液体,妊娠足月羊水略混浊、不透明,内含胎脂、毳毛、毛发、上皮细胞、白蛋白、尿酸盐、激素和酶等。羊水在羊膜腔内不断进行液体交换,以保持正常情况下羊水量的相对恒定。

(三) 羊水的功能

1. 保护胎儿 ①保持宫腔恒温恒压,利于胎儿生长;保护胎儿不致受到直接损伤;分娩时可使宫腔压力均匀分布,避免胎儿局部受压。②使胎儿在宫腔内有一定的活动空间,防止胎体粘连。③监测胎儿成熟度、性别及某些先天性和遗传性疾病。

2. 保护母体 ①减少因胎动引起的母体不适感。②临产后,前羊水囊借助楔形水压促进宫颈及阴道扩张,利于分娩。③破膜后羊水可冲洗和润滑产道,减少感染。

第四节 妊娠期母体的变化

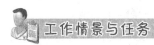 工作情景与任务

导入情景:

小齐怀孕近8个月了。怀孕40天左右出现食欲不振、恶心、厌油腻,有晨起呕吐,尿频,3个月后自然缓解。近5个月时自觉胎动,孕期检查正常。近来小齐常觉疲惫,腰背酸痛,并时有下肢水肿,心情有些沮丧。

工作任务:

1. 正确解释孕期母体主要生理变化。
2. 告知小齐孕期常见的症状,并进行孕期保健知识宣教。

一、生理变化

妊娠期母体为了适应胎儿生长发育的需要,全身各系统发生一系列解剖、生理等变化,并为分娩及产后泌乳做准备。

(一) 生殖系统

妊娠期生殖系统变化最大,以子宫变化最为显著。

1. 子宫

（1）宫体：逐渐增大变软，妊娠早期略呈球形且不对称，受精卵着床部位的子宫壁明显突出。妊娠12周后，增大的子宫超出盆腔，在耻骨联合上方可触及。妊娠晚期由于盆腔左侧被乙状结肠占据，子宫呈不同程度右旋。至妊娠足月时子宫由未孕时7cm×5cm×3cm增大至35cm×22cm×25cm；容量由未孕时5ml增至5000ml；重量由未孕时70g增至1100g。子宫的增大，主要是子宫肌细胞肥大，延长，胞质丰满，含有较多具有收缩功能的蛋白质，为临产后子宫收缩提供物质基础。

自妊娠12～14周起，子宫出现不规律性无痛性收缩，此为生理性收缩，是为分娩做准备。孕妇有时能感觉到，腹部检查时可触及。该收缩通常是无效的，一般无痛感，也不引起宫颈管扩张。

（2）子宫峡部：随妊娠进展逐渐拉长变薄，由非孕时的1cm伸展至足月妊娠及临产时的7～10cm，形成子宫下段，成为软产道的一部分。

（3）子宫颈：妊娠早期子宫颈充血肥大，变软，呈紫蓝色。子宫颈管内膜腺体肥大增生，黏液分泌增多稠厚，形成"黏液栓"，可防止细菌侵入子宫腔。

2. 卵巢　略增大，一侧卵巢可见妊娠黄体，约妊娠3个月开始萎缩。妊娠期卵泡不发育，卵巢无排卵。

3. 输卵管　妊娠期输卵管伸长，但管壁并不增厚。有时黏膜呈蜕膜样变化。

4. 阴道　黏膜增厚变软，充血呈紫蓝色。阴道皱襞增多，伸展性增强，有利于分娩时胎儿通过。黏膜上皮细胞内糖原含量增多，使阴道酸性增加，利于防止感染。妊娠期阴道分泌物增多呈白色糊状。

5. 外阴　外阴充血，皮肤增厚，大小阴唇色素沉着，大阴唇血管增多，组织松软，伸展性增加，以利分娩的需要。

（二）乳房

妊娠期在雌激素、孕激素、胎盘生乳素、催乳素等作用下，乳腺腺管、腺泡发育，乳房增大。乳头、乳晕着色，乳晕周围皮脂腺肥大，呈散在结节状隆起，称蒙氏结节。因大量雌激素、孕激素抑制作用，妊娠期一般无乳汁分泌。少数孕妇妊娠晚期挤压乳房时有少量黄色稀薄液体流出，称初乳。

（三）循环系统

1. 心脏　妊娠晚期因子宫增大使膈肌上抬，心脏向左、上、前方移位，加之血流量增加，血流速度加快，心浊音界稍扩大，心尖搏动左移1～2cm。心脏移位使大血管轻度扭曲，多数孕妇在心尖区及肺动脉瓣区可听到Ⅰ～Ⅱ级柔和的吹风样收缩期杂音，产后自然消失。由于血容量及新陈代谢增加，心脏搏出量增加，致使心率加快，孕妇妊娠晚期休息时心率每分钟增加10～15次。

2. 心排血量　心排血量从妊娠10周起逐渐增加，至妊娠32～34周时达高峰，持续至分娩。临产后尤其第二产程心排出量显著增加。左侧卧位时心排出量较未孕时增加30%。心排出量的增加也加重了孕妇心脏的负担，若孕妇合并心脏病在妊娠期及分娩期易发生心力衰竭。

3. 血压　妊娠早、中期孕妇血压偏低，妊娠晚期血压轻度升高。收缩压一般无变化，舒张压轻度降低，脉压略增大。

4. 静脉压　妊娠后，盆腔血液回流至下腔静脉血量增加，而增大的子宫压迫下腔静脉，血液回流受阻,加之妊娠期静脉壁扩张,孕妇易发生下肢、外阴静脉曲张和痔,产后多自行消失。妊娠中晚期,若孕妇长时间仰卧位,增大的子宫压迫下腔静脉,回心血量减少,心排出量降低,导致血压下降,称为仰卧位低血压综合征。出现头晕、心悸、恶心、面色苍白、出冷汗等症状,严重者可影响胎儿,导致胎儿宫内缺氧。因此,妊娠中晚期建议孕妇休息时以左侧卧位为主。

（四）血液系统

1. 血容量 妊娠 6~8 周血容量开始增加,至妊娠 32~34 周时达高峰,约增加 40%~45%,平均约增加 1450ml,并维持此水平直至分娩。其中血浆增加约 1000ml,红细胞增加约 450ml。血浆量的增加多于红细胞的增加,血液相对稀释,可表现为生理性贫血。

2. 血液成分

（1）红细胞:妊娠期骨髓造血增加,网织红细胞轻度增多。因血液稀释,红细胞计数约为 $3.6×10^{12}/L$,血红蛋白约为 110g/L,血细胞比容由未孕时 0.38~0.47 降至 0.31~0.34。

（2）白细胞:妊娠晚期白细胞轻度增加,一般为 $(5~12)×10^9/L$,有时可达 $15×10^9/L$。临产及产褥期白细胞计数也明显增加,主要是中性粒细胞增加。

（3）凝血因子:妊娠期血液呈高凝状态。纤维蛋白原和凝血因子 Ⅱ、Ⅴ、Ⅶ、Ⅷ、Ⅸ 及 Ⅹ 增加,仅凝血因子 Ⅺ、Ⅻ 减少。血小板数无明显改变。由于血液呈高凝状态,减少了分娩时出血的危险,但形成血栓的风险也增加了,血栓脱落可引起肺栓塞。

（五）呼吸系统

妊娠期因子宫增大使膈肌上升,胸廓向两侧扩张,呼吸深度增加,肺通气量增多,但肺活量变化不大。孕中期有过度通气现象,使动脉血 PO_2 增高,PCO_2 下降。有利于孕妇及胎儿供氧,并通过胎盘排出胎儿血中的二氧化碳。孕妇呼吸稍加快,但每分钟不超过 20 次。妊娠期受雌激素影响,上呼吸道黏膜增厚、充血、水肿,局部抵抗力降低,易发生上呼吸道感染。

（六）消化系统

妊娠期受雌激素影响,齿龈肥厚,易充血、水肿及出血,分娩后可自然消退。受孕激素影响,胃肠平滑肌张力降低,贲门括约肌松弛,胃内酸性内容物反流至食管下部产生胃烧灼感。胃排空时间延长,肠蠕动减慢,常出现胃肠胀气和便秘。多数孕妇孕早期出现食欲不振、厌油腻、恶心、呕吐等"早孕反应",一般进入妊娠中期后自然缓解。妊娠后期常发生痔疮或使原有痔疮加重。胆囊排空时间延长,胆道平滑肌松弛,胆汁稠厚,有轻度胆汁淤积,易诱发胆囊炎和胆石病。

（七）泌尿系统

妊娠期妇女肾脏负担加重。肾血浆流量、肾小球滤过率于妊娠早期均增加。由于肾小球滤过率增加,而肾小管对葡萄糖的重吸收增加不明显,部分孕妇饭后可出现生理性糖尿。妊娠早、晚期膀胱受压迫,可出现尿频,并受体位影响,孕妇卧位时尿量增多,故夜尿量多于日尿量。受孕激素影响,妊娠中、晚期孕妇肾盂及输尿管轻度扩张,蠕动减弱,尿液流动减慢,加之增大右旋子宫的压迫,易发生急性肾盂肾炎,以右侧多见。

（八）内分泌系统

腺垂体比未孕时增大约 1~2 倍;促甲状腺素、促肾上腺皮质激素分泌增加,但游离甲状腺素及皮质醇不多,故孕妇无甲状腺、肾上腺皮质功能亢进的表现。

（九）骨骼、关节及韧带

受激素影响,孕妇骨盆及椎间关节略松弛,耻骨联合轻度分离,有利于分娩。妊娠中、晚

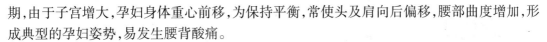

期,由于子宫增大,孕妇身体重心前移,为保持平衡,常使头及肩向后偏移,腰部曲度增加,形成典型的孕妇姿势,易发生腰背酸痛。

（十）其他

1. 基础代谢率 妊娠早期稍下降,妊娠中期逐渐增高,至妊娠晚期可增高 15% ~ 20%。妊娠期需要的总能量约 80 000kcal,或约每日 300kcal。

2. 体重 体重在妊娠 13 周以前变化不明显,以后逐渐增加,平均每周增加 350g,至妊娠足月时约增加 12.5kg。妊娠 36 周以后,孕妇每周体重增加不应超过 500g,如体重增加过多,提示可能有隐性水肿。

3. 色素沉着及妊娠纹 妊娠期垂体分泌促黑素细胞激素增多,加之大量的雌激素和孕激素有黑色素细胞刺激效应,孕妇可出现皮肤色素沉着,以乳头、乳晕、腹壁、外阴等较明显。部分孕妇面颊部出现蝶状褐色斑,称妊娠黄褐斑,于分娩后逐渐消退。子宫增大使孕妇腹壁皮肤弹力纤维因膨胀过度伸展而断裂,故孕妇腹壁皮肤呈现紫红色或淡粉红色不规则、平行略凹陷的裂纹,称妊娠纹,多见于初产妇。

4. 矿物质代谢 胎儿的生长发育需要大量的钙、磷、铁和多种维生素。若孕妇摄入不足,可引起肌肉痉挛、骨质疏松、缺铁性贫血等。因此在妊娠期应注意增加矿物质及维生素的补充。

二、心理变化

妊娠期可以被看做是一个家庭生活的转折点,是对准父母的一次挑战,是家庭发展的重要阶段。尤其妇女怀孕后,体内激素的急剧变化会使情绪发生很大的改变。孕妇常见的心理反应如下:

1. 惊讶和震惊 无论是否计划内妊娠,几乎所有的孕妇在妊娠初期都会产生惊讶和震惊的反应。

2. 矛盾 在惊讶和震惊的同时,许多妇女会产生喜忧参半的矛盾心理,尤其是开始未计划怀孕的妇女,可能因工作、学习等原因暂时不想要孩子,知道怀孕后喜悦同时又伴些许烦恼;还可能因缺乏养育孩子的经验、缺乏良好的经济条件及社会支持等产生心理困惑;多数的妇女会因缺乏孕期及分娩的相关生理知识而出现忐忑不安的情绪。

3. 接受 随着妊娠的进展,多数孕妇早期焦虑不安、矛盾的心理消失。尤其是胎动的出现,孕妇真实感到了孩子的存在,开始接受妊娠的事实,猜测孩子的性别、幻想孩子的模样、设想自己将成为怎样的母亲等,并开始涉猎孩子的喂养及生活护理方面的知识,进而为孩子的出生做准备。

对妊娠的接受程度受到多种因素的影响,如是否计划内妊娠、妊娠的时间、家庭经济条件及配偶的态度等。极个别孕妇无法接受怀孕的事实,情绪极端低落,转而怨恨自己的孩子。

4. 内省 妊娠期孕妇表现出以自我为中心,更关注自己身体变化、自身的营养等,休息、活动均喜独处,这有利于应对妊娠和分娩,为迎接孩子的出生做准备。但孕妇这种内省行为有时会使配偶及家庭其他成员感到被冷落,也影响相互之间的关系。

5. 情绪波动 妊娠期孕妇多数表现情绪不稳定,对周围发生的事情很敏感,易激动,爱哭泣,莫名的烦闷,常常控制不了自己的情绪,也影响夫妻感情。这种现象与妊娠期体内雌、孕激素水平持续升高及其引起的生理及心理变化有关,需要得到家庭成员的帮助和理解。

知识拓展

妊娠期妇女要完成的心理任务

美国心理学家鲁宾(Rubin,1984)指出:孕妇为接受新生命的诞生,必须完成4项母性心理发展任务:

1. 确保自己及胎儿能安全顺利地渡过妊娠期、分娩期。
2. 促使家庭重要成员接受新生儿。
3. 学习为孩子贡献自己。
4. 情绪上与孩子连成一体。

(吴晓琴)

 思考题

1. 小丁,女,25岁,婚后1年。平素月经规则,现停经45日,自觉恶心,不思饮食,乳房胀痛,尿频,夜间明显。自查早孕试纸为阳性。

请解释这些现象出现的生理基础。

2. 小贾,妊娠34周,孕期经过顺利。近来出现平卧位时心悸、出冷汗,改变体位后可缓解。

请问:

(1)该孕妇发生此种现象的原因是什么?

(2)指导孕妇休息的体位并解释理由。

第五章　妊娠诊断

学习目标

1. 具有关爱孕妇、帮助孕妇正确处理妊娠期变化的能力。
2. 掌握早期妊娠及中、晚期妊娠的临床表现和辅助检查;胎产式、胎先露、胎方位的概念。
3. 学会辨认各种胎产式、胎先露、胎方位。

　　妊娠期是从末次月经第 1 日开始算,全程约 40 周,280 日。临床上将妊娠期分 3 个时期:早期妊娠(first trimester):13 周末以前;中期妊娠(second trimester):14 周开始至 27 周末;晚期妊娠(third trimester):28 周及其以后。

第一节　早期妊娠的诊断

【症状与体征】

　　1. 停经　有性生活史的育龄期女性,平素月经周期规则,一旦停经超过正常周期 10 日以上,应考虑妊娠的可能性。停经时间越长,妊娠的可能性越大。停经是妊娠最早、最重要的症状,但不是妊娠特有的症状。在无月经来潮或月经稀发时也有妊娠的可能。

　　2. 早孕反应　一般出现在停经 6 周左右,表现为晨起恶心、呕吐、头晕、乏力、嗜睡、流涎、食欲缺乏、喜食酸辣、厌油腻等。其严重程度和持续时间因人而异,多数在停经 12 周左右自行消失。早孕反应可能与体内 hCG 水平升高、胃肠排空时间延长、胃酸分泌减少和胃肠功能紊乱有关。

　　3. 尿频　在妊娠 12 周内,增大的子宫压迫膀胱引起尿频。妊娠 12 周以后,子宫增大进入腹腔,尿频症状自然消失。

　　4. 乳房变化　女性怀孕后体内雌、孕激素含量增多,促进乳房腺管、腺泡发育及脂肪沉积,乳房迅速增大,产生胀痛感,乳头增大,敏感性增强。乳头和乳晕着色加深。乳晕周围皮脂腺增生,出现深褐色结节,称为蒙氏结节。哺乳期妇女妊娠后乳汁分泌明显减少。

　　5. 妇科检查　阴道黏膜和宫颈充血水肿,变软,呈紫蓝色。停经 6 ~ 8 周时,子宫峡部变得极软,感觉宫颈与宫体之间似不相连,此现象称为黑加征(Hegar sign),是早期妊娠典型的体征。妊娠 8 周时,子宫增大为非孕时 2 倍;妊娠 12 周时为非孕时 3 倍,超出盆腔,在耻骨联合上 3 横指可触及子宫底。

【辅助检查】

1. 妊娠试验 一般在受精卵形成后 10 天左右,即可用放射免疫法检测出受检者血中 hCG 升高。临床上多采用早孕试纸法检测受检者尿液中的 hCG,该方法简单快速。如果结果呈阳性,结合临床症状与体征,可确诊为早孕。尿妊娠试验是确定早期妊娠的最简便、最常用的方法。

知识拓展

生 化 妊 娠

生化妊娠是指发生在妊娠 5 周内的早期流产,是指血中可以检测到 hCG 升高,或者尿妊娠试验阳性,但超声检查看不到孕囊,提示受精卵着床失败,又被称为亚临床流产。

2. 超声检查

(1) B 型超声检查:是确诊早期妊娠最准确的方法,可以明确宫内妊娠、活胎及胎儿数目的诊断,排除异位妊娠、滋养细胞疾病。阴道超声可以比腹部超声提前 1 周诊断。阴道 B 型超声最早可在停经 5 周时,在宫腔内见到圆形或椭圆形妊娠囊(gestational sac,GS),为妊娠最早的标志。停经 8 周左右妊娠囊内可见到胚芽和原始心管搏动。

(2) 超声多普勒法:超声多普勒仪能够在增大的子宫区域内探测到有节律、高调的胎心音,胎心率一般在 110～160 次/分。

3. 基础体温(basal body temperature,BBT)测定 双相型体温的女性如果出现高温相持续 18 日不下降,早孕可能性较大。高温相持续超过 3 周,早孕的可能性会更大,但特异性不强,易受发热等因素干扰。

4. 宫颈黏液涂片检查 黏液量少且黏稠,取少量在玻璃片上,干燥后镜下可见大量椭圆体排列成行,无羊齿状结晶,则早期妊娠的可能性较大。

5. 黄体酮试验 对停经可疑妊娠的女性,给予黄体酮 10～20mg,每日 1 次肌内注射,连续 3～5 日。如果停药后 3～7 日内出现阴道流血,为黄体酮试验阳性,即可排除妊娠;如果停药后 7 天内没有出现阴道流血,为黄体酮试验阴性,则早期妊娠的可能性较大。

第二节 中、晚期妊娠的诊断

【症状与体征】

有早期妊娠的经过,自觉腹部逐渐增大和胎动。

1. 子宫增大 腹部检查可见子宫增大,手测或尺测耻骨联合上子宫底高度来估计胎儿的大小和孕周是否相符(表5-1)。子宫底高度因胎儿发育状况、胎儿数目、羊水量、孕妇的脐耻间距离不同会有差异。

2. 胎体 妊娠20周后,经腹壁能触到子宫内的胎体。妊娠24周后,触诊可以区分胎头、胎臀、胎背和胎儿肢体。胎头圆而硬,触诊有浮球感;胎臀形状不规则,宽而软;胎背较硬、宽而平坦;胎儿肢体较小并有不规则活动,通过四步触诊法能够查清胎儿在子宫内的具体位置。

表5-1 不同妊娠周数的子宫底高度及子宫长度

妊娠周数	手测子宫底高度	尺测子宫底高度（cm）
12 周末	耻骨联合上 2～3 横指	
16 周末	脐耻之间	
20 周末	脐下 1 横指	18(15.3～21.4)
24 周末	脐上 1 横指	24(22.0～25.1)
28 周末	脐上 3 横指	26(22.4～29.0)
32 周末	脐与剑突之间	29(25.3～32.0)
36 周末	剑突下 2 横指	32(29.8～34.5)
40 周末	脐与剑突之间或略高	33(30.0～35.3)

3. 胎心音 妊娠 12 周时可用多普勒胎心听诊仪探测到胎心音,妊娠 18～20 周用一般听诊器即能经孕妇腹壁听到胎心音。胎心音呈双音,似钟表"滴答"声,正常为 110～160 次/分,胎心率<110 次/分、>160 次/分或节律不规整均属异常。妊娠 24 周以前,胎心音多在脐下正中或偏一侧能够听到;妊娠 24 周以后,胎心音在胎背侧听诊最清楚。胎心音应该与子宫杂音、脐带杂音、腹主动脉杂音相鉴别。

4. 胎动 胎动是指胎儿躯体在子宫内的活动,约妊娠 18～20 周左右可觉察到,正常为≥6 次/2 小时。

【辅助检查】

B 型超声检查能够显示胎儿数目、有无胎心搏动、胎产式、胎先露、胎方位,区分胎盘位置和分级,也能测量羊水量、胎头双顶径、股骨长度、腹围等多条径线。此外超声检查是筛查胎儿畸形的重要手段,对诊断无脑儿、脊柱裂、心脏畸形等有重要的临床价值。

第三节 胎姿势、胎产式、胎先露、胎方位

 工作情景与任务

导入情景:

小王和小李都是怀孕晚期,相约一起去医院例行孕期检查,医生检查后告知小王的胎位是枕左前,小李的胎位是骶左前。两个人很疑惑。

工作任务:

1. 简述胎产式、胎先露及胎方位的概念。
2. 解释这两种胎方位的不同。

妊娠 28 周以前,因胎儿较小,羊水量相对较多,胎儿位置不固定。妊娠 32 周以后,胎儿迅速生长,羊水量相对较少,胎儿在子宫内的姿势和位置相对固定,容易判断胎姿势(fetal attitude)、胎产式(fetal lie)、胎先露(fetal presentation)和胎方位(fetal position)。

（一）胎姿势

胎儿在子宫内的姿势称为胎姿势。正常胎姿势为胎头俯屈,颏部贴近胸壁,脊柱略微向前弯曲,四肢屈曲交叉于胸腹前,体积较小,整个胎体为头端小、臀端大的椭圆形。

（二）胎产式

胎体纵轴和母体纵轴的关系称为胎产式(图5-1)。胎体纵轴和母体纵轴平行称为纵产式,占足月妊娠的99.75%;胎体纵轴和母体纵轴垂直称为横产式,占足月妊娠的0.25%;胎体纵轴和母体纵轴交叉称为斜产式。斜产式是暂时的,在分娩过程中大多数转为纵产式,极少数转为横产式。

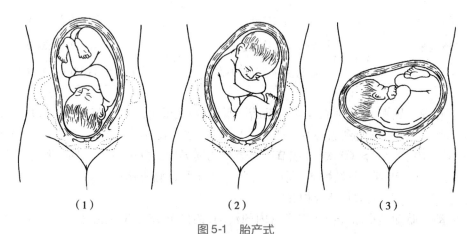

（1） （2） （3）

图5-1 胎产式
(1)纵产式-头先露 (2)纵产式-臀先露 (3)横产式-肩先露

（三）胎先露

最先进入骨盆入口的胎儿部分称为胎先露。纵产式时为头先露和臀先露,横产式时为肩先露。根据胎头的屈伸程度,头先露分为枕先露、面先露、前囟先露及额先露(图5-2)。臀先露分为混合臀先露、单臀先露、单足臀先露及双足臀先露(图5-3)。肩先露时最先进入骨盆的是胎儿的肩部。如果胎儿头先露或臀先露与胎手或胎足同时入盆,称为复合先露(图5-4)。

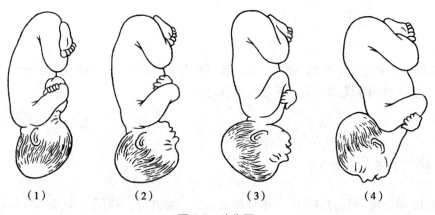

（1） （2） （3） （4）

图5-2 头先露
(1)枕先露 (2)前囟先露 (3)额先露 (4)面先露

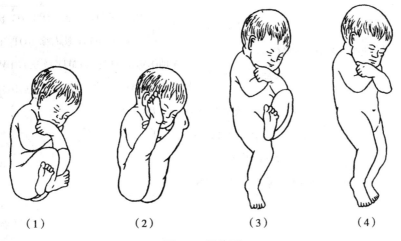

（1） （2） （3） （4）

图5-3 臀先露
（1）混合臀先露 （2）单臀先露 （3）单足先露 （4）双足先露

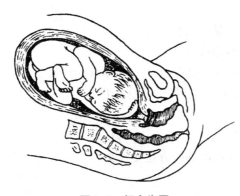

图5-4 复合先露

（四）胎方位

胎儿先露部的指示点与母体骨盆的关系，称为胎方位，又称胎位。胎方位对于是否能够顺利分娩起着非常重要的作用。枕先露以枕骨、面先露以颏骨、臀先露以骶骨、肩先露以肩胛骨为指示点。每个指示点与母体骨盆前、后、左、右、横的关系不同，构成不同的胎方位。各种胎位中以枕左前、枕右前最为常见。胎产式、胎先露、胎方位的种类和关系见表5-2。

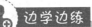
边学边练

实践 胎产式、胎先露、胎方位 见《助产技术》的相关内容。

表5-2 胎产式、胎先露、胎方位的种类和关系

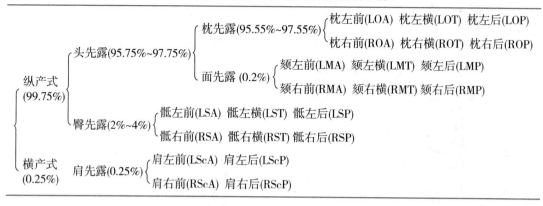

（杨高原）

 思考题

1. 某已婚女性,25岁,月经周期30日,现已停经45日,出现恶心、晨起呕吐。

请问:

（1）该患者可能的诊断是什么?

（2）需要做哪项检查明确诊断?

2. 初孕妇,24岁。末次月经记不清,行产科检查:宫底脐上三横指,胎心听诊在脐右下方听得最清楚,耻骨联合上触及圆且硬的浮球样物。

请问:

（1）该孕妇的孕周可能是多少?

（2）该产妇的胎先露和可能的胎方位是什么?

第六章 产前检查与孕期保健

学习目标

1. 具有良好的沟通能力,能给予孕妇以健康指导。
2. 掌握产前检查的时间和内容;胎儿宫内情况的监护。
3. 熟悉孕期保健;胎盘功能检查;胎儿成熟度检查;孕期常见的症状及处理。
4. 了解围生医学的概念;胎儿先天畸形及遗传性疾病的宫内诊断;产科合理用药。
5. 熟练掌握腹部四步触诊法及骨盆外测量。

产前检查与孕期保健包括对孕妇的定期产前检查、妊娠期营养和用药指导,监测胎儿宫内情况,及时发现和处理高危因素,以促进孕产妇和围生儿的健康。

第一节 产前检查与管理

工作情景与任务

导入情景:

小黄 27 岁,新婚半年怀孕了,欣喜之余,不免有许多困惑。孕期自己需要做哪些检查?需要检查多少次? 自己骨盆是否正常? 能否顺产? 带着许多疑问小黄来到医院检查和咨询。

工作任务:

1. 为小黄计算预产期。
2. 向小黄介绍孕期检查的时间和内容,解除其顾虑。

一、产前检查

(一) 产前检查的时间

首次产前检查的时间应从确诊早孕开始,一般情况下第 1 次产前检查时间以妊娠 6~8 周为宜;妊娠 20~36 周每 4 周检查 1 次;从妊娠 37 周起每周检查 1 次。正常情况下,一般检查的次数为 9~11 次。若出现异常情况,则酌情增加检查的次数和项目(表6-1)。

表 6-1 产前检查的次数与健康指导

常规检查及保健		健康指导
第 1 次检查(6 ~ 13⁺⁶周)	1. 建立妊娠期保健手册 2. 确定孕周、推算预产期 3. 评估妊娠期高危因素 4. 血压、体重指数、胎心率 5. 血常规、尿常规、血型(ABO 和 Rh)空腹血糖、肝功能和肾功能、HBsAg梅毒螺旋体和 HIV 筛查、心电图等	1. 营养和生活方式的指导 2. 避免接触有毒有害物质和宠物 3. 慎用药物和疫苗 4. 补充叶酸 0.4 ~ 0.8mg/d 至 3 个月后期可继续服用含叶酸的复合维生素
第 2 次检查(14 ~ 19⁺⁶周)	1. 分析首次产前检查的结果 2. 血压、体重、宫高、腹围、胎心率 3. (15 ~ 20⁺⁰周)非整倍体母体血清学筛查	1. 开始补充钙剂,600mg/d 2. Hb<105g/L,补铁 60 ~ 100mg/d 3. 妊娠中期胎儿非整倍体筛查的意义
第 3 次检查(20 ~ 23⁺⁶周)	1. 同第 2 次"2." 2. 胎儿系统 B 超筛查(18 ~ 24 周) 3. 血常规、尿常规,以后每次查	1. B 超筛查的意义 2. 早产的认识和预防
第 4 次检查(24 ~ 27⁺⁶周)	1. 同第 2 次"2." 2. OGTT	妊娠期糖尿病筛查的意义
第 5 次检查(28 ~ 31⁺⁶周)	1. 同第 2 次"2."、胎位 2. B 超检查	1. 指导胎动计数 2. 乳房护理指导 3. 分娩方式指导
第 6 次检查(32 ~ 36⁺⁶周)	同第 5 次"1."	1. 分娩相关知识 2. 新生儿疾病筛查 3. 抑郁症的预防
第 7 ~ 11 次检查(37 ~ 41⁺⁶周)	1. 同第 5 次"1." 2. 宫颈检查(Bishop 评分) 3. NST 检查(每周 1 次)	1. 胎儿宫内情况的监护 2. 超过 41 周,住院并引产 3. 新生儿护理及免疫接种指导 4. 产褥期指导

(二) 首次产前检查

首次产前检查除了确诊早孕外,还应详细询问病史,进行全面系统的全身检查、妇科检查及必要的辅助检查。

1. 病史

(1) 一般项目:了解饮食习惯、文化背景、家庭状况、住址及联系方式等。

1) 年龄:年龄<18 周岁或>35 周岁的孕妇易发生难产,尤其是年龄>35 周岁的高龄初产妇,易并发妊娠期高血压疾病、产力和产道异常,应做好妊娠期监护,确保母儿平安。

2) 职业:在孕期应避免接触有毒、有害及放射性物质。从事与其相关职业的妇女孕前、孕期及哺乳期应暂时离开岗位,并做身体相关检查。

3) 本次妊娠经过:了解本次妊娠早期有无病毒感染、发热、出血及用药史。

(2) 推算预产期(expected date of confinement,EDC):平时月经规律的妇女预产期的推算:以末次月经的第 1 日算起,月份减 3 或加 9,日数加 7(农历加 14,也可换算成公历再推算)。如末次月经的第 1 日为 2010 年 9 月 10 日,则预产期应为 2011 年 6 月 17 日。若记不清末次月经、月经周期不规则或哺乳期月经未复潮而妊娠者,可根据早孕反应出现的时间、自觉胎动的时间、宫底高度及 B 超检查等来估算预产期。

(3) 月经史:询问月经初潮的年龄、月经周期、经期和经量,有无痛经等,详细询问末次月经的时间,以便推算预产期。

(4) 生育史:了解孕次、产次,有无流产、早产、死胎、死产、产后出血和妊娠并发症等不良孕产史;经产妇还要了解其既往分娩方式。

(5) 既往史:询问有无心脏病、高血压、糖尿病、血液病、肝肾疾病等,了解其发病时间及治疗情况。询问有无手术及外伤史等。

(6) 家族史:询问家族中有无精神病史、遗传病史及双胎妊娠等。若有遗传病家族史,应及时进行遗传咨询并筛查,以便决定是否继续妊娠。

(7) 丈夫身体状况:询问其丈夫健康状况、有无遗传性疾病;有无吸烟、酗酒等不良嗜好。

2. 全身检查 注意观察孕妇发育、营养及精神状态;注意身高、步态及体态,身材矮小者(身高<145cm)常伴有骨盆狭窄;测量血压,正常孕妇血压不应达到 140/90mmHg;检查心、肺、肝、肾等功能有无异常;检查乳房发育情况及乳头有无凹陷;注意检查脊柱及下肢有无畸形;腹壁及下肢有无水肿;每次检查均测孕妇体重,以便观察孕期体重变化,作为评估孕期发展是否正常的一个重要指标。

3. 妇科检查 了解生殖道发育有无异常,但要注意手法轻柔,以免刺激诱发流产。

4. 辅助检查 首次产前检查还应做血、尿常规检查;血型化验;肝、肾功能检查;检查 HBsAg 及空腹血糖;必要时行梅毒螺旋体、HIV 筛查。早孕 B 型超声检查,对判定胚胎的位置及是否为活胎具有十分重要的临床意义。

(三) 中、晚期产前检查

早期妊娠确诊后,正常情况下,一般于妊娠 20 周开始系统产前检查。包括病史询问、全身检查、产科检查及辅助检查。

1. 病史 每次检查都要询问前次产前检查之后有无异常情况出现,如头晕、头痛、眼花、水肿、阴道流血及胎动异常情况等。

2. 全身检查 全身检查主要是评估随妊娠时间的增加而发生变化的身体指标。①监测血压,及时发现可能出现的妊娠期高血压;②测量体重,评估孕妇体重增长是否合理,妊娠晚期体重增加每周应小于500g;③检查有无水肿、贫血貌及其他异常情况等。

 知识拓展

妊娠期妇女体重增长

孕妇体重增长的规律:妊娠早期增长共 1 ~2kg;妊娠中晚期每周增长 0.3 ~0.5kg;妊娠期总共增长 10 ~12kg 为宜。若妊娠中晚期每周体重增加小于0.3kg 或大于0.55kg,若除外病理因素则应适当调整其营养摄入,以维持每周体重增长在 0.5kg 左右。

3. 产科检查 产科检查的目的是了解胎儿及产道的情况。包括腹部检查(宫高、腹围、胎位、胎心)、骨盆测量、阴道检查、肛门检查及绘制妊娠图。

(1) 腹部检查:主要了解胎儿大小、胎产式、胎先露及胎方位。孕妇排尿后仰卧于检查床上,头部稍抬高,暴露出腹部,双腿略屈曲稍分开,使腹肌放松。检查者站在孕妇的右侧。

1）视诊：注意观察腹部的形状及大小，有无手术瘢痕、妊娠纹及水肿等。腹部过大、宫底过高者，可能为双胎妊娠、羊水过多或巨大胎儿等；腹部过小、宫底过低者，可能为胎儿宫内发育迟缓、孕周推算错误等；腹部向两侧膨出、宫底位置较低者，肩先露的可能性较大；腹部向前突出（初产妇多见的尖腹）或腹部向下悬垂（经产妇多见的悬垂腹），则应想到可能伴有骨盆狭窄。

2）触诊：先用软尺测量子宫高度及腹围。子宫高度是从宫底到耻骨联合上缘的距离，腹围是平脐绕腹一周的数值。然后用四步触诊法（图6-1）检查子宫大小、胎产式、胎先露、胎方位、胎先露部是否衔接及羊水情况，估计胎儿的体重。行前三步检查时，检查者面向孕妇头端；行第四步检查时，检查者面向孕妇足端。

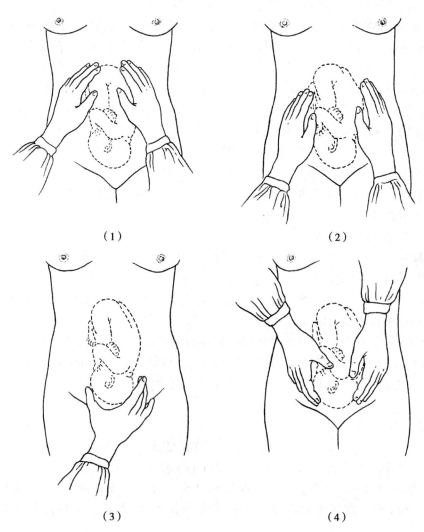

（1）　　　　　　　　　　　（2）

（3）　　　　　　　　　　　（4）

图6-1　胎位检查的腹部四步触诊法

第一步：检查者两手置于子宫底部，手测宫底高度，估计胎儿大小及与妊娠周数是否相符。然后以两手相对轻推，判断宫底部的胎儿部分，若为胎头则圆而硬且有浮球感；若为胎臀则宽而软且不规则；若感觉宫底部空虚，则可能为横产式。

第二步：检查者两手分别置于腹部两侧，一手固定，另一手轻轻深按检查，两手交替进行触诊。如触及平坦饱满的部分为胎背;凹凸不平的部分为胎儿肢体。

第三步:检查者右手拇指与其余四指分开,置于耻骨联合上方握住胎儿先露部,了解是胎头或胎臀,并左右推动确定胎先露是否衔接。胎先露部浮动表示尚未衔接;若已衔接,则胎先露部不能被推动。

第四步:检查者两手分别置于耻骨联合上胎先露的两侧,向骨盆入口方向向下深按检查,进一步确定胎先露部及胎先露入盆的程度。若先露部能活动,或手能陷入胎先露与耻骨联合之间称先露部浮动;否则称固定。

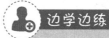

边学边练

实践　腹部四步触诊法见《助产技术》相关内容。

3)听诊:妊娠18~20周可在孕妇腹壁脐下正中线附近听到胎心音,以后随胎儿的增长及胎位的不同,胎心听诊的部位也发生改变。胎心音在胎儿背部靠头一侧的孕妇腹壁上听诊最清楚。头先露时,胎心在脐下方左、右两侧听取;臀先露时,胎心在脐上方左、右两侧听取;肩先露时,胎心在靠近脐部偏下方听取(图6-2)。

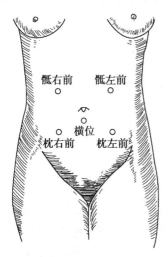

图6-2　各种胎方位胎心音听诊的位置

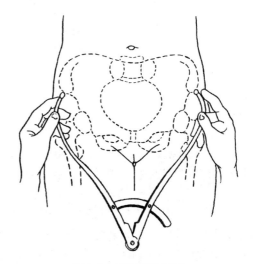

图6-3　测量髂棘间径

(2)骨盆测量:骨盆的大小、形状直接影响分娩时胎儿是否能顺利通过产道。骨盆测量分为外测量和内测量。骨盆测量一般检查一次,若正常,不需要重复。

1)外测量:骨盆外测量的数值可间接反映骨盆的大小和形状,操作简便。临床上一般测量以下各径线:

①髂棘间径(IS):孕妇取伸腿仰卧位。测量两侧髂前上棘外缘间的距离(图6-3),正常值为23~26cm。

②髂嵴间径(IC):孕妇取伸腿仰卧位。测量两侧髂嵴外缘间最宽的距离(图6-4),正常

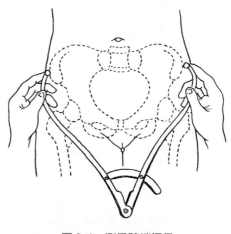

图6-4　测量髂嵴间径

值为 25～28cm。

以上两径线间接反映骨盆入口横径的长度。

③骶耻外径（EC）：孕妇取左侧卧位，左腿屈曲、右腿伸直。测量耻骨联合上缘中点至第5腰椎棘突下的距离（图6-5），正常值为18～20cm。第5腰椎棘突下，相当于米氏菱形窝的上角，或相当于髂嵴后连线中点下1～1.5cm处。此径线间接反映骨盆入口前后径长度，是骨盆外测量中最重要的径线。

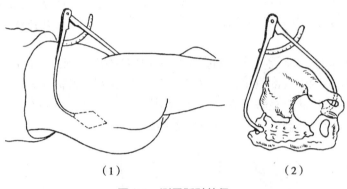

（1）　　　　　　　　　　（2）

图6-5 测量骶耻外径

 知识拓展

判定骨盆入口的大小

骶耻外径测量值受孕妇骨质厚薄影响。临床上以骶耻外径数值减去1/2尺桡周径（围绕右侧尺骨茎突测得的前臂下端周径）为骨盆入口前后径值，初步判定骨盆入口的大小。

④坐骨结节间径：又称出口横径（TO）。孕妇取仰卧位，两腿屈曲、双手抱双膝，使髋关节和膝关节屈曲外展。测量两坐骨结节内侧缘间的距离（图6-6），正常值为8.5～9.5cm。

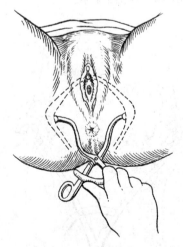

图6-6 测量坐骨结节间径（出口横径）

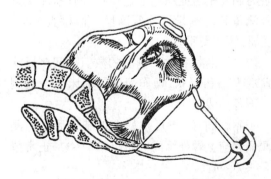

图6-7 测量骨盆出口后矢状径

也可用检查者的手拳粗略测量,若能容纳成人的横置手拳即判为正常。若此径线值小于8cm时,应加测出口后矢状径。

⑤出口后矢状径:测量骶骨尖端至坐骨结节间径中点的长度,正常值为8～9cm。检查者右手食指戴指套伸入孕妇肛门骶骨方向,拇指置于孕妇体外骶尾部,两指共同找到骶骨尖端,用尺放于坐骨结节径线上,用骨盆测量器的一端放于坐骨结节间径的中点,另一端放于骶骨尖端处,即可测得后矢状径值(图6-7)。出口后矢状径与坐骨结节间径之和>15cm时,表明骨盆出口狭窄不明显。正常足月胎儿可利用骨盆出口后三角娩出。

⑥耻骨弓角度:用左右两手拇指指尖斜着对拢放置在耻骨联合下缘,两手拇指平放在耻骨降支上,测量两拇指间的角度即耻骨弓角度(图6-8),正常值为90°,小于80°为不正常。此角度反映骨盆出口横径的宽度。

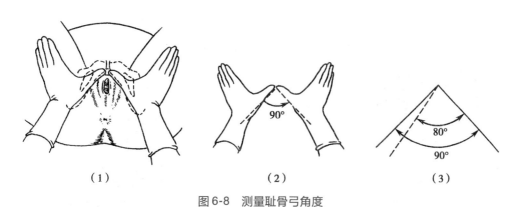

（1） （2） （3）

图6-8 测量耻骨弓角度

2）骨盆内测量:对骨盆外测量有狭窄者尤为重要。测量以妊娠24～36周阴道比较松软时进行为宜。测量时,孕妇取膀胱截石位,严格消毒外阴部。检查者戴消毒手套并涂以润滑油,示指、中指放入阴道进行测量,动作宜轻柔。主要测量以下径线:

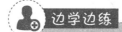

边学边练

实践 骨盆外测量 见《助产技术》相关内容。

①对角径(DC):又称骶耻内径,为耻骨联合下缘至骶岬上缘中点的距离,正常值为12.5～13cm,此值减去1.5～2cm即为骨盆入口前后径的长度,又称真结合径,正常值约为11cm。测量方法是检查者将一手的示、中指伸入阴道,用中指尖触到骶岬上缘中点,示指上缘紧贴耻骨联合下缘,用另一手示指标记此接触点,抽出阴道内的手指,测量中指尖至此接触点间的距离即对角径(图6-9)。一般情况下,若测量时阴道内的中指尖触不到骶骨岬表示对角径>12.5cm。

②坐骨棘间径:为两侧坐骨棘间的距离。方法是一手的示、中指进入阴道内,分别触及两侧坐骨棘,估计其间距离,正常值约为10cm(图6-10)。

③坐骨切迹宽度:为坐骨棘与骶骨下部之间的距离,即骶棘韧带的宽度。将阴道内的示指置于骶棘韧带上移动(图6-11)。若能容纳3横指(约5.5～6cm)为正常,否则属中骨盆狭窄。

内测量除了测量以上径线外,还需了解骶骨的弯曲度及骶尾关节的活动度。

（3）阴道检查:若需测量对角径时则在妊娠24周左右,严格消毒下进行。妊娠最后一个月避免做不必要的阴道检查,以防感染。

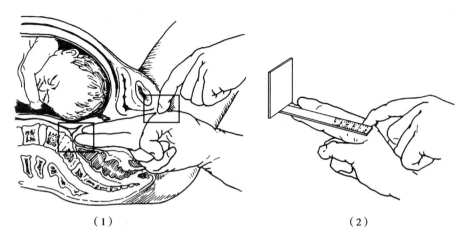

（1） （2）

图6-9　测量对角径（骶耻斜径）

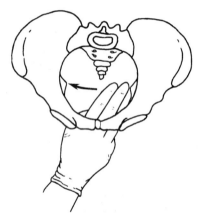

图6-10　测量坐骨棘间径

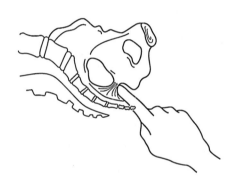

图6-11　测量坐骨切迹的宽度

（4）肛门检查：通过肛门指诊检查可了解胎儿先露部、骶骨前面弯曲度、坐骨棘、坐骨切迹的宽度以及骶尾关节活动度。

（5）绘制妊娠图：将每次产前检查的各项结果，如宫高、腹围、血压、体重、胎心率、胎方位等标记于妊娠图（图6-12）中，绘制成曲线，观察其各项指标的动态变化，及早发现孕妇与胎儿的异常变化，以便及时处理，确保母儿安全。

4. 辅助检查 ①复查血、尿常规，检查有无贫血及尿蛋白，需要时做血液生化肝肾功能检查等。②妊娠合并心脏病时做心电图或心动超声检查。③B型超声检查：妊娠中期主要了解胎心、胎儿发育情况；妊娠晚期可确定胎儿大小、胎位、胎盘及羊水等情况。④若有死胎、死产、胎儿畸形史或患有遗传性疾病的孕妇，应检测血中甲胎蛋白，并行羊膜腔穿刺，抽取羊水行细胞培养行染色体核型分析等。

（四）妊娠期卫生保健

妊娠期卫生保健宣传应贯穿于每次产前检查中。给予孕妇妊娠期生理知识宣教并提供心理支持。①注意休息，每日应保证8~9小时的睡眠；②合理营养，满足胎儿生长发育及自身营养的需要；③注意清洁，保持外阴卫生，洗澡以淋浴为宜；④避免感染，孕早期病毒感染可致胎儿发育畸形；⑤避免接触有毒有害物质，禁忌吸烟、吸毒、酗酒；⑥慎重用药，如因病必

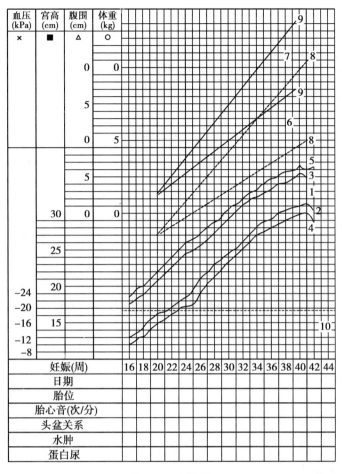

图6-12　妊娠图

1. 宫高正常区;2. 胎龄小样儿宫高警戒区;3. 胎龄大样儿宫高警戒区;
4. 胎龄小样儿宫高异常区;5. 胎龄大样儿宫高异常区;6. 腹围正常区;
7. 体重正常区;8. 腹围警戒线;9. 体重警戒线;10. 血压正常区

须用药,应在医生指导下选择对胚胎、胎儿无害或危害最小的药物;⑦性生活指导:妊娠12周前及妊娠32周后避免性生活以免诱发流产、早产及产时感染;⑧保持心理健康,多听轻松愉快的音乐以利于胎儿的生长发育。

二、孕妇的管理

(一) 围生医学

围生医学是一门新兴的医学学科,是专门研究在围生期内对胎儿、新生儿及孕产妇监护与保健的一门学科,对降低围生期内母儿死亡率和病残儿发生率具有重要意义。

围生期(perinatal period)是指产前、产时、产后的一段时期。国际上对围生期的规定有4种:①围生期Ⅰ:从妊娠满28周(即胎儿体重≥1000g或身长≥35cm)至产后1周;②围生期Ⅱ:从妊娠满20周(即胎儿体重≥500g或身长≥25cm)至产后4周;③围生期Ⅲ:从妊娠满28周至产后4周;④围生期Ⅳ:从胚胎形成至产后1周。目前我国采用围生期Ⅰ的规定。

围生儿是指处于围生期的胎儿和新生儿。

（二）我国孕产妇系统管理工作内容

1. **实行孕产妇系统保健的三级管理** 目前我国全面实行孕产妇系统保健的三级管理。城市开展医院三级管理(市、区、街道)和妇幼保健机构三级管理(市、区、基层卫生院);农村实行县、乡、村三级管理(县医院和县妇幼保健站、乡卫生院、村妇幼保健人员)。实行孕产妇划片分级管理,并健全相互间会诊、转诊制度,及早发现高危孕妇并转至上级医院会诊和监护处理。

2. **使用孕产妇系统保健手册** 建立孕产妇系统保健手册制度,孕妇凭保健手册到医院进行孕期检查、住院分娩。每次检查均应将检查结果记录在保健手册上。保健手册从确诊早孕时开始建册,系统管理直至产褥期结束(产后 6 周),然后交至妇幼保健部门统计分析。目的是提高产科工作质量,降低"三率"(孕产妇死亡率、围生儿死亡率和病残儿出生率)。

3. **对高危妊娠进行筛查、监护和管理** 尽早筛查出高危孕妇,给予评估和诊治。注意对有不良孕产史的孕妇监护,注意并发症的危害,及时请相关科室会诊,必要时告知孕妇终止妊娠,以确保母儿安全。提高高危妊娠管理的"三率"(高危妊娠检出率、高危妊娠随诊率和高危妊娠住院分娩率),这是降低孕产妇死亡率、围生儿死亡率和病残儿出生率的重要手段。

第二节 胎儿健康状况的评估

 工作情景与任务

导入情景:

小王两年前第一次怀孕,6 个月时发现胎儿脑积水而引产,现小王再次怀孕已 50 天左右,心里非常担心孩子的情况,来院寻求医生的帮助与指导。

工作任务:
1. 向小王解释孕早期影响胎儿发育的常见因素。
2. 中、晚孕时对小王进行胎儿健康状况的评估。

胎儿健康状况的评估方法主要包括胎儿宫内情况的监护、胎盘功能检查、胎儿成熟度检查和胎儿先天性畸形及遗传性疾病的宫内诊断。

一、胎儿宫内情况的监护

（一）妊娠早期

早孕确诊时,行妇科检查确定子宫大小以及是否与孕周相符;B 型超声在妊娠 5 周时检查可见宫内妊娠囊,据此可确诊为宫内妊娠;妊娠 6～7 周时可见宫内胚芽及原始心管搏动,即可确定为活胎。

（二）妊娠中期

测量宫高、腹围,以判断胎儿大小是否与孕周相符;监测胎心率;通过 B 超检查进行胎头发育、结构异常的筛查与诊断;还可进行胎儿染色体异常的筛查与诊断。

（三）妊娠晚期

1. **定期产前检查** 继续常规检查宫高、腹围了解胎儿发育情况;监测胎心;检查胎产式、胎方位等。

2. B超检查 监测胎儿发育、胎动、羊水情况;判定胎方位、胎盘位置及胎盘成熟度。

3. 胎动计数 胎动计数是监测胎儿宫内情况的一种最安全、最简便的方法。胎动可通过自测或B型超声下监测。一般孕妇在妊娠18~20周即能感觉有胎动,但较弱。随孕周的增加,胎动逐渐增强,次数增多,但至足月因羊水量的减少和空间的相对狭小又稍减少。若胎动计数≥6次/2小时,为正常。如孕妇自觉胎动次数减少,胎动<6次/2小时,或逐日下降50%而不能恢复,提示胎儿缺氧。一般认为胎动消失24~48小时后,胎心才消失。

4. 胎儿电子监护 胎儿电子监护仪已广泛应用于临床。其优点是:能连续观察并记录胎心率(fetal heart rate,FHR)的动态变化,也可了解胎心与胎动及宫缩之间的关系,以评估胎儿宫内情况的安危。

(1)胎心率的监测:胎儿电子监护仪记录的胎心率有两种基本变化:胎心率基线和胎心率一过性变化。

1)胎心率基线:是指在无胎动、无宫缩影响时记录10分钟以上的FHR平均值。从每分钟心搏次数和FHR变异两方面评估胎心率基线。正常FHR为110~160次/分;FHR>160次/分或<110次/分,历时10分钟,为心动过速或心动过缓。

FHR变异是指FHR有小的周期性波动。胎心率的基线摆动又称基线变异,包括胎心率的摆动振幅及摆动频率。摆动振幅指胎心率上下摆动波的高度,振幅变动范围正常为6~25次/分。摆动频率为1分钟内波动的次数,正常≥6次(图6-13)。这是胎儿本身交感神经与副交感神经间张力调节所致的变动。基线摆动表示胎儿有一定的储备能力,是胎儿健康的表现;FHR基线变平,即变异消失,提示胎儿储备能力丧失。

2)胎心率一过性变化:受胎动、宫缩、触诊及声响等刺激,胎心率发生暂时性加快或减慢,随后又能恢复到基线水平,称为胎心率一过性变化,是判断胎儿宫内安危的重要指标。

①加速:是指胎动时FHR基线暂时增加15次/分以上,持续时间>15秒,可能是胎儿躯干或脐静脉

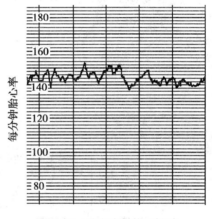

图6-13 胎心率基线及摆动

受压引起的,是胎儿良好的表现。散发的、短暂的FHR加速是无害的,但若脐静脉持续受压,则可进一步发展为减速。

②减速:是指随宫缩出现的短暂胎心率减慢,分三种:a. 早期减速:FHR减速几乎与宫缩同时开始,FHR最低点在宫缩的高峰,下降幅度<50次/分,持续时间短,恢复快(图6-14)。早期减速是宫缩时胎头受压脑血流量一时性减少(无伤害性)的表现,但频繁出现要引起重视;b. 变异减速:FHR变异形态不规则,减速与宫缩无特定关系,持续时间长短不一,下降迅速且下降幅度>70次/分,恢复迅速(图6-15),一般认为是宫缩时脐带受压引起迷走神经兴奋所致。c. 晚期减速:FHR减速多在宫缩高峰后开始出现,下降缓慢,下降幅度<50次/分,持续时间长,恢复缓慢(图6-16),一般认为是胎盘功能不良、胎儿缺氧的表现。

(2)预测胎儿宫内储备能力

1)无应激试验(NST):观察无宫缩、无外界负荷刺激的情况下FHR的变化和胎动后的FHR的反应,了解胎儿的储备能力。一般认为正常时20分钟内至少有3次胎动,胎动时

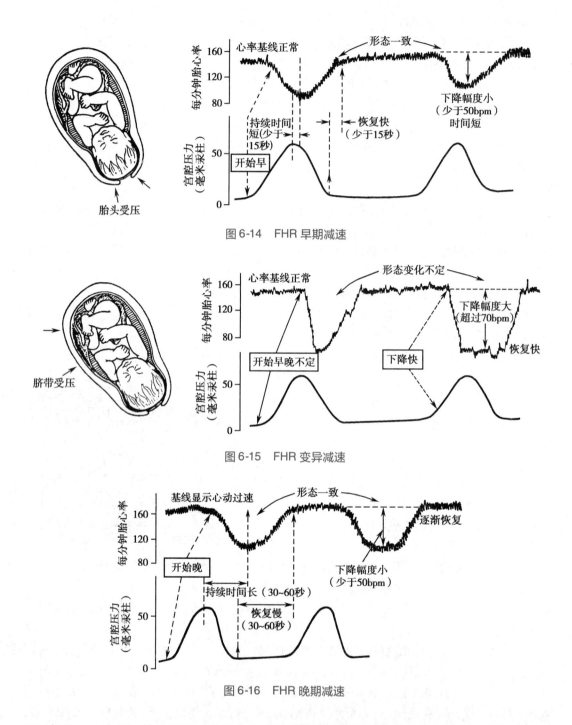

图 6-14　FHR 早期减速

图 6-15　FHR 变异减速

图 6-16　FHR 晚期减速

FHR 加速>15 次/分,持续时间>15 秒为有反应型,说明胎儿目前宫内状况良好;若胎动时无胎心率加速或胎动时胎心率加速<15 次/分,持续时间<15 秒为无反应型。NST 无反应型时应除外胎儿睡眠,可延长 40 分钟并催醒胎儿。如复查仍为无反应型,应寻找原因,并进一步做缩宫素激惹试验。

　　2）缩宫素激惹试验(OCT):又称宫缩应激试验(CST)。用胎儿监护仪记录 20 分钟内宫缩时胎心率的变化,了解胎盘一过性缺氧的负荷变化,测定胎儿的储备能力。若 20 分钟内连续出现 3 次以上晚期减速,为 OCT 阳性,提示胎盘功能减退;若无晚期减速,为 OCT 阴性,提示胎盘功能良好。

 知识拓展

Manning 评分法

项目	2 分（正常）	0 分（异常）
无应激试验（20 分钟）	≥2 次胎动伴胎心率加速≥15 次/分,持续≥15 秒	<2 次胎动,胎心加速<15 次/分,持续<15 秒
胎儿呼吸运动（30 分钟）	≥1 次,持续≥30 秒	无或持续<30 秒
胎动（30 分钟）	≥3 次躯干和肢体活动（连续出现计 1 次）	≤2 次躯干和肢体活动;无活动或肢体完全伸展
肌张力	≥1 次躯干和肢体伸展复屈,手指摊开合拢	无活动;肢体完全伸展;伸展缓慢,部分复屈
羊水量	最大羊水暗区垂直直径≥2cm	无或最大暗区垂直直径<2cm

根据电子胎儿监护和 B 超联合检测胎儿宫内缺氧情况:满分为 10 分;10～8 分无急慢性缺氧;8～6 分可能有急或慢性缺氧;6～4 分有急或慢性缺氧;4～2 分有急性缺氧伴慢性缺氧;0 分有急慢性缺氧。

二、胎盘功能检查

通过胎盘功能检查可以间接了解胎儿在宫内的情况。胎盘功能检查的方法很多,可酌情选择。

1. 胎动 与胎盘功能状态关系密切,胎盘功能低下时,胎动减少。胎动计数:≥6 次/2 小时为正常,<6 次/2 小时提示胎儿宫内缺氧。

2. 胎心率 如果胎心率<110 次/分或>160 次/分时,提示胎盘功能不良。

3. 测定孕妇尿中雌三醇值 一般测 24 小时尿中雌三醇（E_3）含量。正常值为>15mg/24h;10～15mg/24h 为警戒值;<10mg/24h 为危险值。也可用孕妇随意尿测雌激素/肌酐（E/C）比值,估计胎盘功能。E/C 比值>15 为正常值;10～15 为警戒值;<10 为危险值。另外,测定孕妇血清游离雌三醇值,正常足月妊娠时临界值为 40nmol/L,若低于此值提示胎盘功能低下。

4. 测定孕妇血清胎盘生乳素（HPL）值 采用放射免疫法,足月妊娠正常值为 4～11mg/L。若该值在妊娠足月<4mg/L 或突然下降 50%,表示胎盘功能低下。

5. 测定孕妇血清妊娠特异性糖蛋白 若该值于妊娠足月<170mg/L,提示胎盘功能低下。

6. 缩宫素激惹试验（OCT） NST 无反应型者需 OCT。OCT 阳性,提示胎盘功能低下。

7. 阴道脱落细胞检查 阴道脱落细胞检查可判断胎盘功能。

8. 胎儿电子监护仪与 B 型超声联合生物物理监测（Manning 评分法）,也能提示胎盘功能情况。

三、胎儿成熟度检查

（一）孕周核实

孕周即胎儿的孕龄。孕龄满 37 周胎儿发育成熟。根据末次月经的第 1 天计算。但末次月经记不清,则根据早孕反应的时间、妊娠试验开始出现阳性结果的时间、早孕时妇科检查的子宫大小、第一次胎动的时间以及胎儿 B 型超声测量的各项参数进行估计。测量胎儿的顶臀长(CRL)是目前核对胎龄最准确的参数。

（二）胎儿体重的估计

胎儿体重是判断胎儿成熟度的一项重要指标。胎儿体重≥2500g 为发育成熟。目前临床上主要依靠宫高、腹围的测量和 B 超检查估计胎儿的体重。测量子宫底高度、腹围是临床常规监测的指标。常用的估算公式:胎儿体重(g)= 宫高(cm)×腹围(cm)+200。

（三）胎盘成熟度检查

随着孕周增长,胎盘逐渐发育成熟。胎盘成熟度分四级:0 级为未成熟,多见于中孕期;Ⅰ级为开始趋向成熟,多见于孕 29 ~ 36 周;Ⅱ级为成熟期,多见于孕 36 周以后;Ⅲ级为胎盘已成熟并趋向老化,多见于孕 38 周以后。

（四）羊膜腔穿刺抽羊水检测

1. 卵磷脂/鞘磷脂比值(L/S)　若该值>2,提示胎儿肺已成熟。

2. 羊水泡沫试验或振荡试验　可判断胎儿肺是否成熟。

四、胎儿先天畸形及遗传性疾病的宫内诊断

有条件者可选择以下方法:

1. 遗传细胞学检查　妊娠早期取绒毛或妊娠16 ~ 20 周抽取羊水或脐血,也可从孕妇外周血提取胎儿细胞作染色体核型分析,了解染色体的数目与结构的变化。

2. B 型超声　检查无脑儿、脑积水儿及脊柱裂儿等。

> 边学边练
>
> 实践 1　产前检查

3. 羊水中的酶与蛋白测定　诊断代谢缺陷病、开放性神经管缺陷。

第三节　产科合理用药

孕妇在妊娠期间可能因为并发各种疾病而应用药物。而妊娠是个特殊的生理时期,药物在孕妇体内发生的药代动力学和药效变化也会与非妊娠期有明显的不同;药物可直接作用于胚胎,对其产生影响;也可通过生物转化为代谢产物后间接具有致畸作用。妊娠期母体各项生理变化也会影响药物的吸收、分布、代谢、排泄,对药物的毒性产生不同程度的影响。所以孕产妇要合理用药。

（一）药物对不同妊娠时期的影响

1. 妊娠前期　女性发育成熟到卵子受精前的一段时期。此期,一般用药比较安全。但孕前应注意在体内半衰期长的药物,此类药物可能会影响胚胎的正常生长。

2. 受精第 1 ~ 14 日　此期的受精卵与母体组织尚未直接接触,还在输卵管腔或宫腔分泌液中,故着床前期用药对其影响不大。药物影响囊胚的必备条件是药物必须进入分泌液

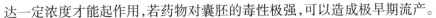

达一定浓度才能起作用,若药物对囊胚的毒性极强,可以造成极早期流产。

3. 受精第 15 日至 12 周　是药物的致畸敏感期。此期胚胎、胎儿各器官处于高度分化、迅速发育、不断形成的阶段。首先是心脏、脑开始分化发育,随后是眼、四肢等。此时孕妇用药,其毒性能干扰胚胎、胎儿组织细胞的正常分化。任何部位的细胞受到药物毒性的影响,均可能造成某一部位的组织或器官官发生畸形。药物毒性作用出现越早,发生畸形可能越严重。

4. 妊娠 12 周以后至分娩期　胎儿各器官已形成,药物致畸作用明显减弱。但对于尚未分化完全的器官,如生殖系统,某些药物还可能对其产生影响,而神经系统因在整个妊娠期间持续分化发育,故药物对神经系统的影响可以一直存在。

分娩期用药也应考虑到对即将出生的新生儿有无影响。

（二）孕产妇用药原则

1. 必须有明确指征,避免不必要的用药。

2. 必须在医生指导下用药,不要擅自应用药物。

3. 能用一种药物就避免联合用药。

4. 用疗效较肯定的药物,避免使用尚未确定疗效且对胎儿有不良影响的新药。

5. 能用小剂量药物就避免用大剂量药物。

6. 应严格掌握药物剂量和用药持续时间,注意及时停药。

7. 妊娠早期若病情允许,尽量推迟到妊娠中晚期再用药。

8. 若病情必需在妊娠早期应用对胚胎、胎儿有害的致畸药物,应先终止妊娠,然后再用药。

（三）药物对胎儿的危害性等级

美国食品药品监督管理局(FDA)按药物对胎儿的致畸情况,将药物对胎儿的危害性等级分为 A、B、C、D、X 五个级别。

A 级:经临床对照研究,无法证实药物在妊娠早期与中晚期对胎儿有危害作用,对胎儿伤害可能性最小,是无致畸性的药物。如适量维生素。

B 级:经动物实验研究,未见对胎儿有危害。无临床对照试验,未得到有害证据。可以在医师观察下使用。如青霉素、红霉素、地高辛、胰岛素等。

C 级:动物实验表明,对胎儿有不良影响。由于没有临床对照试验,只能在充分权衡药物对孕妇的益处、胎儿潜在利益和对胎儿危害情况下,谨慎使用。如庆大霉素、异丙嗪、异烟肼等。

D 级:有足够证据证明对胎儿有危害性。只有在孕妇有生命威胁或患严重疾病,而其他药物又无效的情况下考虑使用。如硫酸链霉素等。

X 级:动物和人类实验证实会导致胎儿畸形。在妊娠期间或可能妊娠的妇女禁止使用。如甲氨蝶呤、己烯雌酚等。

妊娠 12 周前,不宜用 C、D、X 级药物。

第四节　孕期常见症状及其处理

妇女妊娠后因全身各系统均发生一系列的变化,可致多种症状的出现。有些症状属于生理性的,而有些则是病理性的异常情况。

（一）恶心、呕吐

约半数孕妇在妊娠 6 周左右出现倦怠、食欲不振、恶心、呕吐等早孕反应，12 周左右消失。处理：①清淡饮食，少量多餐；②给予精神鼓励和支持；③可给予维生素 B₆ 10～20mg，每日 3 次口服；④如妊娠 12 周以后仍继续呕吐，甚至影响孕妇营养时，应考虑妊娠剧吐的可能，需住院规范治疗。

（二）尿频

孕妇在妊娠最初 3 个月及末 3 个月常发生尿频、尿急。多因妊娠子宫压迫所致。无需处理，有尿意时及时排空，此现象产后可逐渐消失。

（三）便秘

是妊娠期常见的症状，尤其是妊娠前即有便秘者。预防便秘：①每日清晨饮一杯温开水；②多吃易消化富含纤维素的新鲜蔬菜和水果；③每日进行适当的运动；④养成按时排便的良好习惯；⑤必要时可在医生指导下应用温和缓泻剂，如开塞露、甘油栓，使粪便润滑容易排出。禁用峻泻剂及灌肠，以免引起流产或早产。

未经医生允许不可随便使用大便软化剂或轻泻剂。

（四）痔疮

痔静脉曲张可在妊娠期间首次出现，妊娠也可使已有的痔疮复发和加重。处理：①多吃蔬菜，少吃辛辣食物；②温水坐浴；③在医生指导下应用治疗痔疮的药物。

（五）下肢水肿

孕妇在妊娠晚期易发生下肢水肿，经休息后可消退，属正常生理现象。处理：①孕妇左侧卧位；②下肢垫高 15°；③避免长时间站或坐；④如下肢明显凹陷性水肿或经休息后不消退者，应及时诊治，警惕妊娠期高血压疾病、妊娠合并肾病、低蛋白血症等发生。

（六）白带增多

妊娠妇女白带量多，以妊娠最初 3 个月及末 3 个月明显，是妊娠期正常的生理变化。处理：①每日清洗外阴，保持外阴清洁，但严禁阴道冲洗；②穿透气性好的棉质内裤；③有些妇女妊娠期易发生外阴阴道假丝酵母菌病，需在医生指导下用药治疗；④其他病原体感染，要严格专科治疗和管理。

（七）下肢肌肉痉挛

下肢肌肉痉挛是孕妇缺钙的表现，妊娠晚期多见，肌肉痉挛多发生在小腿腓肠肌，常在夜间发作，多能迅速缓解。处理：①饮食中增加钙的摄入；②避免腿部疲劳、受凉；③遵医嘱口服钙剂，维生素 A、D；④如发生下肢肌肉痉挛，嘱孕妇背屈肢体，站直前倾，或局部热敷按摩，直至痉挛消失。

（八）下肢、外阴静脉曲张

孕妇易发生下肢、外阴静脉曲张，系因增大子宫压迫下腔静脉使股静脉压力增高所致。处理：①妊娠晚期避免长时间站立、行走；②可穿弹力裤或袜，但不宜穿阻碍血液循环的衣裤；③注意时常抬高下肢，以促进血液回流；④分娩时还应防止外阴部曲张的静脉破裂。

（九）腰背痛

妊娠期间关节韧带松弛，孕晚期增大的子宫使躯体重心前移，为保持平衡，腰椎向前突，使背肌处于持续紧张状态，孕妇常出现腰背酸痛。处理：①孕妇宜穿低跟鞋；②休息时，腰背部垫枕头可缓解疼痛；③必要时应卧床休息、局部热敷；④若腰背痛明显者，应及时查找原因，进行治疗。

（十）贫血

孕妇于妊娠中晚期对铁的需求量增多,易发生缺铁性贫血。单靠饮食补充明显不足。预防贫血:①增加含铁食物的摄入,如动物的肝脏、瘦肉、蛋黄等;②自妊娠4~5个月开始补充铁剂,如硫酸亚铁0.3g,每日1次口服,水果汁送服,以促进铁的吸收,且应在餐后20分钟服用,以减轻对胃肠道的刺激;③若已出现贫血经检查除外其他原因,则应增加剂量,口服硫酸亚铁0.6g每日1次,同时补充维生素C和钙剂增加铁的吸收。

（十一）仰卧位低血压

妊娠晚期,孕妇若长时间仰卧位,由于增大的子宫压迫下腔静脉,可使回心血量及心排出量减少,出现低血压,此时孕妇改为侧卧位,血压迅即恢复正常。妊娠晚期孕妇宜多以左侧卧位休息为佳,避免长时间仰卧位。

（十二）异常症状的判断

孕妇出现下列症状时应立即就诊:阴道流血、妊娠3个月后仍持续呕吐、寒战发热、腹部疼痛、头痛、眼花、胸闷、心悸、气短、液体突然自阴道流出、胎动计数突然减少等。

（吴晓琴）

思考题

1. 小张,31岁,初孕妇。平素月经规则,末次月经为2014年5月8日,停经40天左右出现恶心、厌油腻,并有晨起呕吐等,诊断为早孕。现妊娠28周,近几日自觉胎动有所增加,无其他不适感,来院进行产前检查。

问题:

（1）计算预产期。

（2）此时孕妇需做哪些检查?

（3）如何指导孕妇进行自我胎动监护?

2. 小王,26岁,初孕妇,妊娠37^{+5}周,自觉胎动不如以前活跃,担心胎儿状况不良,来院检查。一般状况良好,胎心率140次/分,枕左前位,胎先露已入盆,测宫底高度33cm,腹围100cm。

问题:

（1）计算胎儿的体重。

（2）正确解释胎动变化的情况。

（3）需要做哪项检查解除孕妇的担忧?

第七章　正　常　分　娩

学习目标

1. 了解产妇心理变化和需求,具有关爱产妇、缓解产程中焦虑等不良情绪的能力。
2. 掌握影响分娩的因素、枕前位的分娩机制、先兆临产、临产与产程分期;三个产程的临床经过及处理。
3. 熟悉接产的步骤和产后观察的内容。
4. 了解分娩镇痛及计划分娩的概念及方法。
5. 熟练掌握正常分娩的有关知识并对产妇进行健康教育;学会观察产程并进行正常接产。

分娩(delivery)是指妊娠满 28 周及以后,胎儿及其附属物娩出母体的全过程。其中妊娠满 28 周至不满 37 周期间分娩称为早产(premature delivery);妊娠满 37 周至不满 42 周期间分娩称为足月产(term delivery);妊娠满 42 周及以后分娩,称为过期产(postterm delivery)。

第一节　决定和影响分娩的因素

　工作情景与任务

导入情景:

张女士,36 岁,现在已经怀孕 32 周。由于是第一胎,又属于高龄产妇,她对分娩的过程感到很紧张,为了多了解一些有关分娩的知识,今天张女士到门诊咨询。

工作任务:

1. 向张女士介绍分娩的先兆和临产的标志。
2. 缓解张女士的紧张情绪,使之能在产程中正确配合。

决定分娩的因素包括产力、产道、胎儿及产妇的精神心理因素。若四个因素均正常且相互适应,胎儿能顺利经阴道娩出,称为正常分娩。产力是分娩的动力,推动胎儿下降并使软产道扩张,如果胎儿大小、胎方位和骨产道相互适应,则胎儿及其附属物能够娩出,分娩过程得以顺利完成。产力又受到产妇精神心理状况及其他分娩因素的影响。

一、产力

将胎儿及其附属物由子宫腔内逼出的力量称为产力。产力包括子宫收缩力以及腹肌、膈肌和肛提肌的收缩力。

（一）子宫收缩

简称宫缩，是临产后迫使宫颈管消失、宫口扩张、胎先露下降、胎儿和胎盘娩出的主要力量，贯穿于分娩全过程。正常宫缩须具备以下特点：

1. 节律性 子宫体部平滑肌有规律、不自主的阵发性收缩称子宫收缩的节律性。每次宫缩由弱渐强（进行期），维持一定时间（极期），随后再由强渐弱（退行期），直到消失进入间歇期（图7-1）。宫缩时子宫壁血管受压，胎盘血液循环受到一定影响。子宫肌纤维缺血伴随有疼痛，称之为"阵痛"。宫缩间歇期，子宫肌肉放松，阵痛消失，胎盘血流量也恢复到原来水平。宫缩如此反复出现，直到分娩全过程结束。

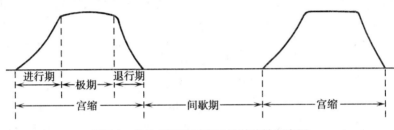

图7-1 临产后正常子宫收缩节律性示意图

2. 对称性和极性 正常宫缩起自于两侧子宫角部，左右对称地向宫底中线部集中，然后由子宫底部向子宫下段扩散，约15秒内遍及全子宫，引起协调一致的子宫收缩，称为子宫收缩的对称性（图7-2）。每次宫缩以子宫底部最强最持久，向下逐渐减弱，子宫底部收缩力的强度是子宫下段的2倍，称为子宫收缩的极性。

3. 缩复作用 宫缩时子宫肌纤维缩短变宽，间歇期不能完全恢复到原来的长度，经过反复收缩，肌纤维逐渐变短，这种现象称为缩复作用。缩复作用使子宫腔容积越来越小，迫使胎先露不断下降，并使子宫下段被动牵拉变长，子宫颈管缩短展平，子宫颈口逐渐扩张。

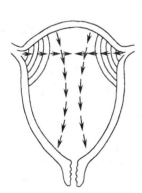

图7-2 子宫收缩的对称性

（二）腹肌及膈肌收缩力

腹肌及膈肌收缩力是第二产程娩出胎儿的重要辅助力量。当宫口开全后，胎先露下降至阴道，压迫骨盆底组织及直肠，反射性地引起排便感，产妇不自主地屏气用力，腹肌及膈肌收缩使腹内压增高。正确运用腹肌及膈肌收缩力，可有效配合宫缩将胎儿娩出，同时在第三产程还促使胎盘娩出。相反，宫口开全前过早运用腹压往往提示难产，并易导致产妇疲劳和宫颈水肿。

（三）肛提肌收缩力

宫缩时肛提肌的收缩，有助于胎先露完成内旋转动作，当胎头枕骨露于耻骨弓下缘时，还能协助胎头仰伸及娩出。胎儿娩出后胎盘剥离，还可协助胎盘娩出。

二、产道

产道是胎儿娩出的通道,分为骨产道和软产道。

(一)骨产道

骨产道即指真(小)骨盆,其大小、形态与分娩关系密切。骨产道在分娩过程中相对不变,其正常与否可在分娩前做出初步判断。为了便于理解分娩时胎儿先露部通过骨产道的过程,将真骨盆分为三个假想的平面。骨盆的三个平面、骨盆轴和骨盆的倾斜度均影响分娩过程。

1. 骨盆入口平面 是胎儿进入骨产道的第一个平面,也是真、假骨盆的分界面,呈横椭圆形,前面为耻骨联合上缘,两侧为髂耻缘,后面为骶岬上缘。骨盆入口平面共有 4 条径线(图 7-3),其中入口前后径的长短与分娩关系最为密切。

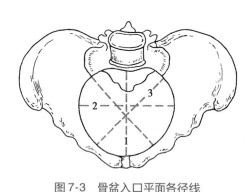

图 7-3 骨盆入口平面各径线
1. 前后径 11cm　2. 横径 13cm　3. 斜径
12.75cm

(1)入口前后径:即真结合径。指骶骨岬上缘中点至耻骨联合上缘中点的距离,平均长约 11cm。

(2)入口横径:为两侧髂耻缘之间的最大距离,平均长约 13cm。

(3)入口斜径:左右各一。自左骶髂关节至右侧髂耻隆突间的距离为左斜径;自右骶髂关节至左侧髂耻隆突间的距离为右斜径。入口斜径的平均值为 12.75cm。

2. 中骨盆平面 呈纵椭圆形,是骨盆腔最狭窄的平面,其前方为耻骨联合下缘,两侧为坐骨棘,后方为骶骨下端。共有 2 条径线(图 7-4)。坐骨棘是判断胎头下降程度的重要标志,坐骨棘间径的长短决定胎头能否完成内旋转,与分娩关系密切。

(1)中骨盆前后径:耻骨联合下缘中点通过两侧坐骨棘连线中点至骶骨下端间的距离,正常平均值为 11.5cm。

(2)中骨盆横径:也称坐骨棘间径。为两侧坐骨棘之间的距离,正常平均值为 10cm。

3. 骨盆出口平面 由两个不同平面的三角形组成,其共同的底边为坐骨结节间径。前三角的顶端为耻骨联合下缘,两侧为左右耻骨降支;后三角顶端为骶尾关节,两侧为左右骶

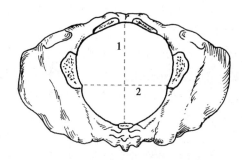

图 7-4 中骨盆平面各径线
1. 前后径 11.5cm　2. 横径 10cm

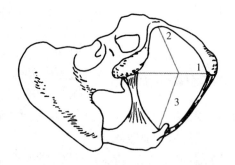

图 7-5 骨盆出口平面各径线(斜面观)
1. 出口横径　2. 出口前矢状径　3. 出口后矢状径

结节韧带。骨盆出口共有四条径线(图7-5),其中出口横径与分娩关系最为密切。

(1) 出口前后径:即耻骨联合下缘至骶尾关节间的距离,正常平均值为11.5cm。

(2) 出口横径:也称坐骨结节间径。为两坐骨结节末端内缘之间的距离,正常平均值为9cm。

(3) 出口前矢状径:耻骨联合下缘中点至坐骨结节间径中点的距离,正常平均值为6cm。

(4) 出口后矢状径:骶尾关节至坐骨结节间径中点间的距离,正常平均值为8.5cm。若出口横径稍短但出口后矢状径长且两径之和>15cm时,可充分利用后三角区娩出正常大小的胎头。

4. 骨盆轴与骨盆倾斜度

(1) 骨盆轴(pelvic axis):也称产轴,是指连接骨盆各个平面中点的假想曲线。分娩时胎儿沿骨盆轴下降并娩出,其方向为上段向下向后,中段向下,下段向下向前(图7-6)。

(2) 骨盆倾斜度(inclination of pelvic):指妇女直立时,骨盆入口平面与地平面所形成的角度,一般为60°。若骨盆倾斜度过大,将影响胎头衔接(图7-7)。

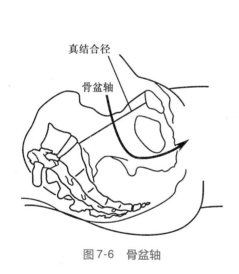

图7-6　骨盆轴

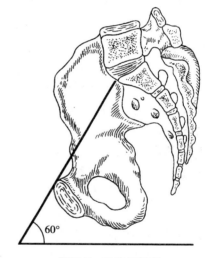

图7-7　骨盆倾斜度

(二) 软产道

软产道是由子宫下段、子宫颈、阴道及骨盆底软组织构成的弯曲通道。

1. 子宫下段的形成　非孕期长约1cm的子宫峡部,于孕12周后逐渐被拉长,以后进一步伸展达7~10cm,形成子宫下段,成为软产道的一部分。由于子宫肌纤维的缩复作用,子宫上段越来越厚,而下段被动扩张越来越薄,在厚薄交界处的子宫内面形成一个明显的环状隆起,称生理性缩复环。

2. 子宫颈的变化

(1) 宫颈内口的扩张及子宫颈管的消失:临产前初产妇子宫颈管长约2~3cm,经产妇稍短。临产后宫缩牵拉子宫颈内口肌纤维及周围韧带,同时由于宫内压的升高、胎先露下降、前羊水囊的楔状支撑和扩张,使宫颈内口逐渐扩张、子宫颈管逐渐变短、展平直至消失。

(2) 子宫颈外口扩张:简称宫口扩张。临产前,初产妇的宫颈外口仅容一指尖,经产妇

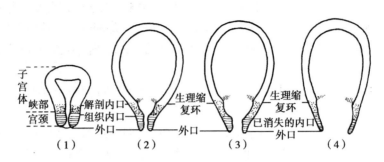

图7-8 子宫下段形成及宫口扩张
（1）非妊娠子宫；（2）足月妊娠子宫；（3）分娩第一产程妊娠子宫；
（4）分娩第二产程妊娠子宫

能容一指。随着分娩的进展，宫颈外口逐渐被牵拉、扩张，当宫颈外口扩张达到10cm时称宫口开全。宫口开全后妊娠足月胎头方能娩出。初产妇子宫颈管消失后宫口逐渐扩张，经产妇子宫颈管消失与宫口扩张同时进行（图7-8、图7-9）。

3. 骨盆底、阴道及会阴的变化　宫口开全后胎先露下降至阴道，阴道黏膜皱襞展平、被动扩张。胎先露继续下降压迫盆底软组织，使软产道形成一个前壁短、后壁长的弯筒状通道。盆底肌在胎先露的压迫下向下及两侧扩展，肛门亦随之张开，并使厚约5cm的会阴体扩张、变薄至2~4mm，以容许胎儿通过。分娩时如果保护不当易造成会阴裂伤。

三、胎儿

胎儿能否顺利通过产道，除了产力的推动和产道条件外，还取决于胎儿大小、胎位以及有无胎儿畸形。

（一）胎位

产道为一纵行管道，头先露或臀先露时胎体纵轴与产道相一致，故容易通过。一般情况下胎头是胎儿身体中最大的部位，也是通过产道最困难的部

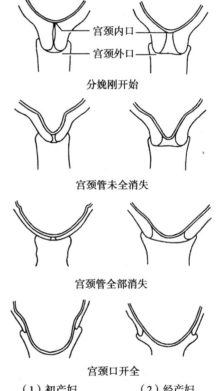

图7-9 宫颈管消失与宫口扩张步骤

分，但是分娩过程中胎头可通过颅骨重叠使胎头变形、周径减小而娩出。若胎头能够顺利通过产道，则肩和臀的娩出一般没有问题，因此头先露有利于分娩，其中又以枕前位为最佳。臀位分娩时，由于胎臀周径小且软，软产道得不到充分扩张，加之胎头娩出时无变形机会可导致后出胎头困难。肩先露时，胎体纵轴与产道垂直，足月活胎不能通过产道，对母儿生命造成严重威胁。

（二）胎儿大小

在分娩过程中，胎儿大小是决定分娩难易的重要因素之一。如胎儿过大则胎头径线增大，可因头盆不称造成难产。

1. 胎头结构 胎头由两块顶骨、两块额骨、两块颞骨以及一块枕骨构成。由于胎儿颅骨间的连接尚不完全而留有缝隙，称之为颅缝，其中两顶骨间为矢状缝，顶骨与额骨间为冠状缝，枕骨与顶骨间为人字缝。颅缝交会处较大的空隙称之为囟门，其中冠状缝与矢状缝汇合处的菱形空隙为前囟门（大囟门），人字缝与矢状缝汇合处的三角形空隙为后囟门（小囟门）（图7-10），颅缝与囟门表面有软组织覆盖。在分娩过程中，通过颅骨之间的重叠变形可使胎头径线略有缩小，以适应产道，有利于胎儿娩出。

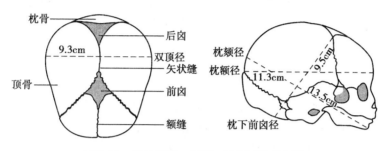

图7-10 胎头颅骨、颅缝、囟门及胎头径线

2. 胎头径线 胎头大小可通过胎头径线来判断，妊娠足月胎头的径线主要包括：①双顶径（biparietal diameter，BPD）：为两顶骨隆突间的距离，是胎头的最大横径，平均9.3cm，临床常通过B超测量BPD以估计胎儿大小及成熟度；②枕下前囟径（suboccipitobregmatic diameter）：又称小斜径，为前囟中央至枕骨隆突下方的距离，是胎头最小的前后径，平均9.5cm；③枕额径（occipito frontal diameter）：为鼻根上方至枕骨隆突下方的距离，平均11.3cm，正常情况下胎头以此径线衔接；④枕颏径（occipito mental diameter）：又称大斜径，为下颏中央到后囟门顶部的距离，平均13.3cm（图7-10）。

（三）胎儿畸形

胎儿某一部分发育异常，如脑积水、联体儿等，由于胎儿局部过大不能通过产道可导致难产。

四、精神心理因素

分娩过程对于产妇而言是一种持久而强烈的应激源，其中包括生理应激和精神心理应激。产妇在承受阵痛的同时，还会担心是否难产、胎儿有无畸形、是否会出现并发症影响自身及胎儿安危等问题，产妇处于紧张、焦虑和恐惧之中。如果待产室的环境嘈杂，产妇身边没有亲人陪伴，这样的不良情绪会更加严重。研究表明，产妇的负面情绪改变会使机体内部失衡，出现心率加快、呼吸急促、肺内气体交换不足等。这种机体变化会对母儿产生一系列不利影响，包括子宫收缩乏力、宫口扩张缓慢、产程延长、产妇体力消耗过多、胎儿宫内缺血缺氧等。相反，如果产妇以良好的精神状态和积极乐观的心态来对待分娩，可以提高其对分痛的耐受力和对分娩过程的适应力，有利于产程顺利进展。

目前，精神心理因素对分娩的影响已经得到广泛共识，医院采取了许多积极的应对措施尽可能消除产妇焦虑、紧张等情绪对分娩的不利影响。分娩前开设孕妇学校，宣讲分娩过程及相关知识，让产妇知道分娩是一个生理过程，消除恐惧心情并树立分娩的信心。进入产程后鼓励产妇正常进食以保持体力，教给产妇使用呼吸技巧及躯体放松技术以减轻产痛，并开展导乐陪产、家庭式产房等新的医疗模式，允许有经验的人员、丈夫或家人陪产。以上措施使产妇在整个产程得到精神上的鼓励、心理上的安慰和体力上的支持,顺利地渡过分娩过程。

第二节 枕前位的分娩机制

分娩机制(mechanism of labor)是指胎儿先露部通过产道时,为适应骨盆各平面的不同形态和骨盆轴的方向,而被动地进行一系列的适应性转动,使其以最小的径线通过产道的全过程。临床上枕先露占95.55% ~97.55%,其中以枕左前位最多见。本节以枕左前位为例阐述分娩机制。

一、衔接

胎头双顶径进入骨盆入口平面,颅骨最低点接近或达到坐骨棘水平,称为衔接(engagement),也称入盆(图7-11),是分娩机制中的第一个动作。胎头以枕额径(11.3cm)、半俯屈状态衔接,枕骨位于骨盆左前方,矢状缝位于骨盆入口右斜径上。初产妇一般在预产期前1~2周内、经产妇多在临产后衔接。衔接是胎儿娩出的第一个动作,若初产妇已临产而胎头尚未衔接,应警惕头盆不称的可能。

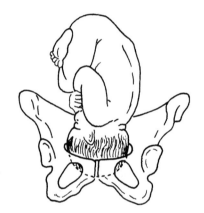

图7-11 胎头衔接

二、下降

胎头沿骨盆轴方向前进的动作,称为下降(descent)。下降贯穿于分娩全过程,并与其他动作相伴随。下降主要是在宫缩的推动下进行的,下降的速度在产程初期较慢,活跃晚期及第二产程加快。临床上以宫口扩张和胎头下降的程度作为判断产程进展的标志。

三、俯屈

处于半俯屈状态的胎头在骨盆腔内下降,当到达骨盆底时胎头枕部遇到肛提肌的阻力而发生俯屈(flexion)(图7-12)。俯屈后的胎头下颏部贴近胸壁,由衔接时的枕额径(11.3cm)变为枕下前囟径(9.5cm),以最小的径线适应产道继续下降。

四、内旋转

俯屈后的胎头进一步下降至骨盆底时,肛提肌收缩使胎头枕部自骨盆左前方逆时针旋转45°到达耻骨联合后面,称内旋转(internal rotation)。内旋转将胎头的枕部推向阻力小、较为宽阔的骨盆前方,使矢状缝与中骨盆及骨盆出口前后径一致(图7-13),以适应中骨盆和骨盆出口前后径大于横径的特点。此动作于第一产程末完成。

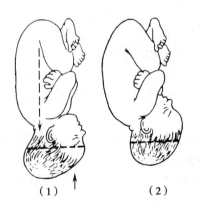

(1)　　　　　(2)

图7-12 胎头俯屈

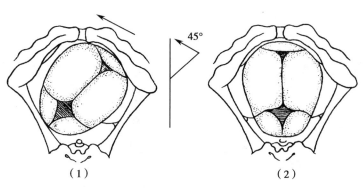

（1）　　　　　　　　（2）

图 7-13　胎头内旋转

五、仰伸

胎头完成内旋转后到达阴道外口,宫缩和腹压推动胎头继续下降,而骨盆底肛提肌收缩力又将胎头向前推进,两者共同作用形成合力使胎头向下向前。当胎头枕骨到达耻骨联合下缘时以此为支点发生仰伸(extention),胎头顶、额、眼、鼻、口、颏随之逐渐娩出(图7-14)。此时双肩径沿骨盆左斜径进入骨盆入口。

六、复位及外旋转

胎头娩出后,胎儿双肩径沿骨盆左斜径下降。为了恢复胎头与胎肩的正常关系,胎头枕部顺时针旋转45°称复位(restitution)。胎肩继续下降抵达中骨盆,为适应骨盆腔形态,前(右)肩向中线旋转45°,使双肩径与骨盆出口前后径一致,胎头亦随之旋转45°以保持与胎肩的解剖关系,称外旋转(external rotation)(图7-15)。

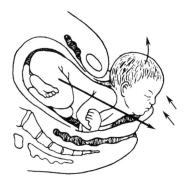

图 7-14　胎头仰伸

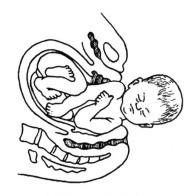

图 7-15　胎头外旋转

七、胎肩及胎体娩出

胎儿完成外旋转动作后,前肩(右肩)随之在耻骨弓下娩出。继之,胎儿后肩(左肩)从会阴前缘娩出(图7-16),胎体及下肢随之顺利娩出。至此,胎儿娩出过程全部完成。

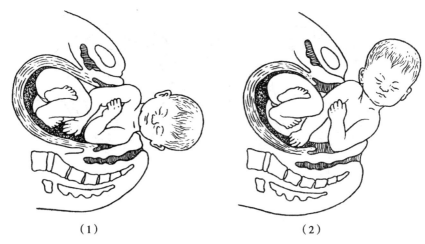

（1） （2）

图 7-16 胎肩娩出
（1）前肩娩出；（2）后肩娩出

第三节 先兆临产、临产的诊断及产程分期

一、先兆临产

先兆临产又称分娩先兆，是指分娩开始之前，出现的一些预示临产的征象，主要包括以下 3 种。

1. 假临产 分娩发动前，孕妇常出现不规律宫缩而引起下腹部轻微胀痛，其特点是收缩力弱且不规律，持续时间短；不伴有宫颈管消失及宫颈口扩张；常在夜间出现，清晨消失；休息或给予镇静剂能抑制其发生。

2. 胎儿下降感 又称上腹轻松感。初产妇在分娩前 1 ~ 2 周因胎先露衔接（入盆），子宫底下降，出现上腹部轻松感，同时进食量增多，呼吸轻快。因膀胱受压可有尿频症状。

3. 见红（show） 多数孕妇在分娩发动前 24 ~ 48 小时（少数在 1 周内），由于宫颈内口附近的胎膜与该处子宫壁分离致毛细血管破裂，少量出血与宫颈黏液栓混合为血性分泌物排出阴道，称见红。这是临产即将开始最可靠的征象。

二、临产的诊断

临产（in labor）开始的标志为有规律的子宫收缩，持续 30 秒及以上，间歇 5 ~ 6 分钟，且逐渐增强，同时伴有进行性宫颈管消失、宫口扩张和胎先露下降。

三、总产程与产程分期

总产程是指分娩全过程，从规律宫缩开始至胎儿、胎盘娩出结束。总产程一般分为三个阶段。

1. 第一产程 又称宫颈扩张期。从规律宫缩到宫口扩张至 10cm（即宫口开全）。初产妇约需 11 ~ 12 小时，经产妇约需 6 ~ 8 小时。

2. 第二产程 又称胎儿娩出期。从宫口开全到胎儿娩出。初产妇约需 1 ~ 2 小时，经产妇通常需数分钟即可完成,不超过1小时。

3. 第三产程　又称胎盘娩出期。从胎儿娩出到胎盘、胎膜娩出。约需5～15分钟,不超过30分钟。

第四节　分娩的临床经过及处理

 工作情景与任务

导入情景:

张女士今天早晨8点出现阵发性下腹痛,每次间隔5～6分钟,持续30～40秒,家属立即将她送到医院,医生检查后诊断为"临产"并收住院待产。下午1点大夫检查发现:宫口已经开大2cm,先露为-2水平,胎心率132次/分,诊断为"第一产程潜伏期"。

工作任务:
1. 判断张女士是否属于正常产程并说明依据。
2. 能够观察并记录产程,并做好相应的处理。

一、第一产程的临床经过及处理

第一产程是在规律宫缩的推动下宫口逐渐开大并伴有胎先露的下降。产程中随时有可能出现各种异常,须严密监测及时发现难产的征兆和胎儿的变化,确保产妇及胎儿健康。

(一)临床表现

1. 规律宫缩　产程开始时每次宫缩间歇期约5～6分钟,持续30秒。随着产程进展,宫缩的间歇期渐短(2～3分钟),持续时间渐长(50～60秒),且强度不断增加。至宫口近开全时,子宫收缩持续可达60秒及以上,间歇期仅1～2分钟。同时因宫缩及宫缩时宫颈扩张和子宫下段受到牵拉等因素,产妇感到下腹部及腰骶部疼痛,即"阵痛"。

2. 子宫颈口扩张　随着规律性子宫收缩,宫颈管逐渐缩短、消失,宫口逐渐扩张,当开大至10cm时称宫口开全,随之进入第二产程。初产妇宫口扩张的规律是先慢后快,可分为两期:

(1)潜伏期:从规律性宫缩开始至宫口扩张至3cm,初产妇约需8小时,平均每2～3小时扩张1cm。此期特点为子宫颈口扩张及胎先露下降均较缓慢。

(2)活跃期:从宫口开大3cm至宫口开全,初产妇约需4小时。此期特点为宫口扩张迅速,胎先露下降亦明显加快。活跃期又分为:①加速阶段:宫口扩张3～4cm,约需1.5小时;②最大加速阶段:宫口扩张4～9cm,约需2小时;③减速阶段:宫口扩张9～10cm,约需0.5小时。

3. 胎头下降　宫口扩张的速度与胎头下降的程度是判断产程进展的重要标志。通过阴道检查或肛门指诊,能够明确胎头颅骨最低点的位置与坐骨棘水平的关系,以此判断胎先露的高低,并动态观察胎先露下降的程度。当胎头颅骨最低点平坐骨棘水平时,用"0"表示;在坐骨棘上1cm时,用"-1"表示;在坐骨棘下1cm时,用"+1"表示,依此类推(图7-17)。潜伏期胎先露下降不显著,宫口扩张4～10cm期间胎先露下降加快,平均每小时下降0.86cm。

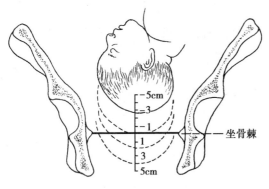

图 7-17 胎头高低的判定

4. 胎膜破裂 简称破膜。胎先露入盆后将羊水阻断为前后两部分,胎先露前面的羊水约 100ml,形成前羊水囊。宫缩时前羊水囊嵌入宫颈管内,有助于宫颈口的扩张。随着产程进展,羊膜腔的压力进一步增高,使胎膜自然破裂,羊水流出。破膜多发生在第一产程末、宫口近开全时。

5. 一般情况及心理反应 临产后产妇的脉搏、呼吸有所增快,宫缩时血压升高 5~10mmHg,间歇期恢复。住院待产的产妇处于陌生的环境中,加之逐渐加重的"阵痛",多数产妇在待产过程中多有焦虑、恐惧和急躁的情绪,部分会感到疼痛难忍,甚至失去理智。家属也常产生紧张情绪。

(二) 观察与处理

正常情况下,分娩是一个自然进展的生理过程,但产程中会出现产力异常、头盆不称、胎方位异常、胎心异常等情况,处理不及时会危及母儿的安全。在第一产程中,既要观察产程的进展,也要观察母儿的生命体征,如果发现难产征兆或母儿的安危受到影响,应及早处理。

1. 产程的观察处理

(1) 子宫收缩:正常的宫缩是保证产程顺利进展的前提,因此必须定时观察宫缩的持续时间、间隔时间以及宫缩的强度,并做好记录。观察宫缩最简单的方法是助产人员将手掌轻置于产妇腹壁上,感知宫缩时宫体隆起变硬,间歇时宫体松弛变软的情况,注意动作要轻柔。也可通过胎儿监护仪描记宫腔压力曲线,客观记录宫缩的持续时间及强度。

(2) 子宫颈口扩张及胎先露下降:通过肛门指诊(肛诊)或阴道检查观察宫口扩张和胎先露下降程度,并根据检查结果绘制出产程图(图 7-18)。肛查次数不宜过多,潜伏期每 2~4 小时检查一次,活跃期每 1~2 小时一次,宫口近开全时应半小时一次,检查总次数一般超过 10 次。如果肛查不清、疑有脐带先露和脐带脱垂、产程进展缓慢时应及时在严密消毒下进行阴道检查。

临产后即开始绘制产程图。横坐标为进入产程时间(小时),纵坐标左侧为宫颈扩张程度(cm),右侧为胎头下降程度。将宫颈扩张和胎头下降的动态变化连成曲线即为产程图(图 7-19),用于记录产程进展并判断产程是否正常。

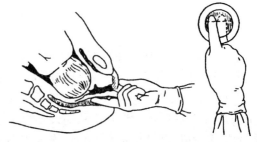

图 7-18 肛诊指诊检查

(3) 胎心:胎心反应胎儿在宫内的情况,是产程观察中极为重要的指标。正常胎心率为 110~160 次/分,宫缩时由于子宫-胎盘缺血缺氧、胎头受压等原因,胎心率暂时加快或减慢,宫缩间歇期迅即恢复正常。胎心听诊应在宫缩间歇期进行,每次听诊 1 分钟并计数。潜伏期每 1~2 小时听诊一次,进入活跃期每 15~30 分钟一次,破膜后应立即听诊。听诊时应注意胎心的频率、强弱及节律,如发现胎心低于 110 次/分或高于 160 次/分且宫缩后不能恢复正常、胎心强弱不均、节律不整等情况均为异常。胎儿监护仪既可以动态描记胎心

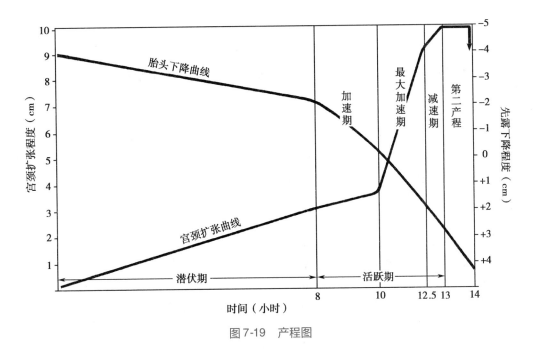

图 7-19　产程图

曲线,也可反映胎心与宫缩、胎动的关系,能更早发现胎儿宫内缺氧的征象,目前在临床中被广泛应用。

(4) 胎膜破裂:胎膜破裂后前羊水流出。一旦发现胎膜破裂,立即让产妇取平卧位并听取胎心,观察羊水的颜色、性状和流出量,记录破膜时间。若羊水粪染,应行胎心监护除外胎儿宫内窘迫;若胎头浮动未入骨盆者,需将产妇臀部抬高,预防脐带脱垂。

2. 一般情况观察及处理

(1) 观察生命体征:正常情况下每 8 小时测量体温、脉搏 1 次,若遇胎膜早破或有感染征象,应每 4 小时测量 1 次。在宫缩间歇期每隔 4~6 小时测量血压 1 次。若发现体温升高达 37.5℃ 以上、脉搏超过 100 次/分、血压升高等应给予相应处理。

(2) 精神安慰:产妇的精神心理状态影响宫缩及产程进展,应加强与产妇的沟通,及时提供分娩过程中的相关信息,协助产妇擦汗、沐浴、更衣,建立良好的医患关系,促使其在分娩过程中密切配合,顺利完成分娩。指导产妇在宫缩时深呼吸,或家属协助按摩其腰骶部,在宫缩间歇期指导产妇放松休息,可缓解疼痛。

(3) 合理进食:鼓励产妇少量多餐,进高热量、易消化、清淡饮食,注意补充足够水分,保持水、电解质平衡。不能进食者必要时静脉输液。

(4) 活动与休息:胎膜未破、宫缩不强者,鼓励产妇在室内适当活动,以促进宫缩,并利于宫口扩张和胎先露下降。若初产妇宫口开大 5cm 以上、经产妇宫口开大 3cm,应卧床待产。劝导产妇取左侧卧位以利于胎盘循环。当初产妇宫口开全、经产妇宫口开大 4cm 时应由待产室转入分娩室。

(5) 排尿与排便:鼓励产妇每 2~4 小时排尿 1 次,以免膀胱充盈影响宫缩及胎先露下降,若不能自解小便可给予导尿。初产妇宫口扩张<4cm,经产妇宫口扩张<2cm 时可给予温肥皂水灌肠,既能避免在分娩时排便污染,又能反射性地刺激宫缩,加速产程进展。以下情况不能灌肠:胎膜破裂、异常阴道流血、胎头未衔接、胎位异常、剖宫产史、宫缩过强、胎儿宫

内窘迫、短时间即将分娩及妊娠合并心脏病等。未灌肠者鼓励排便 1 次。

二、第二产程的临床经过及处理

第二产程是胎儿娩出期,宫缩明显增强,产妇开始使用腹压。由于产妇体力消耗较大,较易发生宫缩乏力、胎儿宫内窘迫等分娩期并发症。应严密观察产程,指导产妇用力,适时接产。

(一)临床经过

1. 宫缩频而强,开始使用腹压 宫口开全后,宫缩逐渐增强,持续 1 分钟或更强,间歇 1~2 分钟,阵痛加剧。由于先露部降至骨盆出口压迫盆底组织及直肠,产妇自觉排便感,宫缩时不自主地屏气用力,以增加腹压协助胎儿娩出,同时肛门括约肌逐渐松弛张开。

2. 产力推动胎头下降,使会阴体被动扩张变薄,阴唇逐渐张开。

3. 胎儿逐渐娩出 随着产力加强和软产道的扩张,胎头下降速度增快并露出于阴道口。当宫缩时胎头露出阴道口,间歇时又缩回阴道内,称胎头拨露(head visible on vulval gapping);几次拨露后胎头双顶径已越过骨盆出口,宫缩间歇期不再回缩,称胎头着冠(crowning of head)(图 7-20)。胎头着冠后会阴已极度扩张,再经几次宫缩后胎头枕骨抵达耻骨弓下方,并以耻骨弓下缘为支点开始仰伸,使胎头娩出。随即复位和外旋转,胎儿前肩、后肩、胎体相继娩出,后羊水涌出。

(二)观察与处理

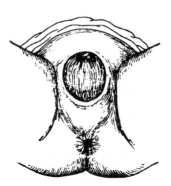

图 7-20 胎头着冠

1. 观察胎心及产程进展 进入第二产程后应加强胎心监测,每 5~10 分钟听 1 次,或用胎儿监护仪动态监测。了解宫缩的强度与频率,观察胎先露下降。若出现胎心异常、胎先露不降或下降缓慢等异常情况,应行阴道检查查找原因,采取正确措施及时结束分娩。

2. 指导产妇使用腹压 产妇在产床上取膀胱截石位,双脚蹬踏产床,双手握住两侧把手。在宫缩开始时深吸气后屏住,然后如排便样向下用力增加腹压,每次宫缩可屏气三次,宫缩间歇期呼气并全身放松。宫缩再次出现时,重复屏气动作。有的产妇不会正确使用腹压,也有的产妇因极度疲劳不愿配合,因此要给予她们正确的指导和积极的鼓励,以保证第二产程顺利进行。

3. 接产准备 当初产妇宫口开全、经产妇宫口开大 4cm 且宫缩规律有力时即应做好接产准备。

(1)物品准备:包括高压灭菌产包、气门芯、新生儿吸痰管、吸痰器、常用急救药品等。

(2)产妇外阴准备:放置一次性防水垫和便盆于产妇臀下,进行外阴的清洗和消毒,范围是前起阴阜后至肛门,两侧至大腿内侧上 1/3,传统方法分 3 步进行。第 1 步用消毒纱球蘸肥皂水擦洗外阴部,顺序是小阴唇、大阴唇、阴阜、大腿内上 1/3、会阴、肛门周围及肛门;第 2 步用消毒干纱布遮住阴道口防止液体进入阴道,用温开水冲洗掉外阴部的皂液,顺序是自上而下、自外而内;第 3 步移去阴道口纱布,用 0.5% 聚维酮碘消毒,消毒顺序同第 1 步。移去便盆和防水垫,臀下垫消毒巾。

(3)接产者准备:按外科刷手法进行常规刷手、穿手术衣、戴无菌手套后,助手协助打开产包。接产

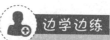
边学边练

实践 外阴消毒 见《助产技术》相关内容。

者先将产包内大单展开,平铺在产妇臀下,大单上缘直达产妇腰部,分别套上腿套,铺上大洞巾,露出外阴部。铺单时要按无菌原则进行。助手预热新生儿处理台,并备好新生儿包被。

4. 接产

(1) 接产要领:保护会阴并协助胎头俯屈,让胎头以最小径线(枕下前囟径)在宫缩间歇期缓慢通过阴道口,这是预防会阴撕裂的关键。当胎头拨露使阴唇后联合紧张时,开始保护会阴,胎肩娩出时也要保护好会阴。

(2) 评估会阴条件:导致会阴撕裂伤的主要原因是会阴过紧、缺乏弹性、会阴水肿、耻骨弓过低、胎儿过大等。接产者若估计分娩时会阴撕裂不可避免,或者母儿有病理情况需缩短第二产程时,应及时行会阴切开术。

(3) 接产步骤:当胎头拨露会阴后联合较紧张时,在会阴部盖上一块消毒巾,开始保护会阴。方法是:接产者站在产妇右侧,右肘支撑在产床上,拇指与其余四指分开,宫缩时利用手掌向上、向内的力量托住会阴部以减少张力,同时左手轻压胎头枕部,协助胎头俯屈。宫缩间歇期右手稍放松,以免压迫过久引起会阴水肿。当胎头枕骨在耻骨弓下露出时,左手应协助胎头仰伸。为防止胎头娩出过快,产妇屏气用力的时机要与接生者配合。在宫缩较强时告诉产妇哈气缓解腹压,在宫缩间歇期向下屏气,保证胎头缓慢娩出。胎头娩出后立即以左手自鼻根向下颏挤压,挤出口鼻内的液体,以减少胎儿吸入羊水和血液。此时应继续保护会阴,并协助胎头复位及外旋转,使胎儿双肩径与骨盆出口前后径相一致。左手将胎儿颈部向下轻压,协助前肩娩出,继之再向上托起胎颈,使后肩缓慢娩出(图7-21)。双肩娩出后,保

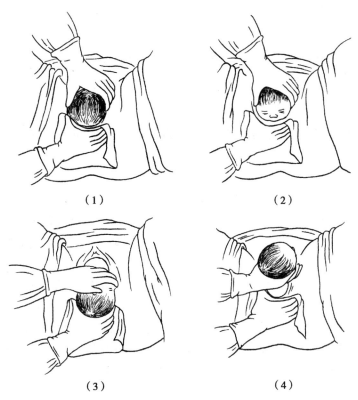

(1)   (2)

(3)   (4)

图7-21 接产步骤
(1)保护会阴,协助胎头俯屈;(2)协助胎头仰伸;(3)助前肩娩出;
(4)助后肩娩出

护会阴的右手方可松开,然后双手协助胎体娩出。胎儿娩出后,将一弯盘置于阴道口下方以估计阴道出血量;并记录胎儿娩出时间。

（4）脐带绕颈的处理:胎头娩出后如果发现有脐带绕颈应立即做出判断。绕颈1周且较松者,可将脐带上推或下滑,使之沿胎肩或胎头退出;绕颈较紧或绕两周以上者,在确保不损伤胎儿的前提下应尽快松解脐带,方法是用两把止血钳夹住一段脐带并从中间剪断（图7-22）。脐带松解后,再协助胎体娩出。

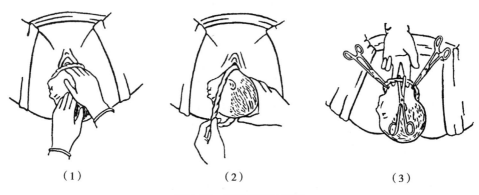

（1）　　　　　　　　　（2）　　　　　　　　　（3）

图7-22　脐带绕颈的处理

（1）将脐带顺肩部推上;（2）把脐带从头上退下;（3）用两把血管钳夹住,从中间剪断

边学边练

实践　自然分娩助产术　见《助产技术》相关内容。

三、第三产程的临床经过及处理

第三产程是胎盘娩出期,主要内容包括正确处理新生儿、正确助娩胎盘、预防产后出血等。

（一）临床经过

胎儿娩出后宫底降至脐平,宫缩停止数分钟后再次出现。由于宫腔容积迅速缩小,胎盘与子宫壁发生错位、剥离、胎盘后血肿形成。子宫继续收缩,胎盘剥离面继续扩大直至完全游离在宫腔内,此时接生人员应判断出胎盘是否已经剥离并适时协助胎盘娩出。胎盘剥离的征象有:①子宫收缩、变硬,宫底上升呈球形;②阴道少量出血;③露于阴道外口的脐带自行向下延伸;④在耻骨联合上方按压子宫下段,子宫底上升,而阴道外口的脐带向外延伸不再回缩（图7-23）。胎盘娩出方式有两种:①胎儿面娩出式:多见,胎盘自中央部剥离形成胎盘后血肿,而后向周边剥离,特点是先见胎儿面娩出,后见少量阴道流血;②母体面娩出式:少见,胎盘从边缘开始剥离,血液沿剥离面流出,而后向中心剥离,特点是先见较多量阴道流血,后见胎盘母体面娩出。

（二）处理

新生儿娩出后的首要任务是清理呼吸道,继而刺激啼哭、阿普加评分、处理脐带等,同时要预防产后出血。胎盘剥离后要助娩胎盘,检查软产道。以上措施同时或交叉进行,需要接产者与台下助手密切配合。

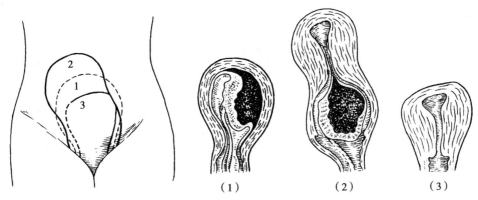

（1）　　　　　（2）　　　　　（3）

图 7-23　胎盘剥离时子宫的形状

（1）胎盘剥离开始；（2）胎盘降至子宫下段；（3）胎盘娩出后

1. 新生儿处理

（1）清理呼吸道并建立呼吸：用洗耳球或吸痰管轻轻吸出新生儿口、鼻腔黏液及羊水，当确认呼吸道通畅后，可用手轻拍新生儿足底促其啼哭。新生儿大声啼哭说明呼吸道畅通，呼吸功能已建立。

（2）新生儿阿普加评分（Apgar score）（表 7-1）：是判断新生儿有无窒息以及窒息严重程度的常用方法。该方法根据新生儿出生后的心率、呼吸、肌张力、反射和皮肤颜色五项体征进行评分，满分为 10 分。8～10 分为正常新生儿；4～7 分为轻度窒息，又称青紫窒息，经清理呼吸道、人工呼吸、吸氧等措施后方可恢复；0～3 分为重度窒息，又称苍白窒息，说明窒息时间长、缺氧严重，需行气管插管、给氧、药物治疗等进行紧急抢救。阿普加评分法需要进行 3 次，分别是在出生后 1 分钟内、5 分钟以及 10 分钟。对于窒息新生儿，1 分钟评分反映宫内缺氧及出生时窒息情况，5 分钟、10 分钟评分反映复苏效果，与预后关系密切。

表 7-1　新生儿阿普加评分法（Apgar score）

体　征	应　得　分　数		
	0 分	1 分	2 分
每分钟心率	无	<100 次/分	≥100 次/分
呼吸	无	浅慢，不规则	规则，啼哭
肌张力	瘫软	四肢稍屈	四肢活动活跃
反射	无反应	皱眉	恶心、咳嗽
皮肤颜色	青紫、苍白	躯干红润，四肢青紫	全身红润

（3）处理脐带：新生儿大声啼哭后即可处理脐带。结扎脐带的方法有双重棉线结扎法、气门芯、脐带夹、血管钳等，其中以前两种方法较为常用。①双重棉线结扎法：用两把血管钳在距脐轮 10～15cm 处夹住脐带，于两钳之间剪断脐带。用 75% 酒精棉签消毒脐带根部及脐轮周围，用无菌粗棉线在距脐轮 0.5cm 处结扎第 1 道，再在结扎线上 0.5cm 处结扎第 2 道，在第二道结扎线上 0.5cm 处剪断脐带，用无菌纱布包裹断端后挤出残余脐带血，2.5% 碘酒或 20% 高锰酸钾溶液消毒脐带断面，无菌纱布覆盖，脐带布包扎。②气门芯法：将气门芯

胶管切成0.3cm的胶圈,在胶圈上套拴约5cm长的双丝线,置于75%的乙醇中浸泡30分钟以上备用。断脐、消毒后用一止血钳套上气门芯,距脐根0.5cm处钳夹脐带,在钳夹远端0.5cm处剪去脐带,牵引气门芯上丝线使之套于止血钳下的脐带上,取下止血钳后消毒包扎脐带残端。结扎脐带的关键是既要扎紧防止脐带出血,又要避免用力过紧勒断脐带,并防止消毒液接触新生儿皮肤造成灼伤。处理脐带过程要注意保暖。

(4)母婴同室前处理:接产者擦干新生儿身上的羊水和血迹,检查体表有无畸形后用一手托住新生儿头颈部,一手握住新生儿双足,让产妇确认性别,把新生儿放置在备好的处理台上。台下人员擦净新生儿足底,在新生儿记录单上留下新生儿足印和母亲拇指印。进一步详细检查新生儿有无兔唇、腭裂等体表畸形,测量新生儿身长、体重。将标有母亲姓名、新生儿性别、体重、出生时间的腕带系在新生儿手腕上。将新生儿抱给母亲进行第1次母婴接触和乳头吸吮,之后给新生儿穿好衣服、兜上尿布后裹好包被,系上标有母亲信息的小标牌。

2. 协助胎盘娩出 当确定胎盘已完全剥离后,接产者右手牵拉脐带,左手经产妇腹壁握持宫底并轻轻按揉,嘱产妇稍加腹压,当胎盘娩出至阴道口时,双手捧住胎盘,朝一个方向旋转并缓慢向外牵拉,协助胎盘胎膜完整娩出(图7-24)。接产者切忌在胎盘尚未完全剥离之前按压子宫底或牵拉脐带,以免造成胎盘部分剥离出血或拉断脐带,甚至因强行牵拉脐带造成子宫内翻。若在胎膜娩出过程中发现胎膜有部分撕裂,可用血管钳夹住断裂上端的胎膜,再继续朝原方向旋转,直至胎膜完全娩出。胎盘胎膜娩出后,仍继续按揉宫底以刺激子宫收缩减少出血,同时用弯盘收集阴道流血并统计出血量。

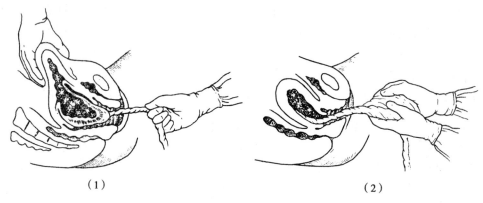

（1）　　　　　　　　　　　　　　　（2）

图7-24 协助娩出胎盘胎膜

3. 检查胎盘、胎膜 将胎盘辅平,母体面向上,注意胎盘小叶有无缺损。提起脐带,检查胎膜是否完整以及胎膜边缘有无血管断端,并及时发现可能存在的副胎盘(图7-25)。测量胎盘大小、厚度以及脐带长度。

4. 检查软产道 胎盘娩出后,应仔细检查会阴、小阴唇内侧、尿道口周围、阴道及宫颈有无裂伤,若有裂伤应立即缝合。

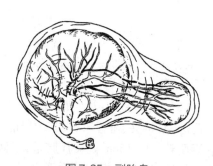

图7-25 副胎盘

5. 预防产后出血 一般正常分娩出血量不超过300ml。为加强宫缩、促进胎盘剥离、减少子宫出血,在胎儿前肩娩出后立即给产妇肌肉注射缩宫素10U。若胎盘未完全剥离出血较多或胎儿娩出30分钟胎盘尚未娩出,应手取胎盘。如果胎盘、胎膜娩出不全,应行产后刮宫术。

知识链接

第四产程及处理

临床上将产后2小时称为第四产程,也称产后观察期。本时间段内容易发生产后出血、休克、羊水栓塞等并发症,应在产房内观察产妇的生命体征、阴道出血量及子宫收缩,询问其有无胸闷、呼吸困难、肛门坠胀等不适主诉,并协助产妇排空膀胱。

边学边练

实践2 正常分娩

第五节 产 时 服 务

一、分娩镇痛

分娩疼痛的相关因素有:子宫收缩压迫宫颈及子宫下段神经节;宫颈扩张时肌肉过度受牵拉;子宫肌纤维缺血缺氧等。分娩时的剧烈疼痛可以导致产妇体内一系列神经内分泌反应,如血管收缩、胎盘血流减少、酸中毒等,并对产妇和胎儿产生不良影响。因此,良好的分娩镇痛既可以促进产程顺利进展,也能减少母儿并发症,具有非常重要的意义。

理想的分娩镇痛应符合以下标准:①对产妇及胎儿的副作用小;②药物起效快,作用可靠,并方便给药;③不产生运动阻滞,不影响产妇运动和子宫收缩;④产妇清醒,以便配合分娩过程;⑤能满足整个产程的镇痛要求。由于分娩疼痛的主要感觉神经传导至胸11~骶4脊神经后,经脊髓上传至大脑痛觉中枢,因此阴道分娩镇痛需将神经阻滞范围控制在胸11~骶4之间。

分娩镇痛的适应证包括:①无剖宫产的适应证;②无麻醉药使用及硬膜外麻醉禁忌证;③产妇及家属自愿使用。

分娩镇痛的禁忌证包括:①局部皮肤感染或全身感染未控制者;②凝血功能障碍或接受抗凝治疗期间;③原发性或继发性宫缩乏力致产程进展缓慢者;④产妇难治性低血压及低血容量、显性或隐性大出血;⑤对麻醉药物过敏;⑥已经过度镇静;⑦伴严重的基础疾病,如神经系统严重病变引起的颅内压增高、严重主动脉瓣狭窄和肺动脉高压、上呼吸道水肿等。

分娩镇痛的时机:产妇临产以后至第二产程均可用药。目前认为对于没有分娩镇痛禁忌证的产妇,当开始规律宫缩,模糊视觉疼痛评分(VAS)>3时即可以开始分娩镇痛。在产程过程中,只要产妇提出要求并排除分娩镇痛禁忌证,均可给予镇痛。

目前常用的分娩镇痛药物包括:①麻醉性镇痛药,如芬太尼、舒芬太尼和瑞芬太尼;②局麻药,如利多卡因、布比卡因和罗哌卡因;③吸入性麻醉药氧化亚氮。

临床上常将小剂量麻醉性镇痛药和低浓度局麻药联合用于腰麻或硬膜外镇痛,这两类药物复合使用镇痛好,互补可减少麻醉性镇痛药剂量和降低局麻药浓度,并进一步降低母体低血压、瘙痒和胎儿呼吸抑制的可能,是目前首选的分娩镇痛药物组合。吸入性麻醉药其优点是无需特殊的麻醉操作,使用方便,缺点是镇痛不全和产房环境污染较大。这三种药物均能通过胎盘进入胎儿体内。

分娩镇痛的给药途径有椎管内给药和吸入性给药两种,具体方法包括:①连续硬膜外镇痛:优点为镇痛平面恒定,镇痛效果较为确切,绝大部分情况能将 VAS 评分降至 3 分以内,且对下肢运动影响轻微,母婴耐受良好;缺点是产程中镇痛需求发生变化时,难以及时调整给药的剂量。②产妇自控硬膜外镇痛:优点为易于掌握用药剂量、便于自行给药,并能减少用药剂量,从而减轻相应的副作用。③腰麻-硬膜外联合阻滞:优点是镇痛起效快,用药剂量少。缺点是腰麻时局麻药常常暂时影响下肢运动,麻醉性镇痛药也可引起暂时性瘙痒。④微导管连续腰麻镇痛。⑤产妇自控静脉瑞芬太尼镇痛:优点是对腹肌和下肢肌力无影响,产力正常。⑥氧化亚氮吸入镇痛。上述镇痛方法均适用于第一、二产程。

 知识链接

导 乐 陪 产

导乐是希腊语 Doula 的音译,原意为有经验的女性帮助其他女性,后来引申为一个有爱心、有生育经历的妇女或助产士、护士,在整个产程中给产妇以持续的心理、生理及情感上的支持,鼓励其增强信心,消除紧张感,从而提高痛阈,减轻产痛。产妇疼痛时,Doula 帮助按摩或压迫,可减轻因阵痛引起的不适,使产妇在热情关怀、充满信心与希望中渡过分娩。

二、计划分娩

计划分娩是指根据孕妇和胎儿的情况,使用不同方法促进宫颈成熟并发动宫缩,使分娩过程在预定的时间内发动并完成。计划分娩的发动受人为控制,使分娩全过程在医师监护下完成,便于及时发现产程中的意外情况并能及时处理,减少和避免对母婴不必要的伤害。

计划分娩包括治疗性(医学性)计划分娩和预防性计划分娩。治疗性计划分娩是指因医学方面的原因而实行的择期引产,如过期妊娠、妊娠期高血压疾病、妊娠合并贫血、妊娠合并心脏病及妊娠合并糖尿病等疾病,为保证母儿双方安全,必须选择最佳时期终止妊娠。预防性计划分娩最常见的是孕周已超过 41 周,胎儿已成熟,为防止过期妊娠,使分娩在孕 42 周前结束。此外,如骨盆轻度狭窄,孕周已达 37 周,估计胎儿体重达 2500g,也可计划分娩在预产期前终止妊娠,以达到预防难产的目的。

计划分娩的禁忌证为不能阴道分娩者及不宜阴道分娩者,包括头盆不称、胎位异常、胎儿宫内窘迫、中央型前置胎盘、重型胎盘早剥、脐带过短、缠绕或打结致胎儿宫内窘迫者、早产儿及低体重儿以及妊娠合并症如妊娠合并心脏病心功能Ⅱ级以上等。

计划分娩的程序包括以下三个步骤:

1. 判断胎儿成熟度 胎儿成熟是实施计划分娩的必要条件,一般通过 B 超检查来判断。B 超检查胎盘为Ⅱ~Ⅲ级、胎儿双顶径≥8.5cm,股骨长度>7cm 等,提示胎儿成熟。

2. 促进宫颈成熟 宫颈成熟度是影响计划分娩成功率的关键因素,不成熟的宫颈引产不易成功。在引产前常规行宫颈 Bishop 评分,如<7 分,引产前应给予促宫颈成熟。常用的促进宫颈成熟的方法有:①普拉睾酮 200mg 溶于 5% 葡萄糖液 20ml,缓慢静脉注射,每日 1 次,连用 3 日;②缩宫素 2.5U 加入 5% 葡萄糖注射液 500ml 中静脉点滴,根据宫缩强度、频率及胎心调整滴数,至当日晚间仍未发动有效宫缩者,停缩宫素静脉滴注,次日重复使用,可连用 3 天;③米索前列醇 25μg 置于阴道后穹隆,如无宫缩或宫缩不规律,4 小时后可重复使用,24 小时总量不超过 100μg;④放置一次性宫颈扩张棒。

3. 引产 对于 Bishop 评分>7 分,宫颈成熟者应予以引产。常用缩宫素静脉滴注。引产过程必须专人监护,进行严密观察。

临床应用

临床上常用 Bishop 评分法了解宫颈成熟度,判断引产和加强宫缩的成功率,满分为 13 分,≥10 分均成功,7 ~ 9 分成功率为 80%,4 ~ 6 分成功率为 50%,≤3 分多失败。

Bishop 评分法

指标	分 数			
	0	1	2	3
宫颈口开大(cm)	0	1 ~ 2	3 ~ 4	≥5
宫颈管消退(%)(未消退为 3cm)	0 ~ 30	40 ~ 50	60 ~ 70	≥80
先露位置(坐骨棘水平=0)	-3	-2	-1 ~ 0	+1 ~ +2
宫颈硬度	硬	中	软	
宫颈口位置	后	中	前	

(李民华)

思考题

1. 张女士,25 岁,G_1P_0,孕 39 周,阵发性腹痛 4 小时入院。入院后检查:宫口开大 2cm,宫缩每 3 ~ 4 分钟一次,持续时间 30 ~ 40 秒,胎膜未破,头先露,-2 水平,胎心率 142 次/分。

请问:

(1) 该产妇目前处于第几产程?

(2) 列出该产程中应该观察的项目。

2. 王女士,G_2P_0,孕 41 周,临产 10 小时产妇自觉肛门坠胀感,不由自主屏气用力。肛查未触及宫颈边缘,头先露,+2 水平,胎膜已破,羊水清亮。胎心率 144 次/分。诊断为"第二产程"。

请问:

(1) 判断该产妇的产程是否正常,并说明依据。

(2) 列出本产程中应该观察的项目,并与第一产程进行比较有何不同。

(3) 如何指导产妇使用腹压?

3. 产妇 1 分钟前顺利分娩一男婴,吸痰时喉反射良好,清理呼吸道后新生儿啼哭洪亮,躯干红润,四肢青紫,心率118次/分,四肢稍屈曲。

请问:

（1）该新生儿是否正常？依据是什么？

（2）该新生儿下一步的处理有哪些？

第八章 正常产褥

学习目标

1. 具有良好的职业素养,能够体察产妇的心理、生理变化,顺利渡过产褥期。
2. 掌握产褥期母体的处理。
3. 熟悉产褥期母体的生理变化、临床表现及保健。
4. 了解产褥期母体的心理变化。

从胎盘娩出至产妇全身各器官(除乳腺外)恢复至正常未孕状态所需的一段时期,称为产褥期(puerperium),一般为6周。

第一节 产褥期母体的生理变化

一、生殖系统的变化

(一)子宫复旧

胎盘娩出后子宫逐渐恢复至未孕状态的过程,称为子宫复旧(involution of uterus),约需6周。主要表现为子宫体肌纤维缩复、子宫内膜再生及子宫颈复原。

1. 子宫体肌纤维缩复 子宫的缩复不是肌细胞数目减少,而是胞质蛋白分解排出,使肌细胞体积缩小,子宫体积、重量减轻。产后1周子宫缩小至约12周大小,在耻骨联合上方可触及;产后10日,子宫降入盆腔内;产后6周,子宫恢复至未孕大小。子宫重量分娩结束时约为1000g;产后1周约为500g;产后2周约为300g;产后6周恢复至50~70g。

2. 子宫内膜再生 胎盘胎膜娩出后,残留蜕膜发生变性、坏死、脱落,形成恶露的一部分自阴道排出,子宫内膜的基底层再生形成新的功能层。胎盘附着部位之外的子宫内膜修复,约需3周;胎盘附着部位的内膜完全修复,约至产后6周完成。

3. 子宫下段及子宫颈变化 产后子宫下段肌纤维缩复,逐渐恢复到未孕时的子宫峡部。胎盘娩出后的子宫颈松软、外口呈环状如袖口;产后2~3日,宫口容纳2指;产后1周,宫颈内口关闭,宫颈管复原;产后4周,子宫颈恢复至未孕时形态。分娩时宫颈外口3点及9点处常发生轻度撕裂,使初产妇的宫颈外口由产前圆形(未产型),变为产后"一"字形横裂(已产型)。

(二)阴道及外阴的变化

由于分娩时的过度伸展使阴道腔扩大、黏膜皱襞减少甚至消失,使阴道壁松弛及肌张力下降。产后阴道腔逐渐缩小,阴道黏膜皱襞约在产后 3 周重新显现,但阴道紧张度于产褥期结束后仍不能恢复至未孕时的状态。分娩后外阴轻度水肿,于产后 2～3 日内逐渐消退。会阴部轻度裂伤或会阴切口缝合后,均能在产后 3～4 日内愈合。处女膜在分娩时进一步撕裂,形成残缺的处女膜痕。

(三) 盆底组织的变化

盆底肌及其筋膜在分娩时因过度扩张、水肿至弹性降低,且常伴有部分肌纤维的断裂,可导致盆底肌张力下降。若产褥期能坚持康复运动,盆底组织有可能恢复或接近未孕状态。若盆底组织严重损伤、撕裂,未能及时修补或产后过早从事重体力劳动、便秘、长期咳嗽等,则可导致阴道壁膨出,甚至子宫脱垂。

(四) 卵巢及输卵管的变化

1. 卵巢的变化 哺乳产妇,月经复潮延迟,约在产后 4～6 个月恢复排卵;不哺乳产妇,产后 6～10 周月经复潮,10 周左右恢复排卵。哺乳期产妇首次月经多为排卵性月经,因此哺乳期产妇未见月经来潮却有受孕的可能。

2. 输卵管的变化 妊娠期输卵管充血、水肿,产褥期逐渐恢复正常。

二、乳房的变化

(一) 泌乳的机制

产后乳房的主要变化是泌乳。胎盘娩出后,产妇血中的胎盘生乳素、雌激素、孕激素水平急剧下降,解除了对腺垂体分泌催乳素的抑制,因而乳汁开始分泌。以后乳汁的分泌主要依赖于吸吮刺激。吸吮动作能刺激催乳素及缩宫素的释放,而缩宫素可使乳腺腺泡周围的肌上皮细胞收缩,增加乳腺管内压,喷出乳汁,称为喷乳反射。因此,吸吮是保持乳腺不断分泌的关键,不断排空乳房,也是维持乳汁分泌的重要条件。此外,乳汁分泌还与产妇营养、睡眠、情绪及健康状况密切相关。

(二) 母乳的成分及其变化

近年来,我国大力提倡母婴同室和母乳喂养,对母儿均有益处。初乳(colostrum)系指产后 7 日内分泌的乳汁,呈淡黄色、质稠。初乳中含丰富蛋白质,尤其是分泌型 IgA(SIgA),脂肪及乳糖较成熟乳少,极易消化,是早期新生儿理想的天然食物。产后 7～14 日分泌的乳汁为过渡乳,蛋白质含量逐渐减少,脂肪及乳糖含量逐渐增多。产后 14 日以后分泌的乳汁为成熟乳,呈白色,蛋白质含量减少,脂肪及乳糖含量增多。母乳中含有多种免疫物质、矿物质、维生素和酶,对新生儿的生长发育有重要的作用,是新生儿的最佳天然食物。但由于多数药物可经母血进入乳汁中,因此,哺乳期用药时要注意药物对新生儿有无不良影响。

三、血液及循环系统的变化

产褥早期血液仍处于高凝状态,有利于胎盘剥离创面形成血栓,减少产后出血。纤维蛋白原、凝血因子于产后 2～4 周内恢复正常。

血红蛋白及红细胞水平于产后 1 周左右逐渐增多;产褥早期白细胞总数仍较高,可达 $(15～30)×10^9/L$,淋巴细胞稍减少,中性粒细胞增多,一般产后 1～2 周恢复正常;血小板数增多;红细胞沉降率于产后 3～4 周降至正常。

子宫胎盘循环结束后,大量血液从子宫进入产妇的体循环,加之妊娠期潴留在组织间隙的液体也进入母体血液循环中,使产后 72 小时内,产妇循环血量增加 15%～25%,心脏负担明显加重,有心脏病的产妇应注意预防心衰的发生。一般产后 2~3 周,血容量恢复至未孕状态。

四、消化系统的变化

妊娠期胃酸减少、胃肠道肌张力和蠕动力均减退,产后 1~2 周恢复正常。因此,产后数日内产妇仍然食欲欠佳,喜食汤食。产后活动少、腹肌及盆底肌肉松弛,故容易发生便秘。

五、泌尿系统的变化

妊娠期体内潴留的水分主要经肾脏排出,故产后 1 周内尿量增多。妊娠期发生的肾盂及输尿管扩张,约需 2~8 周恢复正常。在分娩过程中,膀胱受压导致黏膜水肿、充血及肌张力降低,加之会阴伤口疼痛、不习惯卧床排尿等原因,使产褥早期,尤其在产后 24 小时内,产妇容易发生尿潴留。

六、内分泌系统的变化

妊娠期脑垂体、甲状腺和肾上腺功能均增强,产褥期逐渐恢复至未孕状态。产后雌激素和孕激素水平急剧下降,至产后 1 周时已降至未孕水平。胎盘生乳素于产后 7 小时已不能测出。催乳素因是否哺乳而异,哺乳产妇于产后下降,但仍高于未孕水平,吸吮乳汁时此值增高;不哺乳产妇的催乳素于产后 2 周降至未孕水平。

七、腹壁的变化

受妊娠子宫增大的影响,腹壁皮肤部分弹力纤维断裂、腹直肌呈不同程度的分离,故产后腹壁明显松弛,腹壁紧张度需在产后 6~8 周恢复。妊娠期出现的下腹正中线色素沉着,在产褥期逐渐消退。初产妇紫红色妊娠纹变成银白色陈旧妊娠纹。

第二节　产褥期临床表现

（一）生命体征

1. **体温**　产后体温多数在正常范围内。若产程延长致过度疲劳时,体温可在产后最初 24 小时内略升高,一般不超过 38℃。产后 3~4 日出现乳房血管、淋巴管极度充盈,乳房胀大,伴 37.8~39℃ 发热,称为泌乳热,一般持续 14~16 小时,体温即下降,属生理现象。

2. **脉搏**　产后脉搏在正常范围内,一般略慢,每分钟在 60~70 次。多因胎盘血液循环停止及产妇长时间卧床所致,产后 1 周可恢复正常。

3. **呼吸**　产后呼吸深慢,一般每分钟 14~16 次。是由于产后腹压降低、膈肌下降、妊娠期的胸式呼吸变为胸腹式呼吸所致。

4. **血压**　正常产妇在产褥期内血压较为平稳,但妊娠期高血压疾病的产妇,产后血压下降明显。

（二）子宫复旧

胎盘娩出后,子宫圆而硬,子宫底在脐下一指。产后第一日因盆底肌肉略恢复,致使宫底上升平脐,以后每天下降 1~2cm,产后 10 日子宫降入骨盆腔内。

（三）产后宫缩痛

在产褥早期因子宫收缩引起下腹部阵发性剧烈疼痛,称为产后宫缩痛。于产后1～2日出现,持续2～3日自然消失,多见于经产妇。哺乳时反射性缩宫素分泌增多使疼痛加重,不需特殊用药。

（四）恶露

产后随子宫蜕膜脱落,含有血液、坏死蜕膜等组织经阴道排出,称为恶露(lochia)。因其颜色、成分及时间不同,恶露分为:

1. 血性恶露　量多,色鲜红,含有大量的血液、坏死的蜕膜组织及少量胎膜。血性恶露持续3～4日。

2. 浆液性恶露　色较淡,含少量血液,有较多的坏死蜕膜组织、宫颈黏液、少量红细胞及白细胞,且有细菌。浆液性恶露持续10日左右。

3. 白色恶露　色泽较白,黏稠、量少。含大量白细胞、坏死蜕膜组织、表皮细胞及细菌等。白色恶露可持续3周。

正常恶露为血腥味,持续4～6周,总量为250～500ml。若子宫复旧不全或宫腔内有胎盘胎膜残留或合并感染时,恶露增多,血性恶露持续时间延长并有臭味。观察恶露量、色及气味能了解子宫复旧情况。

（五）褥汗

产褥1周内皮肤排泄功能旺盛,大量出汗,将妊娠期间潴留的部分水分通过汗液排出,以睡眠和初醒时明显,为生理现象。

第三节　产褥期处理及保健

 工作情景与任务

导入情景:

　　小王于昨日顺利生下一男婴,丈夫及婆婆都非常高兴。可今天大夫却发现小王情绪不佳。追问原因,小王悄悄说,婆婆伺候她坐月子,叮嘱她坐月子期间要注意休息,不能下床;月子里不能吃蔬菜水果,不能洗头、洗澡、刷牙等等。并说如果不遵守这些风俗,就会落下月子病。

工作任务:
1. 请指出小王家人的错误观念。
2. 为小王制订正确的产褥期保健方法。

一、产褥期处理

（一）产后2小时内的处理

产后2小时内极易发生严重并发症,故应在产房严密地观察产妇。除协助产妇首次哺乳外,还要观察阴道流血量、子宫收缩、宫底高度、膀胱充盈与否等,并应测量血压、脉搏。若发现子宫收缩乏力,应按摩子宫并肌注子宫收缩剂。若阴道流血量虽不多,但子宫收缩不良、宫底上升者,提示宫腔内有积血,应挤压宫底排出积血,并给予子宫收缩剂。若产妇自觉肛门坠胀,多有阴道后壁血肿,应行肛查确诊后给予及时处理。若产后2小时一切正常,将产妇连同新生儿送回休养室,但仍需勤巡视。

(二)饮食

产后1小时,由于产妇分娩劳累,消化能力减弱,可让产妇进流食或清淡半流食,以后可进普通饮食。可通过饮食补充分娩时的消耗、促进母体恢复、提高免疫力、提高和增加乳汁分泌的质和量。故食物应多样化、富有营养、容易消化并足够热量和水分。若哺乳,应多进蛋白质和多吃汤汁食物,并适当补充维生素和铁剂。

(三)排尿及排便

产后尿量明显增多,应鼓励产妇尽早自行排尿。产后2~4小时应让产妇排尿。若排尿困难,应鼓励产妇坐起排尿。还可选用以下方法:①用热水熏洗外阴或让产妇听流水声,以诱导排尿;②热敷下腹部、按摩膀胱,刺激膀胱肌收缩;③针刺关元、气海、三阴交、阴陵泉等穴位;④肌注甲硫酸新斯的明1mg或加兰他敏注射液2.5mg,兴奋膀胱逼尿肌促其排尿;⑤若使用上述方法均无效时应予导尿,必要时留置导尿管1~2日。使膀胱充分休息,待其水肿、充血消失后,张力自然恢复,即可自行排尿。

产后因卧床休息、食物中缺乏纤维素、肠蠕动减弱、产褥早期腹肌及盆底肌张力下降,常发生便秘。应注意饮食结构,多吃含纤维的食物,如蔬菜、水果;加强产后锻炼,早日下床活动。若发生便秘,应口服缓泻剂、开塞露塞肛或肥皂水灌肠。

(四)观察子宫复旧及恶露

每日应于同一时间手测宫底高度,以了解子宫复旧情况。测量前应嘱产妇排尿,并先按摩子宫使其收缩。每日应观察恶露的量、颜色及气味。若子宫复旧不全,恶露量多、色红且持续时间延长,应及早给予子宫收缩剂。若合并感染,恶露有腐臭味且有子宫压痛,应给予抗生素控制感染。

(五)会阴处理

用0.05%聚维酮碘液擦洗外阴,每日2~3次,平时应尽量保持会阴部清洁及干燥。会阴部有缝线者,应每日检查伤口周围有无红肿、硬结及分泌物,并嘱产妇向会阴健侧卧位,以免恶露污染伤口,于产后3~5日拆线。会阴部有水肿者,可用50%硫酸镁液湿热敷,产后24小时后可用红外线照射外阴。若伤口感染,应提前拆线引流或行扩创处理,并定时换药。

(六)乳房护理

产后乳房护理包括:①推荐母乳喂养、按需哺乳、母婴同室,做到早接触、早吸吮。于产后半小时内开始哺乳,此时乳房内乳量虽少,可通过新生儿吸吮动作刺激泌乳。②保证清洁:每次哺乳前母亲要洗手,用温开水擦洗乳房及乳头。③掌握正确哺乳方法:哺乳时,母亲及新生儿均应选择最舒适位置,需将乳头和大部分乳晕含在新生儿口中,用一手扶托并挤压乳房,协助乳汁外溢,防止乳房堵住新生儿鼻孔。让新生儿吸空一侧乳房后,再吸吮另侧乳房。每次哺乳后,应将新生儿抱起轻拍背部1~2分钟,排出胃内空气以防吐奶。哺乳期以1年为宜。

哺乳开始后,遇以下情况应分别处理:

1. **乳胀** 很多产妇产后3天内乳房会出现胀满、疼痛、硬结等情况,并可伴有低热。多因乳房过度充盈及乳腺管不通畅所致。一般至产后 7 天乳汁畅流后,痛感多能消退。也可采取以下措施:①尽早哺乳、采取频繁和有效的母乳喂养:于产后半小时内开始哺乳;增加哺乳次数;吮吸力不足时,用正确的挤奶手法将乳汁挤出,或用吸乳器将乳汁吸出,直至乳房变软。促使乳房排空有助于乳腺导管的通畅。②外敷、按摩乳房:每次哺乳前湿热敷 3~5 分钟,并按摩乳房,以促使乳汁畅通;两次哺乳间冷敷乳房,以减少充血。③有明显的硬结时可用散结通乳中药煎服。

2. 催乳 产后产妇乳汁的产生量与哺乳方法、营养状况、休息质量、精神心理、体质等因素有关,若出现乳汁不足应及时寻找原因,对因处理。可采取以下措施:①指导哺乳方法,按需哺乳并将乳汁吸尽。②适当调节饮食、保证充足的睡眠、给予高热量、高蛋白、高维生素的食物、多食汤类。③加强心理调适,及时消除产妇的焦虑,促进乳汁的分泌。④还可用按摩、针刺穴位及中药催乳。

3. 退奶 产妇因病不能哺乳,应尽早退奶。最简单的方法是停止哺乳,不排空乳房,限制汤类饮食,但有半数产妇会感到乳房胀痛。佩戴合适乳罩,口服镇痛药,2~3 日后疼痛减轻。其他的退奶方法有:①生麦芽 60~90g,水煎当茶饮,每日一剂,连服 3~5 日。②芒硝 250g 分装两纱布袋内,敷于两乳房并包扎,湿硬时更换。③维生素 B_6 200mg 口服,每日 3 次,共 5~7 日。

4. 乳头皲裂 乳头皲裂好发于哺乳方法不当的初产妇。可采取以下措施以减轻疼痛和促使皲裂的愈合:①皲裂轻者应继续哺乳。哺乳时应先在疼痛较轻的一侧乳房开始,以减轻对另一侧乳房的吸吮力。②哺乳前湿热敷乳房 3~5 分钟,挤出少许乳汁,使乳头、乳晕变软后哺乳。③勤哺乳,以利于乳汁排空,乳晕变软,利于吸吮。④哺乳后再挤出少许乳汁涂于乳头、乳晕上,短暂暴露和干燥,因乳汁能起到修复表皮的作用。也可涂抗生素软膏或 10% 的复方苯甲酸酊。⑤皲裂严重者应停止哺乳,可挤出或用吸乳器将乳汁吸出后喂给新生儿。

二、产褥期保健

产褥期保健的目的:防止产后出血、感染等并发症发生,促进产后机体生理功能恢复。

(一) 生活指导

保持良好生活习惯,建立良好的休息环境,讲究卫生。室内温度适宜,18~20℃,空气新鲜,通风良好。居室内要清洁舒适。产后衣着适当,清洁、舒适、冷暖适宜。夏季注意凉爽,冬季注意保暖。

 知识拓展

产褥中暑

产褥中暑是指在产褥期因高温环境中体内余热不能及时散发,引起中枢性体温调节功能障碍的急性热病。表现为高热、水、电解质代谢紊乱、循环衰竭和神经系统功能损害等。产褥中暑关键在于预防,做好卫生宣教,破除旧风俗习惯。

(二) 适当活动及做产后保健操

产后尽早适当活动。经阴道自然分娩的产妇,产后 6~12 小时内即可起床轻微活动,于

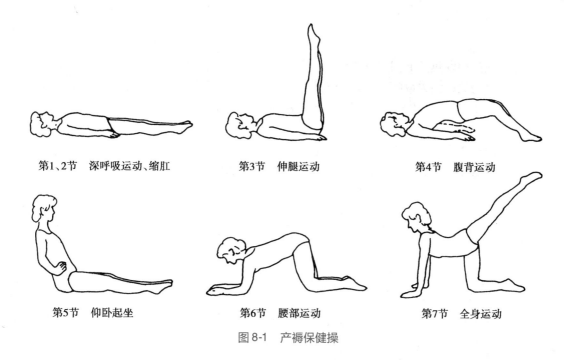

第1、2节 深呼吸运动、缩肛　　第3节 伸腿运动　　第4节 腹背运动

第5节 仰卧起坐　　第6节 腰部运动　　第7节 全身运动

图8-1　产褥保健操

产后第2日可在室内随意走动,并可开始做产后保健操(图8-1)。行会阴后一侧切开或剖宫产的产妇,可适当推迟活动时间。待拆线后伤口不感到疼痛时,也应做产后保健操。产后保健操有利于体力恢复、利于恶露及大小便排出,预防静脉血栓的发生,还能使骨盆底及腹直肌张力恢复。产后保健操的运动量应循序渐进。一般在产后第2天开始,每1~2天增加1节,每节做8~16次,直至产后6周。

(三)计划生育指导

产褥期禁止性生活。产后6周,生殖器官恢复正常可进行性生活,但应采取避孕措施。哺乳者以工具避孕为宜,不哺乳者可选用药物避孕。

(四)产后检查

包括产后访视和产后健康检查。

1. 产后访视　由社区医疗保健人员在产妇出院后3日、产后14日和产后28日分别做3次产后访视,了解产妇和新生儿健康状况,若发现异常应及时给予指导。访视内容包括:①了解产妇饮食、睡眠、大小便及心理状况。②检查乳房,了解哺乳情况。③观察子宫复旧及恶露情况。④观察会阴伤口、切口及剖宫产腹部切口情况。

2. 产后健康检查　产妇应于产后42天带婴儿到医院做一次全面检查,以了解产妇全身情况,特别是生殖器官的恢复情况及婴儿发育情况。产后健康检查包括全身检查及妇科检查。全身检查主要测血压、脉搏,查血、尿常规,了解哺乳情况。若有内科或产科合并症应作相应检查;妇科检查主要了解生殖器官是否恢复至未孕状态。

(王雅芳)

 思考题

1. 李女士,27岁,初产妇,顺产后第3天,自诉连续2天发热,汗多,伴下腹部阵痛。查体:体温37.6℃,子宫脐下2指,无压痛,会阴伤口无红肿、无压痛,恶露暗红、腥味,双乳胀、

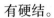

有硬结。

请问：

（1）该产妇发热的原因是什么？

（2）可为该产妇采取哪些护理措施？

2. 陈女士，28 岁，阴道分娩一女婴，产程顺利。

请问：

（1）产后 2 小时内应观察哪些内容？

（2）产后 6 小时后产妇出现排尿困难、尿潴留，该如何处理？

第九章　妊娠期并发症

学习目标

1. 具有冷静、沉稳的职业素养和互助合作的团队意识。
2. 掌握常见妊娠期并发症(自然流产、早产、过期妊娠、异位妊娠、妊娠期高血压疾病、前置胎盘、胎盘早剥、多胎妊娠、羊水过多、胎儿窘迫)的诊断、治疗;妊娠期高血压疾病的分类及临床表现;胎儿窘迫的临床表现。
3. 熟悉常见妊娠期并发症(自然流产、早产、异位妊娠、前置胎盘、胎盘早剥、多胎妊娠、羊水过多)的临床表现;妊娠剧吐、死胎的临床表现及治疗;妊娠期高血压疾病的病理生理、预防;胎盘早剥、多胎妊娠的并发症。
4. 了解常见妊娠期并发症(自然流产、早产、过期妊娠、妊娠剧吐、异位妊娠、妊娠期高血压疾病、前置胎盘、胎盘早剥、多胎妊娠、死胎、羊水过多、胎儿窘迫)的病因病理。
5. 学会常见妊娠期并发症的诊治。

第一节　自然流产

工作情景与任务

导入情景:

　　婚后 3 年未孕的小贺,半个月前被确诊为早孕,一家人沉浸在幸福中。不料今天逛街回家后,小贺突然发现内裤上有少量咖啡色血迹,无腹痛,非常紧张,急来医院,入院后进行 B 超检查,结果提示:宫内早孕、胎心正常。

工作任务:

1. 正确写出对小贺的诊断。
2. 请给予小贺正确的处理与指导。

　　妊娠不足 28 周,胎儿体重不足 1000g 而终止者称为流产(abortion)。发生在 12 周以前为早期流产,发生在 12 周及以后者为晚期流产。流产又分为自然流产和人工流产,本节仅讲述自然流产。

【病因】

1. 胚胎因素　染色体异常是造成早期自然流产的主要原因。染色体异常包括染色体数目异常及结构异常。

2. 母体因素

（1）全身性疾病：严重贫血、感染、心力衰竭、肝肾疾病等。

（2）生殖器官疾病：子宫畸形、发育不良、子宫肌瘤影响胚胎着床发育；子宫颈裂伤、子宫颈功能不全引起晚期流产。

（3）内分泌失调：黄体功能不全、甲状腺功能低下影响胚胎发育。

（4）精神或躯体的强烈应激与不良生活习惯：过度紧张、恐惧、身体创伤、吸烟、酗酒等。

（5）免疫因素：孕妇抗磷脂抗体阳性可引发流产。

3. 其他因素　密切接触有害化学毒物及放射线，如农药、甲醛、苯等。

【病理】

1. 妊娠8周以前的流产，胚胎多先死亡，此时胚胎绒毛与母体蜕膜联系不牢固，胎囊易从子宫壁完全剥离排出，故流产发生时出血量往往不多，容易发生完全流产。

2. 妊娠8～12周的流产，因此时正是胎盘形成期，种植到子宫蜕膜的胚胎绒毛与蜕膜联系较牢固，而且种植的程度深浅不一，故流产时出血多，易发生不全流产，严重者因大出血而发生失血性休克。

3. 妊娠12周后，胎盘已形成，故流产过程似正常分娩，首先出现子宫收缩，继而宫口扩张，胎儿胎盘娩出。

【临床分类及表现】

主要症状是停经后出现腹痛及阴道流血。按流产发展的不同阶段，分为以下临床类型。

1. 先兆流产　腹痛轻或出现腰腹下坠感，阴道流血少或为血性白带。妇科检查：宫颈口未开，子宫大小与停经周数相符。休息及治疗后症状消失，妊娠可继续。若出血增多，或腹痛加重可发展为难免流产。

2. 难免流产　指流产已不可避免。腹痛加重，阴道流血量增多，或出现阴道流水（胎膜破裂）。妇科检查：宫颈口已开大，见胎囊膨出或妊娠物堵塞宫颈口。子宫大小与停经周数相符或略小于停经周数。

3. 不全流产　一部分胚胎组织排出，另一部分胚胎组织残留宫腔内。残留组织影响子宫收缩，腹痛剧烈，阴道流血不止，严重者发生失血性休克。妇科检查：宫口开大，有时触到妊娠物堵塞宫口，子宫小于停经周数。

4. 完全流产　胚胎组织已完全排出。腹痛消失，阴道流血逐渐停止。妇科检查：宫口多已关闭，子宫小于停经周数。

四种类型的流产是自然流产的不同发展阶段，临床经过如下所示：

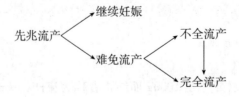

此外，流产还有以下3种特殊情况：

1. 稽留流产　胚胎或胎儿死亡后滞留宫腔内未能自然排出，又称过期流产。无腹痛、无阴道流血或有点滴状少量流血,早期妊娠时早孕反应消失,中期妊娠时无胎心胎动。妇科检查:宫颈口未开,子宫小于停经周数。稽留流产发生后,胚胎组织长时间稽留宫腔,胚胎组织坏死,并释放组织凝血活酶进入母体血液循环引起弥散性血管内凝血(DIC)。

2. 复发性流产(recurrent spontaneous abortion,RSA) 连续发生3次或3次以上的自然流产称为复发性流产。复发性流产多表现为发病时间相同、临床经过相似。早期复发性流产多为染色体异常、免疫因素、黄体功能不全、甲状腺功能低下等。晚期复发性流产常见原因有子宫颈功能不全、自身免疫异常等。

3. 流产合并感染(septic abortion) 流产因流血时间过长或宫腔内组织残留均可引起宫腔内感染,出现发热、下腹痛、阴道排臭液等症状,严重的发展为盆腔炎、腹膜炎、败血症及感染性休克。妇科检查:宫颈口开大,子宫复旧不良,子宫部位甚至整个盆腔压痛、反跳痛。

【诊断】

根据患者停经史、腹痛、阴道流血、妇科检查等对各型流产作出诊断(表9-1),必要时行以下辅助检查。

1. B型超声 可以判断胚胎或胎儿大小、是否存活,子宫的大小及宫腔内是否有残存的组织。

2. 妊娠试验 能够判断是否妊娠,了解妊娠的预后需连续动态测定血hCG。

3. 孕激素测定 孕酮水平有助于判断先兆流产的预后。

表9-1 各型流产的鉴别诊断

类 型	病 史			妇科检查	
	阴道出血量	下腹痛	组织物排出	子宫颈口	子宫大小
先兆流产	少	无/轻	无	闭合	符合孕周
难免流产	增多	加重	无	扩张	符合/小于孕周
不全流产	增多	减轻	部分排出	扩张/有组织物堵塞	小于孕周
完全流产	减少	无	全部排出	闭合	略大于非孕子宫

【治疗】

根据流产的类型进行不同的处理。

1. 先兆流产 卧床休息,减少刺激,给予保胎。确诊后不做阴道检查,禁止性生活;对黄体功能不全者,可以给予补充孕激素治疗;甲状腺功能减退者可口服小剂量甲状腺素片。保胎时密切观察病情,若经过2周治疗,症状消失,胚胎存活,可继续妊娠,若症状无改善,B超发现胚胎不良,应终止妊娠,不必勉强保胎。

2. 难免流产 一经确诊,尽快促使宫腔内容物排出,防止出血和感染。早期流产及时行清宫术。晚期流产,子宫较大,出血较多,用缩宫素10~20U加入5%葡萄糖液500ml中静脉滴注,促进子宫收缩,待宫腔内容物基本排出后再行刮宫术,术后给予抗生素预防感染。

3. 不全流产 一旦确诊,立即清除宫腔残留组织,防治出血和感染。流血过多休克时,输液、输血抗休克的同时行清宫术,术后抗生素预防感染。

4. 完全流产 不需特殊产科处理。

5. 稽留流产 原则是尽快促使稽留组织排出宫腔,并预防DIC的发生。常规进行血常规、凝血功能检查,如发现凝血功能障碍,应待凝血功能障碍纠正后,再行清宫术或引产术。

术前应用雌激素,以提高子宫肌肉对缩宫素敏感性。妊娠小于 12 周者,行刮宫术,术中预防子宫穿孔,一次刮不净者,5~7 日后二次刮宫。妊娠大于 12 周,可用前列腺素或依沙吖啶等引产。

6. 复发性流产 预防为主,妊娠前夫妇双方均做全面检查,针对不同病因进行治疗。再次妊娠应注意休息,加强营养,禁止性生活。如果染色体异常,孕前进行遗传咨询,孕期进行产前诊断;黄体功能不全者,给孕激素支持治疗至孕 12 周;宫颈功能不全者,在妊娠 14~18 周时行宫颈环扎术,术后定期随诊,提前入院待产,分娩发动前拆除缝线;抗磷脂抗体阳性者,妊娠后使用小剂量阿司匹林治疗。

7. 流产合并感染 控制感染,尽快清除宫内残留物。出血不多者,先抗生素治疗 2~3 天,感染控制后再刮宫;出血量多,静脉应用抗生素、缩宫素的同时用卵圆钳夹出大块组织,减少出血,此时勿搔刮宫壁,以免炎症扩散,待感染控制后再彻底清宫。

第二节 异 位 妊 娠

 工作情景与任务

导入情景:

26 岁的小李,在上班的路上突发剧烈腹痛,被好心人送入急诊室,追问病情是这样的:小李平时月经规律,月经周期 28~30 天,本次月经比往常拖后 5 天,流血量也比平时少。入院查体:BP 80/50mmHg,面色苍白。全腹压痛,以左侧为重,移动性浊音阳性。妇科检查:宫颈举痛明显,子宫略大,左侧附件区触痛明显。

工作任务:

1. 为了明确诊断,请给小李必要的辅助检查。
2. 给小李制定急救方案。

正常妊娠时,受精卵着床于子宫体腔内。当受精卵在子宫体腔以外的部位着床发育时,称为异位妊娠(ectopic pregnancy),俗称宫外孕。异位妊娠是妇产科常见的急腹症,其发病率约 2%。异位妊娠包括输卵管妊娠、卵巢妊娠、腹腔妊娠、宫颈妊娠及子宫残角妊娠等。其中以输卵管妊娠最为多见,占异位妊娠的 95% 左右。本节仅介绍输卵管妊娠。

输卵管妊娠(因其发生部位不同分为间质部、峡部、壶腹部和伞部妊娠。以壶腹部妊娠多见,约占 78%,其次为峡部,伞部和间质部妊娠少见。

【病因】

1. 输卵管炎症 是导致输卵管妊娠的主要原因,包括输卵管黏膜炎和(或)输卵管周围炎。输卵管黏膜炎使管腔变得狭窄、粘连导致输卵管腔不全梗阻,从而影响受精卵的正常运行;输卵管周围炎导致输卵管壁僵硬,蠕动减弱,故受精卵在输卵管腔内滞留,不能及时到达宫腔,而在输卵管着床。

2. 输卵管妊娠史或手术史 输卵管妊娠保守治疗后再次复发的几率达 10%,输卵管妊娠保守手术后或输卵管吻合术后再次复发的几率达 10%~20%。

3. 输卵管发育不良或功能异常 输卵管过长、肌层发育差、黏膜纤毛缺如,输卵管功能异常等,均可影响受精卵的运行。

4. 其他 输卵管周围肿瘤(如子宫肌瘤、卵巢肿瘤)、受精卵游走、宫内节育器避孕失败等,均可导致输卵管妊娠的发生。

【病理】

由于输卵管管腔狭窄,管壁薄,其内膜不能形成良好的蜕膜,故输卵管妊娠发展到一定程度,必然会发生以下4种结局。

1. 输卵管妊娠流产 以壶腹部妊娠多见,常发生于妊娠8~12周。可因胚泡与管壁剥离的程度,形成输卵管完全流产或不完全流产(图9-1)。

2. 输卵管妊娠破裂 以峡部妊娠多见,常发生于妊娠6周左右。由于输卵管肌层血运丰富,患者可发生大量的腹腔内出血。如果妊娠的部位为输卵管间质部,则发生破裂的时间晚,但一旦破裂即导致失血性休克(图9-2)。

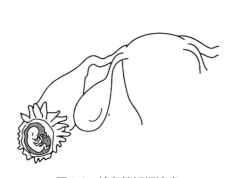

图9-1 输卵管妊娠流产

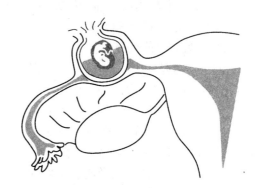

图9-2 输卵管妊娠破裂

3. 陈旧性宫外孕 输卵管妊娠流产或破裂后,胚胎死亡,与周围组织粘连形成盆腔包块,临床上称为陈旧性宫外孕。

4. 继发性腹腔妊娠 输卵管妊娠流产或破裂后,胚胎从输卵管排出到腹腔,存活的胚胎绒毛组织种植在盆、腹腔的其他脏器上,继续生长发育形成继发性腹腔妊娠。

5. 子宫的变化 由于输卵管妊娠产生的hCG维持黄体生长,使子宫内膜出现蜕膜样变化。若胚胎死亡或受损,子宫蜕膜脱落,可见到蜕膜管型或显微镜下见到内膜出现Arias-Stella(A-S)反应,但无绒毛组织。

【临床表现】

临床表现与受精卵的着床部位、停经的时间、有无流产或破裂及出血量多少等有关。

1. 症状 典型症状为停经后突然腹痛与阴道流血。

(1) 停经:多数患者有6~8周停经史,间质部妊娠停经可达12周以上。

(2) 腹痛:是输卵管妊娠患者的主要症状,占95%。在输卵管妊娠发生流产或破裂前,常表现为一侧下腹部隐痛或酸胀感。输卵管妊娠发生流产或破裂时,患者突感下腹部一侧撕裂样疼痛,常伴恶心、呕吐。继而血液由局部流向全腹,病人出现全腹疼痛,当血液积聚于直肠子宫陷凹时,出现肛门坠胀感,如果血液充满腹腔,血液刺激膈肌,病人可出现肩胛部放射性疼痛。

(3) 阴道流血:多数患者出现不规则少量阴道流血,有时伴有子宫蜕膜排出。

（4）晕厥与休克：由于急性大出血及剧烈腹痛，可引起晕厥或休克。内出血愈多愈急，症状出现也愈迅速愈严重，但与阴道流血量不成正比。

2. 体征

（1）一般情况：当腹腔内出血不多时，一般情况没有明显的改变；腹腔大量出血时，患者可出现面色苍白，血压下降，脉搏细速、四肢湿冷等失血性休克体征。

（2）腹部检查：下腹部尤其是患侧有明显的压痛、反跳痛，出血较多时，叩诊有移动性浊音。

（3）盆腔检查：阴道后穹隆饱满，有触痛；出现宫颈举痛或摇摆痛，为输卵管妊娠的主要体征之一。子宫大于非孕子宫，内出血较多时，子宫有漂浮感。子宫一侧或后方可触及边界不清、大小不一、触痛明显的包块。

【诊断】

输卵管妊娠流产或破裂后，临床表现典型，结合辅助检查容易确诊，输卵管妊娠流产或破裂前，症状不明显，需结合辅助检查综合考虑进行确诊。

1. hCG 测定 异位妊娠时血 β-hCG 水平比宫内妊娠低，连续测定 hCG，若倍增时间大于 7 天，异位妊娠可能性极大。

2. 阴道后穹隆穿刺 是一种简单可靠的诊断方法（图 9-3），适用于有腹腔内出血的患者。若抽出暗红色不凝固血液，说明腹腔存在内出血。

3. B 型超声检查 是诊断宫外孕必不可少的辅助检查，尤其输卵管妊娠流产或破裂前。常见的 B 超声像有：宫腔内未见到妊娠囊，宫旁可见轮廓不清的液性或实性包块，有时见胚囊或胎心搏动。输卵管妊娠流产或破裂后，B 超见低回声液性暗区提示腹腔有内出血。

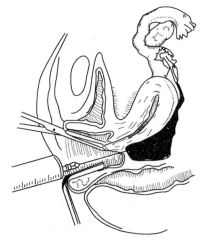

4. 腹腔镜检查 是诊断异位妊娠的金标准，适用于输卵管妊娠尚未流产或破裂的早期，在确诊的同时进行手术。已有大量腹腔内出血或伴休克者，禁做腹腔镜检查。

5. 诊断性刮宫 将宫腔刮出物送病理检查，仅见蜕膜组织不见绒毛，有助于异位妊娠的诊断。目前临床应用较少。

图 9-3 阴道后穹隆穿刺

 知识拓展

剖宫产瘢痕部位妊娠

剖宫产瘢痕部位妊娠指有剖宫产史的孕妇，再次妊娠时胚胎着床于子宫下段剖宫产切口瘢痕处，是一种特殊部位的异位妊娠，为剖宫产的远期并发症，近年来发病率逐年上升。

该病病因不清，临床表现主要是阴道不规则流血，容易被误诊为宫颈妊娠、不全流产等，其早期诊断需依靠阴道 B 超。早期病人治疗效果较好，晚期病人容易并发大出血，预防该病的关键就是降低剖宫产率。

【鉴别诊断】

输卵管妊娠还需与急性阑尾炎、急性输卵管炎、黄体破裂及卵巢肿瘤蒂扭转相鉴别。

1. 急性阑尾炎 腹痛为转移性下腹痛伴发热,无停经、无阴道流血。查体麦氏点压痛、反跳痛,借助 hCG 测定、B 超可鉴别。

2. 急性输卵管炎 下腹持续性疼痛伴发热,无停经,病人可有不洁性生活史或宫内手术史,下腹压痛、反跳痛明显,hCG 测定阴性,阴道后穹隆穿刺抽出炎性渗出液,故容易鉴别。

3. 黄体破裂 腹痛性质、体征同输卵管妊娠破裂,但是无停经、阴道流血史,hCG 测定在正常水平,借 hCG 测定可以与输卵管妊娠破裂鉴别。

4. 卵巢肿瘤蒂扭转 突然一侧下腹疼痛,无停经、阴道流血史,妇科检查:在一侧附件区触到张力高的包块,借助 B 超容易确诊。

【治疗】

1. 药物治疗 适用于输卵管妊娠流产或破裂之前、要求保留生育能力的患者。

(1) 药物治疗的适应证:①孕囊直径≤4cm;②血 hCG<2000IU/L;③输卵管妊娠流产或破裂之前或虽有流产但内出血不多,生命体征稳定者;④无药物使用禁忌。主要的禁忌证有:①生命体征不稳定;②输卵管妊娠破裂;③孕囊直径≥4cm 或≥3.5cm 伴胎心搏动。

(2) 药物及用法:常用甲氨蝶呤(MTX),全身用药或局部用药都可以,用药后第 4 日和第 7 日测定血 hCG,若血 hCG 下降<15%,应重复剂量用药,以后每周测血 hCG,直至下降至 5IU/L,一般需 3~4 周。值得注意的是药物治疗过程中,若病情有加重或 hCG 持续不下降反而上升者,应及时改为手术治疗。

2. 手术治疗 分为保守手术和根治手术。保守手术为保留患侧输卵管;根治手术为切除患侧输卵管。手术可开腹或经腹腔镜进行,腹腔镜治疗病人创伤小,恢复快,是输卵管妊娠的主要治疗方法。

(1) 手术治疗的适应证:①腹腔内有出血,生命体征不稳定者;②药物治疗无效者;③药物治疗有禁忌者;④诊断不明确者;⑤异位妊娠有进展者(血 hCG>3000IU/L 或持续升高、有胎心搏动、附件的包块较大);⑥随诊不可靠者。

(2) 保守手术:适合于有生育要求的妇女。根据胚胎种植部位选择不同的手术方式,保守手术后要注意随访,警惕持续性异位妊娠的发生。术后密切监测血 hCG 水平,若术后血 hCG 升高、术后 1 日血 hCG 下降<50%,或术后 12 日血 hCG 未下降至术前值的 10% 以下,均可诊断为持续性异位妊娠,应及时给予甲氨蝶呤治疗或再次手术。

(3) 根治手术:适合于无生育要求的妇女。

不论何种手术方式,凡是有失血性休克者,应在输液、输血纠正休克的同时进行手术。

第三节 早 产

妊娠满 28 周而不足 37 周分娩者,称为早产(preterm delivery)。此期间娩出的新生儿称早产儿。早产儿体重多在 2500g 以下,由于各器官发育尚未健全,新生儿死亡率增高。75% 围生儿死亡与早产有关。

【病因及分类】

早产据发生原因分为三类:自发性早产、未足月胎膜早破早产和治疗性早产。

1. 自发性早产 是最常见的类型,约占总数的 45%。其高危因素有:早产史、妊娠间隔

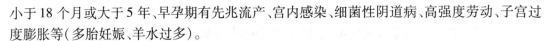

小于 18 个月或大于 5 年、早孕期有先兆流产、宫内感染、细菌性阴道病、高强度劳动、子宫过度膨胀等(多胎妊娠、羊水过多)。

2. 未足月胎膜早破早产　高危因素常见有:未足月胎膜早破早产史、宫颈功能不全、营养不良、吸烟、子宫畸形、宫内感染、细菌性阴道病、子宫过度膨胀、辅助生殖技术助孕等。

3. 治疗性早产　由于母亲或胎儿原因,在 37 周前采取医疗措施终止妊娠者。常见的有:子痫前期、胎儿窘迫、羊水过少或过多、胎盘早剥、前置胎盘、妊娠合并症等。

【临床表现及诊断】

与足月产分娩过程相似,临床上分为先兆早产和早产临产两个阶段。

1. 先兆早产　有规则或不规则宫缩,伴有宫颈管的进行性缩短。

2. 早产临产　①出现规则宫缩(20 分钟 ≥4 次,或 60 分钟 ≥8 次),伴有宫颈的进行性改变;②宫颈扩张 1cm 以上;③宫颈展平 ≥80%,符合上述条件可诊断为早产临产。

【预防】

1. 孕前积极治疗泌尿道、生殖道感染,定期进行产前检查,营养平衡,孕晚期节制性生活,对具有高危因素的孕妇,定期进行风险评估,及时处理。

2. 积极治疗妊娠并发症和妊娠合并症。

3. 宫颈功能不全在妊娠 14~18 周时行子宫颈环扎术。

【治疗】

治疗原则:无继续妊娠禁忌证者尽量保胎至 34 周。

1. 卧床休息　先兆早产应住院,卧床休息,早产临产应住院绝对卧床休息。选用宫缩抑制剂如 β-肾上腺素能受体激动剂、硫酸镁、镇静剂等。

2. 抑制宫缩　通过抑制宫缩,先兆早产能明显延长孕周,早产临产虽不能阻止早产,但可以延长 3~5 日后分娩,为促进胎儿肺成熟赢得了时间。

(1) β-肾上腺素能受体激动剂:该药物可降低细胞内钙离子浓度,阻止子宫肌收缩蛋白活性,抑制子宫平滑肌收缩。常用药物有利托君。

(2) 硫酸镁:用法见本章第六节。

(3) 阿托西班:为缩宫素的类似物,可以竞争子宫平滑肌细胞膜上的缩宫素受体而达到抑制宫缩的目的,国内应用较少。

(4) 钙通道阻滞剂:常用药物硝苯地平。

3. 促进胎儿肺成熟　妊娠不足 34 周,一周内有可能分娩的孕妇,应用糖皮质激素促进肺成熟。方法:地塞米松注射液 6mg 肌内注射,每 12 小时 1 次,共 4 次。

4. 预防感染

5. 终止妊娠的指征　①宫缩增强,经过治疗不能控制者;②出现宫内感染者;③继续妊娠对母儿弊大于利者;④妊娠已达 34 周者。

6. 分娩期处理　大部分可以经阴道分娩,分娩过程中给予氧气吸入、密切监测胎心变化,行会阴切开缩短第二产程,产后预防早产儿颅内出血。

第四节　过　期　妊　娠

平时月经规则,妊娠达到或超过 42 周尚未分娩者,称过期妊娠(postterm pregnancy)。其发生率为 3%~15%。过期妊娠易发生巨大儿、胎儿窘迫、胎粪吸入综合征、新生儿窒息等并

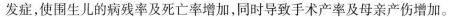

发症,使围生儿的病残率及死亡率增加,同时导致手术产率及母亲产伤增加。

【病因】

可能与内分泌失调、胎儿畸形、头盆不称和遗传等因素有关。

【病理】

过期妊娠的病理与胎盘功能有关,胎盘可以功能正常也可以出现功能减退。

1. 胎盘功能正常　胎儿继续生长发育,约25%成为巨大儿,容易难产。

2. 胎盘功能减退　胎盘血供减少,胎儿获得氧气及营养减少,胎儿生长受限或出现胎儿过熟综合征,胎儿过熟的典型表现为:皮肤干燥、脱皮、皮下脂肪减少、头发长、指甲长,貌似"小老人",羊水减少和胎粪排出,胎儿皮肤因胎粪污染而发黄。

【诊断】

1. 核实孕周　根据孕妇的月经史、早孕反应及胎动出现的时间、子宫的大小进一步核实妊娠时间。

2. 辅助检查

(1) B型超声检查:根据胎盘成熟度、胎儿双顶径、股骨长、羊水量等综和判断。

(2) 胎儿电子监护:无应激试验(NST)每周2次,无反应者继续做缩宫素激惹试验(OCT),若反复出现晚期减速,提示胎儿缺氧。

【治疗】

核实孕周,如确为过期妊娠,及时终止妊娠。根据胎盘及胎儿情况选择合适的分娩方式。

第五节　妊　娠　剧　吐

孕妇妊娠5~10周频繁恶心呕吐,不能进食,排除其他疾病引发的呕吐,体重较妊娠前减轻≥5%、体液电解质失衡及新陈代谢障碍,需住院输液治疗者为妊娠剧吐(hyperemesis gravidarum)。

【病因】

病因不明。可能与体内hCG水平增高有关。临床上还观察到部分神经系统功能不稳定的孕妇妊娠剧吐多见。

【临床表现】

年轻初孕妇发生妊娠剧吐几率高,一般在停经40日左右出现,呕吐频繁不能进食,严重者呕吐物可有胆汁和咖啡渣样物。由于严重呕吐,引起脱水及电解质紊乱。由于长期不能进食,脂肪分解,其代谢中间产物酮体积聚,引起代谢性酸中毒。体重较妊娠前减轻≥5%,极度疲乏,皮肤、黏膜干燥,眼球下陷,脉搏增快,体温轻度升高,严重时血压下降,甚至肾功能、肝功能受损。

【诊断】

根据临床表现不难确诊,在诊断妊娠剧吐时必须具备:每日呕吐≥3次,尿酮体阳性,体重较妊娠前减轻≥5%。为了了解病情还需做以下辅助检查。

1. 尿液检查　尿比重、尿酮体,还要注意有无蛋白和管型出现。

2. 血液检查　进行血常规及血生化检查,了解血红蛋白含量、血细胞比容、二氧化碳结合力、血清电解质。

3. 必要时进行眼底检查及神经系统检查。

【治疗】

1. 心理支持和饮食指导 观察孕妇精神状态,了解其思想情绪,给予心理治疗,解除顾虑。

2. 止吐补液、纠正酸中毒及电解质失衡 妊娠剧吐严重者应住院治疗,禁食。根据化验结果补充水分及电解质,每日补充液体量不少于 3000ml,使每日尿量达到 1000ml 以上。液体中可加入氯化钾、维生素 C 及维生素 B_6,同时给予维生素 B_1 肌内注射。止吐首选维生素 B_6。合并有代谢性酸中毒者,应根据血二氧化碳结合力及血气分析结果,静脉滴注碳酸氢钠溶液。营养不良者可静脉补充氨基酸、脂肪乳,通常经上述治疗 2～3 日,病情多能迅速好转。呕吐停止后,可试进饮食,若进食不足,仍需适当补液。

3. 必要时终止妊娠 如经上述治疗,病情仍不见好转,出现以下情况时,需终止妊娠:体温升高,持续在 38℃ 以上;心率每分钟超过 120 次;持续出现黄疸或蛋白尿,甚至出现抽搐者。

第六节 妊娠期高血压疾病

 工作情景与任务

导入情景:

28 岁的小李,婚后 6 个月确诊为早孕、双胎妊娠,全家人不胜欢喜,精心安排生活,现在已经妊娠 35 周了,近日来出现了双下肢水肿,而且经过一晚的睡眠水肿不消退,但无其他不适感觉。来院检查发现:血压 150/90mmHg,下肢水肿至踝部以上,尿液检查尿蛋白(+)。

工作任务:

1. 正确写出小李的诊断和需要做的检查。

2. 给予小李饮食、休息的指导。

妊娠期高血压疾病(hypertensive disorders complicating pregnancy)是妊娠特有的以血压升高为主要临床表现的一组疾病,它包括妊娠期高血压、子痫前期、子痫、慢性高血压并发子痫前期和慢性高血压合并妊娠五种疾病,发病率为 5%～12%,其严重影响母儿健康,是孕产妇和围生儿死亡的主要原因。

【病因及高危因素】

1. 病因 目前妊娠期高血压疾病病因不明确,关于其病因主要学说有:子宫螺旋小动脉重铸不足、炎症免疫过度激活、血管内皮细胞受损、遗传因素、营养缺乏、胰岛素抵抗等。

2. 高危因素 调查发现其发病的高危因素有:子痫前期病史;慢性高血压、肾炎、糖尿病病史;双胎妊娠、羊水过多;高龄初产妇,年龄>40 岁;肥胖;营养不均衡;家族高血压病史等。

【病理生理】

妊娠期高血压疾病的基本病理变化是全身小动脉痉挛,内皮损伤及局部缺血。由于血管痉挛导致血管管径变细、血流阻力增加而使血压升高;同时全身各器官血液灌注减少,主要器官会发生因为缺血、缺氧引起一系列症状,尤其是对脑、肾脏、肝脏、心血管、胎儿胎盘的影响最为明显。

1. 脑 脑血管痉挛,血管因缺血缺氧而通透性增加,可发生脑水肿、视网膜水肿、渗出;

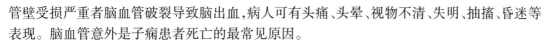

管壁受损严重者脑血管破裂导致脑出血,病人可有头痛、头晕、视物不清、失明、抽搐、昏迷等表现。脑血管意外是子痫患者死亡的最常见原因。

2. 肾脏 肾血管痉挛、肾血流量减少、肾脏缺血缺氧导致肾功能受损,肾小球通透性增加,血浆蛋白漏出形成蛋白尿。蛋白尿导致的低蛋白血症是水肿的重要原因。肾功能严重损害可致少尿及肾衰竭。

3. 肝脏 肝小血管痉挛,肝功能受损,转氨酶升高。门静脉周围出血为肝脏的特征性损伤,严重者门静脉周围坏死,病人可表现为黄疸。

4. 心脏 冠状血管痉挛,心脏供血不足,可以发生心肌缺血、间质水肿及心肌点状出血或坏死,严重者心力衰竭。

5. 血液 全身小血管痉挛,血管壁通透性增加,血液浓缩,血细胞比容上升,循环血量减少,血管内皮坏死,病人可出现凝血功能障碍或溶血。

6. 子宫胎盘 子宫胎盘血管痉挛,胎盘灌流减少,胎儿缺血缺氧发生胎儿窘迫、胎儿生长受限;胎盘底蜕膜血管因缺氧而破裂引发胎盘早剥。

【分类及临床表现】

妊娠期高血压疾病分类及临床表现见表9-2。

表9-2 妊娠期高血压疾病的分类及临床表现

分 类		临 床 表 现
妊娠期高血压		妊娠期首次出现,收缩压≥140mmHg 和(或)舒张压≥90mmHg,于产后 12 周内恢复正常;尿蛋白(-),产后方可确诊。部分患者可伴上腹部不适或血小板减少
子痫前期	轻度	妊娠 20 周以后出现收缩压 ≥140mmHg 和(或)舒张压 ≥90mmHg 伴尿蛋白≥0.3g/24h 或尿蛋白(+)
	重度	①收缩压≥160mmHg 和(或)舒张压≥110mmHg;②尿蛋白≥5.0g/24h 或尿蛋白≥(+++);③持续头痛或视觉障碍或其他脑神经症状等;④肝功能异常:上腹部疼痛、转氨酶升高、黄疸;⑤肾功能异常:少尿、血肌酐>106μmol/L;⑥血小板<100×10^9/L,凝血异常或溶血或心力衰竭;⑦胎儿生长受限或羊水过少;⑧早发型即妊娠 34 周前发病。发生上述任一种情况即可确诊为重度子痫前期
子痫		子痫前期出现抽搐而不能用其他原因解释者
慢性高血压并发子痫前期		慢性高血压孕妇妊娠前无蛋白尿,妊娠后出现尿蛋白≥0.3g/24h;或妊娠前有蛋白尿,妊娠后尿蛋白突然明显增加或血压进一步升高或血小板<100×10^9/L
妊娠合并慢性高血压		妊娠 20 周前收缩压≥140mmHg 和(或)舒张压≥90mmHg,妊娠期无明显加重;或妊娠 20 周后首次诊断高血压并持续到产后 12 周以后

子痫:指子痫前期孕妇并发抽搐,且不能用其他原因解释。子痫抽搐进展迅速,发作时先表现为眼球固定,瞬间头即扭向一侧,牙关紧闭,继而口角及面部肌肉颤动,进而全身及四肢肌肉强直痉挛性收缩。抽搐时呼吸暂停,面色青紫。持续 1 分钟左右抽搐停止,呼吸恢复,但患者仍昏迷。最后意识恢复,但困惑、易激惹、烦躁。子痫若发生在妊娠晚期或临产前,称产前子痫,临床上较多见;若发生在分娩过程中称产时子痫,较少见;若发生在产后 7 天内,尤其是产后 24 小时内称为产后子痫,偶有发生。

【诊断】

根据病史、临床表现及辅助检查可以确诊,通过以下辅助检查可以明确疾病的严重程度。子痫发作应与妊娠合并癫痫、癔症相鉴别。

1. 常规检查 血常规、尿常规、肝功能、肾功能、心电图、胎心监护、B 型超声(胎儿、胎盘、羊水)。

2. 其他检查 眼底检查、凝血功能检查、电解质、B 型超声(母亲肝、肾、心脏等)、头颅 CT 等,根据病人病情选定。

【预防】

对高危人群可能有效的预防措施有:

1. 适度锻炼 孕期合理安排休息,选择适合的锻炼方式。卧床休息时以左侧卧位为主。

2. 合理饮食,营养均衡 孕期应注意孕妇的营养,增加钙、蛋白质、维生素、铁的饮食,不需严格限制食盐的摄入,孕妇保持平和、愉快的心情。

【治疗】

妊娠期高血压疾病的治疗原则包括:休息、解痉、镇静、合理降压、必要时利尿,密切观察病情,适时终止妊娠。

1. 一般治疗

(1) 妊娠期高血压可住院也可门诊治疗;子痫前期及子痫患者应住院治疗。

(2) 加强休息,保证睡眠充足,必要时可口服地西泮 2.5~5mg,卧床时以侧卧位为主。饮食应保证充足的蛋白质及热量,不必限制食盐的摄入。

2. 解除痉挛 硫酸镁是解除痉挛首选的药物,也是预防子痫和控制子痫的一线药物。

(1) 主要作用机制:镁离子抑制运动神经末梢乙酰胆碱的释放,阻断神经肌肉接头间的信息传导,使肌肉松弛而达到解除痉挛的目的,并具有解除血管痉挛和改善氧代谢的作用,对胎儿影响小。

(2) 具体用法:静脉给药:负荷剂量以 25% 硫酸镁 10~20ml(2.5~5g)加入 10% 葡萄糖液 20ml 中,缓慢静脉推注(15~20 分钟),或者加入 5% 葡萄糖液 100ml 快速静脉滴注,继而以硫酸镁 1~2g/h 的速度静脉滴注维持。午夜后改为肌内注射:以 25% 硫酸镁 20ml 加 2% 利多卡因 2ml,臀肌深部注射;硫酸镁每日用量为 25~30g。

(3) 毒性反应与注意事项:硫酸镁过量首先引起膝反射消失,继而引起呼吸抑制,甚至心跳骤停。因此,在用药过程中必须具备以下条件:①膝腱反射必须存在;②呼吸≥16 次/分;③尿量≥17ml/h 或每 24 小时尿量≥400ml;④备有 10% 葡萄糖酸钙。一旦出现中毒症状应立即停药,并静脉缓慢(5~10 分钟)推注 10% 葡萄糖酸钙 10ml 解毒。

3. 镇静 镇静药物可缓解产妇的紧张情绪,促进睡眠,一般在应用硫酸镁有禁忌或其疗效不显著时使用,常用地西泮 2.5~5mg,每日 3 次口服或睡前口服,对重症患者可用 10mg 缓慢静脉推注。紧急情况下,可用冬眠 1 号合剂(哌替啶 100mg,氯丙嗪 50mg,异丙嗪 50mg) 1/3 量加入 25% 葡萄糖液 20ml 内缓慢静脉推注,5~10 分钟推完;余 2/3 量加入 10% 葡萄糖液 250ml 内静脉滴注。应用此药物须防止血压下降过快。

4. 合理降压

(1) 降压指征:收缩压≥160mmHg 和(或)舒张压≥110mmHg 时必须降压治疗。为保证子宫胎盘血供,血压不可低于 130/80mmHg。

(2) 降压药物:常用的降压药物有拉贝洛尔、硝苯地平,拉贝洛尔可以口服,亦可静脉用药,降低血压而不影响子宫胎盘血流,还能对抗血小板凝聚,促进胎儿肺成熟。

5. 利尿 不主张常规使用利尿剂,仅用于全身水肿、肺水肿、脑水肿、并发急性心力衰竭及血容量过高的患者,常用药有呋塞米等快速利尿剂。20% 甘露醇主要用于脑水肿,但心衰时禁用。

6. 适时终止妊娠 子痫前期及子痫患者病情严重,经治疗病情无改善,终止妊娠是必须采取的措施。

(1) 终止妊娠的指征:①重度子痫前期患者,妊娠不足 26 周经积极治疗病情不稳定者;②重度子痫前期患者,妊娠 28 ~ 34 周经积极治疗病情继续发展,促进胎肺成熟后终止妊娠;③重度子痫前期孕妇妊娠周数已超过 34 周的,胎盘功能减退,胎儿成熟度检查提示胎儿已成熟者或妊娠周数已超过 37 周的;④子痫控制 2 小时后。

(2) 终止妊娠的方式:妊娠期高血压疾病患者,如果没有剖宫产指征,建议阴道试产,如果病情严重,结合母儿情况,可放宽剖宫产指征。

7. 子痫的处理 子痫是导致母儿死亡的主要原因,其处理原则为:控制抽搐,纠正缺氧及酸中毒,控制血压,抽搐控制后终止妊娠。

(1) 子痫患者的急救处理:保持气道通畅,密切观察病情,避免声光刺激,预防抽搐导致坠地损伤及舌咬伤。

(2) 控制抽搐:硫酸镁是控制子痫和预防子痫复发的首选药物。当患者应用硫酸镁有禁忌或硫酸镁治疗无效时,可考虑应用地西泮、冬眠合剂控制抽搐。

用药方法:①以 25% 硫酸镁 20ml 加入 25% 葡萄糖液 20ml 中,静脉推注(时间>5 分钟),继而以硫酸镁 2 ~ 3g/h 的速度静脉滴注维持血药浓度,同时应用有效镇静药物,控制抽搐;②20% 甘露醇 250ml 快速静脉滴注降低颅压。

(3) 控制血压:收缩压≥160mmHg 和(或)舒张压≥110mmHg 时必须降压治疗,预防发生心脑血管意外。

(4) 纠正缺氧及酸中毒:根据二氧化碳结合力给予 4% 碳酸氢钠纠正酸中毒。

(5) 终止妊娠:一般子痫控制 2 小时后考虑终止妊娠。

8. 产后处理 重度子痫前期患者产后继续应用硫酸镁 24 ~ 48 小时预防产后子痫。子痫前期产后 3 ~ 6 日仍有可能病情加重或反复,要注意检测血压、蛋白尿。哺乳期可继续降压治疗,禁用血管紧张素转换酶抑制剂和血管紧张素受体拮抗剂(卡托普利、依那普利除外)。患者重要脏器功能恢复后方可出院。

第七节 前 置 胎 盘

工作情景与任务

导入情景:

小黄,30 岁,婚后 1 年时因孕 2 个月胚胎停止发育行清宫术。术后基本恢复正常。7 个多月前再次怀孕,孕期还算顺利。最近小黄出现阴道流血 2 次,量不多,休息后流血自动停止,无其他不适感觉。

工作任务:
1. 给出小黄可能的诊断和确诊需要做的辅助检查。
2. 请说出对小黄的治疗要点。

正常胎盘附着于子宫体的后壁、前壁或侧壁。妊娠 28 周后若胎盘附着于子宫下段,甚至胎盘的下缘达到或覆盖宫颈内口,其位置低于胎儿先露部称前置胎盘(placenta previa)。前置胎盘是妊娠晚期出血的主要原因之一,发病率国内报道0.24%~1.57%。

【病因】

目前还不明确,可能与下列因素有关。

1. 子宫内膜病变或损伤　如多次流产、刮宫、产褥感染、多产、剖宫产等使子宫内膜受损,再次妊娠时蜕膜发育不良,胎盘为摄取足够的营养延伸至子宫下段形成前置胎盘。

2. 胎盘异常　双胎或多胎妊娠、膜状胎盘等胎盘面积过大伸展到子宫下段或覆盖在子宫颈内口。

3. 受精卵发育迟缓　受精卵到达子宫腔后,还未达到着床阶段而继续下移至子宫下段,并在该处着床发育形成前置胎盘。

【分类】

根据胎盘下缘与宫颈内口的关系分为以下3种类型(图9-4)。

1. 完全性前置胎盘　又称中央性前置胎盘,子宫颈内口全部为胎盘组织所覆盖。

2. 部分性前置胎盘　子宫颈内口部分被胎盘组织覆盖。

3. 边缘性前置胎盘　胎盘附着于子宫下段,胎盘边缘达子宫颈内口,但未覆盖子宫颈内口。

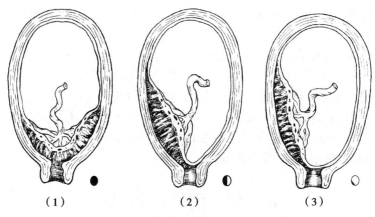

图9-4　前置胎盘的分类
(1)完全性;(2)部分性;(3)边缘性

【临床表现】

1. 症状　妊娠晚期或临产时,发生无诱因无痛性反复阴道流血是前置胎盘的主要症状。妊娠晚期或分娩期,子宫下段逐渐拉长,宫颈内口逐渐扩张,而附着于子宫下段或宫颈内口的胎盘不能相应拉长致使前置的胎盘部分剥离而出现阴道流血;阴道流血发生的早晚、出血量多少及反复发生次数与前置胎盘的类型有关。完全性前置胎盘往往初次出血时间早,多于妊娠28周左右,出血次数频繁,量较多,出血量大者可出现失血性休克;边缘性前置胎盘初次出血发生晚,多在妊娠37~40周或临产后,出血量也较少;部分性前置胎盘初次出血时间、出血量及反复出血次数介于上述两者之间。

2. 体征　病人的一般情况与出血量有关,出血量多时可有面色苍白、脉搏细速、血压下降等休克征象,腹部检查:子宫软,无压痛,大小与停经周数相符。因胎盘前置影响胎先露入

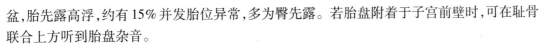

盆,胎先露高浮,约有15%并发胎位异常,多为臀先露。若胎盘附着于子宫前壁时,可在耻骨联合上方听到胎盘杂音。

【并发症】

1. 产时及产后出血 如果前置的胎盘附着于子宫前壁,剖宫产时因切口而导致产时出血;产后一方面子宫下段肌肉薄,收缩力差;另一方面子宫下段蜕膜发育不良,容易发生胎盘植入,植于子宫下段的胎盘不易剥离,勉强剥离后组织撕裂受伤而发生产后出血。

2. 产褥感染 产前反复的阴道流血导致产妇贫血、抵抗力低下;产后胎盘剥离面接近宫颈外口细菌容易侵入引起产褥感染。

3. 围产儿死亡率增高 出血可引起胎儿窘迫,甚至死胎;为了保证母亲的生命安全提前终止妊娠,所以早产儿发生率明显提高。

【诊断】

根据妊娠晚期或临产时,发生无诱因无痛性反复阴道流血的症状,结合出血的时间、出血量、体征,可以初步作出诊断,进行下列检查可确诊。

1. B型超声检查 可清楚看到子宫壁、胎先露、胎盘与宫颈的位置,可以确诊前置胎盘以及前置胎盘的类型,是目前最安全、准确的首选方法。

2. 产后检查胎盘及胎膜 胎膜破裂口距胎盘边缘<7cm,见胎盘的前置部位有黑紫色或暗红色的陈旧血块附着,则为前置胎盘。

【治疗】

防治原则:抑制宫缩、止血、纠正贫血和预防感染。根据病情决定期待疗法或终止妊娠。

1. 期待疗法 适用于妊娠<34周、胎儿体重<2000g、孕妇出血不多、生命体征稳定、胎儿存活者。治疗过程中要密切观察阴道出血的时间及量,监测孕妇的体温、脉搏、呼吸、血压、尿量等。

(1) 一般处理:绝对卧床休息,禁止性生活、阴道及肛门检查,密切观察阴道流血量及胎心音、胎动,每日间断吸氧,每次20分钟;补充营养及铁剂、若血红蛋白<70g/L,应输血至血红蛋白≥100g/L,血细胞比容>0.30。

(2) 药物治疗:应用宫缩抑制剂抑制宫缩,延长孕周,以提高围产儿的存活率;出血时间长,应用抗生素预防感染;必要时应用地塞米松促进胎儿肺成熟等,在保证孕妇安全的前提下尽量维持至妊娠36周。

2. 终止妊娠

(1) 终止妊娠指征:①反复大量出血致贫血甚至休克者,无论胎儿成熟与否,均应终止妊娠;②妊娠周数已达36周以上;③胎龄在34~36周之间,出现胎儿窘迫,经促胎肺成熟后;④胎儿死亡后。

(2) 剖宫产:剖宫产能迅速结束分娩,达到止血目的,使母儿相对安全,是目前处理前置胎盘常用的方法。①指征:完全性前置胎盘;其他类型前置胎盘出血量较多,先露高浮,短时间内不能结束分娩,估计胎儿出生后能存活者;期待疗法失败者。②切口选择:参照B型超声定位,尽量避开胎盘附着部位。

(3) 阴道分娩:适用于边缘性前置胎盘,枕先露,阴道流血不多、无胎位异常和头盆不称,估计短时间内能结束分娩者。

第八节　胎盘早期剥离

妊娠20周后或分娩期,正常位置的胎盘在胎儿娩出之前,部分或全部从子宫壁剥离,称胎盘早期剥离(placental abruption),简称胎盘早剥。胎盘早剥是妊娠晚期的严重并发症,起病急、进展快,处理不及时可危及母儿生命。

【病因】

胎盘早剥的病因尚不确切,可能与下列因素有关。

1. 血管病变　如重度妊娠期高血压疾病、慢性高血压、慢性肾脏疾病或有全身血管病变。

2. 机械因素　外伤尤其是腹部直接受到撞击、挤压;外倒转术矫正胎位、脐带绕颈、脐带过短等均可引起胎盘早剥。

3. 子宫静脉压突然升高　妊娠晚期或临产后孕妇长时间仰卧,增大的子宫压迫下腔静脉,导致子宫静脉淤血,静脉压升高,引起蜕膜静脉血管床淤血或破裂,形成胎盘后血肿而发生胎盘剥离。

4. 子宫腔内压力骤降　羊水过多破膜后羊水流出过快,双胎妊娠第一胎儿娩出过速,均可使子宫腔内压力骤然降低,子宫突然收缩,胎盘与子宫壁发生错位而剥离。

5. 其他　如高龄孕妇、吸烟、孕妇代谢异常、子宫肌瘤患者等易并发胎盘早剥,有胎盘早剥史的孕妇再次发生的可能性增加。

【病理】

胎盘早剥的主要病理变化是底蜕膜出血,形成胎盘后血肿,导致胎盘自附着处剥离。据其病理变化,可分为三种类型(图9-5)。

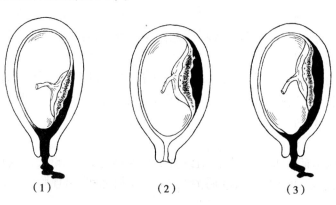

（1）　　　　　　　（2）　　　　　　　（3）

图9-5　胎盘早期剥离的类型
（1）显性;（2）隐性;（3）混合性

1. 显性剥离(外出血)　若底蜕膜继续出血形成胎盘后血肿,胎盘剥离面逐渐增大,随着出血量的增多,血液冲开胎盘边缘沿胎膜与子宫壁之间经宫颈管向外流出,出现阴道流血。

2. 隐性剥离(内出血)　若胎盘边缘仍附着于子宫壁上,使血液积聚于胎盘与子宫壁之间,无阴道流血。

3. 混合性剥离(混合性出血)　随着胎盘后血肿越来越大,子宫底不断升高,子宫腔内压力逐渐升高,当出血达到一定程度时,血液终会冲开胎盘边缘与胎膜,经宫颈管外流,部分病人血液渗入羊水中,形成血性羊水。

胎盘剥离隐性出血时,胎盘后血肿不断增大,局部压力升高,使血液浸入子宫肌层,引起肌纤维分离,甚至断裂、变性,当血液浸入子宫浆膜层时,子宫表面呈现紫蓝色瘀斑,称子宫胎盘卒中(uteroplacental apoplexy)。子宫胎盘卒中后子宫失去收缩能力而发生产后出血,严重的胎盘早剥可以引发产妇弥散性血管内凝血(DIC),宫腔内积血量越多、胎盘剥离的面积越大、剥离的时间越长发生弥散性血管内凝血(DIC)的可能性越大。

【临床表现】

主要表现为腹痛及阴道流血。根据病情严重程度将胎盘早剥分为3度。

Ⅰ度:胎盘剥离面积小,多见于分娩期。患者无腹痛或腹痛轻微。腹部检查:子宫软,大小与妊娠周数相符,胎位清楚,胎心音正常。产后检查胎盘母体面有凝血块及压迹。

Ⅱ度:胎盘剥离面积为胎盘总面积的1/3左右。多表现为突然出现持续性腹痛、腰酸或腰背痛,无阴道流血或流血量少。可呈贫血貌,贫血程度与阴道流血不成正比。腹部检查:子宫底上升,子宫大于妊娠周数,局部有压痛,宫缩有间歇,胎位可扪及,胎儿存活。

Ⅲ度:胎盘剥离面积超过胎盘面积的1/2。症状较Ⅱ度重,除有剧烈腹痛外,可伴有恶心、呕吐、面色苍白、四肢厥冷、血压下降等休克症状,休克程度多与阴道流血不相符。腹部检查:子宫底升高,子宫硬如板状,压痛明显,拒按,宫缩间歇期仍不减轻,胎位不清,胎心消失。

【并发症】

患者可发生子宫胎盘卒中、产后出血、弥散性血管内凝血(DIC)、肾功能衰竭、死胎等。

【诊断】

根据病人症状、体征,Ⅱ度、Ⅲ度胎盘早剥容易确诊,Ⅰ度胎盘早剥表现不典型,需借助B型超声检查。

1. B型超声　是确诊胎盘早剥首选的辅助检查,可以了解胎盘剥离的部位、面积、出血量的多少及胎儿情况。

2. 实验室检查　包括全血细胞计数及凝血功能检查。如血常规、血小板计数、出凝血时间及纤维蛋白原等检查。

【治疗】

治疗原则:纠正休克,及时终止妊娠,控制并发症。

1. 纠正休克　建立静脉通道,补充血容量。输血时要输注新鲜的血液。

2. 及时终止妊娠　胎盘早剥一旦确诊,应立即终止妊娠。终止妊娠的方式根据产妇病情、产程进展、胎儿情况等综合考虑。

(1) 阴道分娩:适用于Ⅰ度胎盘早剥,病人一般情况好、宫颈口已开大、估计短时间内能结束分娩者。分娩过程中严密观察阴道流血、血压、胎心,出现异常及时改为剖宫产。

(2) 剖宫产:适用于:Ⅱ度胎盘早剥,短时间内不能结束分娩者;Ⅲ度胎盘早剥,胎儿虽已死亡,但不能立即分娩者;Ⅰ度胎盘早剥合并胎儿窘迫或阴道分娩失败者。

3. 控制并发症

(1) 产后出血:胎儿娩出后给予子宫收缩剂如缩宫素、前列腺素制剂加强宫缩,如发生子宫胎盘卒中,给予温热的生理盐水纱布热敷子宫,处理无效者需切除子宫。

（2）弥散性血管内凝血（DIC）：迅速终止妊娠减少促凝物质释放是预防的关键。一旦发生要采取补充血小板、凝血因子、血容量、抗纤溶治疗。

（3）肾功能衰竭：及时补充血容量，使尿量维持在 30ml/h 以上，必要时应用利尿药呋塞米 20～40mg 静脉推注。

边学边练

实践 3　妊娠期并发症

第九节　多胎妊娠

一次妊娠子宫腔内同时有两个或两个以上的胎儿，称为多胎妊娠（multiple pregnancy），其中以双胎妊娠最为常见。近年来由于辅助生殖技术的广泛应用，多胎妊娠发生率明显升高。多胎妊娠属于高危妊娠的范畴。本节主要介绍双胎妊娠。

【双胎妊娠类型及特点】

1. 双卵双胎　由两个卵细胞分别受精形成的双胎妊娠称双卵双胎，约占双胎妊娠的 2/3。由于两个胎儿遗传物质不完全相同，故胎儿性别和血型可以相同，也可以不同，容貌似一般兄弟姐妹。多数情况下每个胎儿有各自的胎盘，有时在发育过程中可融合成一个大胎盘，但两个胎盘的血液循环互不相通，两个胎儿的血液循环各自独立。

2. 单卵双胎　由一个卵细胞受精后分裂而成的双胎妊娠称单卵双胎，约占双胎妊娠的 1/3，发生原因不明。由于两个胎儿遗传物质完全相同，故胎儿性别、血型、外貌相同。其发生与种族、遗传、促排卵药物的应用无密切关系。单卵双胎的胎盘和胎膜因受精卵分裂的时间不同而有差异。有四种类型：双羊膜囊双绒毛膜单卵双胎、双羊膜囊单绒毛膜单卵双胎（最多见）、单羊膜囊单绒毛膜单卵双胎、联体双胎。

【临床表现】

1. 症状　妊娠早期早孕反应较严重；妊娠中晚期子宫增大迅速，孕妇体重增加明显，出现压迫症状如呼吸困难、胃部饱胀、下肢水肿、静脉曲张、行动不便等。

2. 产科检查　子宫明显大于停经周数，妊娠晚期在腹部触到 3 个或 3 个以上胎极及多个胎儿肢体，在腹部不同部位听到两个不同的胎心（两胎心每分钟相差 10 次以上，或两胎心速率相同，但中间有一个明显的无音区或弱音区）。

【并发症】

1. 孕产妇方面

（1）妊娠期高血压疾病：比单胎妊娠多 3～4 倍，且发病早，病情重，病因不清，有认为与子宫过度膨胀有关。

（2）妊娠期肝内淤积症：是单胎妊娠的 2 倍，可导致早产、胎儿窘迫、死胎等。

（3）贫血：摄入的铁和叶酸不能满足两个胎儿营养的需要。

（4）羊水过多：多因胎儿畸形或双胎输血综合征引起。

（5）胎膜早破：子宫腔内压力过高引起的。

（6）子宫收缩乏力：子宫肌纤维过度拉长而致。常发生原发性宫缩乏力，导致产程延长。

（7）胎盘早剥：由于第一胎儿娩出后宫腔容积骤然缩小造成。也可能与双胎妊娠期高血压疾病发生率增加有关。

（8）产后出血：产前子宫肌纤维过度拉长，影响了产后子宫肌纤维的收缩而导致子宫收缩乏力引起。

2. 围生儿方面

（1）流产：高于单胎 2～3 倍，与胚胎畸形、胎儿、胎盘发育异常有关。

（2）早产：发生率 50%，与胎膜早破、严重妊娠并发症有关。

（3）脐带异常：包括脐带缠绕、脐带脱垂等，与胎位不正、胎膜早破等有关。

（4）胎位异常：与胎儿数目多，活动空间过小有关。

（5）胎儿畸形：是单胎妊娠的 2～3 倍。

（6）双胎输血综合征：单绒毛膜单卵双胎时，两个胎儿的血液循环通过胎盘相通，可能发生双胎输血综合征，即一个胎儿（受血胎儿）接受另一个胎儿（供血胎儿）的大量血液，供血胎儿因自身血液供应不足而发育不良或死亡，受血胎儿因血容量增加、心脏负担过重可发生心力衰竭、水肿，受血胎儿尿量过多导致羊水过多。

（7）胎头交锁与胎头碰撞：若第一个胎儿为臀先露，第二个胎儿为头先露，分娩时两个胎头颈部交锁造成难产。或者两个胎儿的胎头同时入盆引起胎头碰撞造成难产。

【诊断】

根据孕期的症状和体征，借助 B 型超声检查容易确诊。妊娠早期 B 型超声检查是确诊双胎妊娠首选的辅助检查，妊娠中晚期还可筛查胎儿畸形、明确胎位等。

【治疗】

1. 妊娠期

（1）补充营养：进食高蛋白、高维生素、高钙及富含必需脂肪酸的食物，尤其注意补充铁剂及叶酸。

（2）防治早产：增加卧床休息时间，减少活动，一旦出现子宫收缩，给予保胎。

（3）定期进行产前检查：注意防治妊娠期并发症并检测胎儿宫内情况。

2. 分娩期处理

（1）终止妊娠的指征：①合并急性羊水过多，压迫症状明显；②胎儿畸形；③孕妇有严重并发症不宜继续妊娠；④预产期已到尚未临产，胎盘功能减退。

（2）剖宫产的指征：第一胎儿为肩先露或臀先露；子宫收缩乏力经处理失败者；胎儿窘迫，短时间内不能结束分娩者；联体双胎孕周>26 周；严重妊娠并发症危害母儿健康者。

（3）经阴道分娩的处理

1）第一产程：密切观察产程，尤其是宫缩强度及宫缩持续时间、胎心音变化，做好一切抢救准备，如输液、输血等。发现宫缩乏力，可给予缩宫素静脉滴注。

2）第二产程：必要时行会阴切开。当第一个胎儿娩出后，应立即断脐，夹紧胎盘端脐带，以防单卵双胎时第二个胎儿失血。助手在腹部用手固定第二个胎儿保持纵产式，并立即明确第二个胎儿的胎位和胎心，如无异常可等待第二个胎儿自然娩出，一般在 20 分钟内娩出。若等待 15 分钟无宫缩，可行人工破膜加缩宫素静脉滴注促进子宫收缩；如胎心音异常应及时结束分娩。头位胎儿用胎头吸引器或产钳助产，臀位者可行臀位牵引术。

分娩时若第一个胎儿为臀位，第二个胎儿为头位时，为避免胎头交锁，第一个胎儿胎头娩出前，助手应从腹部上推第二个胎儿的胎头，并稍向侧方移动。若已发生胎头交锁分娩困难,则在试行缓解失败后,行剖宫产术或对第一个胎儿行断头术以保存第二个胎儿。当两个胎儿均为头位,第一个胎儿娩出时,助手应从腹部推开第二个胎儿,以免妨碍第一个胎儿的娩出。

3)第三产程:为预防产后出血及休克,当第二个胎儿娩出后,应立即行腹部包扎或于腹部放置沙袋,以防腹压突然降低发生休克。在第二个胎儿前肩娩出后,应快速静脉滴注缩宫素。胎盘娩出后持续按摩子宫,防止产后出血。

4)产后:胎盘娩出后,应详细检查胎盘是否完整,并识别是单卵双胎或双卵双胎。如新生儿体重小于2500g,应按未成熟儿处理。

第十节 死 胎

妊娠20周以后胎儿在子宫内死亡,称死胎(stillbirth,fetal death)。胎儿在分娩过程中死亡称死产,亦属于死胎。

【病因】

1. 胎盘及脐带因素　如前置胎盘、胎盘早剥、脐带帆状附着、脐带打结、脐带扭转、脐带脱垂等导致胎儿缺氧。

2. 胎儿因素　胎儿严重畸形、遗传性疾病、胎儿宫内发育迟缓、胎儿宫内感染、母儿血型不合等。

3. 孕妇因素　全身性疾病如妊娠期高血压疾病、过期妊娠、糖尿病、慢性肾炎、心血管疾病、全身和腹腔感染等,子宫局部张力过大或收缩力过强、子宫破裂等。

【临床表现及诊断】

1. 临床表现　胎儿死亡后,孕妇自觉胎动停止、子宫不再继续增大、体重下降、乳房胀感消失、腹部听诊胎心音消失。产科检查:子宫小于妊娠周数,无胎心音。胎儿死亡后约80%在2~3周内自动娩出,若死亡后3周仍未排出,发生退行性变的胎盘组织释放组织凝血活酶进入母血液循环,激活血管内凝血系统,引起弥散性血管内凝血(DIC),可导致分娩时和分娩后的严重出血。

2. 辅助检查

(1) B型超声:可以确诊是否为死胎,还可以大致了解胎儿死亡的时间。

(2) 凝血功能检测:胎儿死亡时间较长者,应行凝血功能检测。

【治疗】

死胎一经确诊,应立即引产。引产的方法有经羊膜腔注入依沙吖啶引产或米索前列醇引产,尽量经阴道分娩。胎儿死亡超过4周尚未排出者,应做有关凝血功能的检查。引产前配好新鲜血备用,产后应仔细检查胎盘、脐带及胎儿,尽可能明确死胎发生的原因。产后及时退奶,可用芒硝敷于乳房或用炒麦芽煎后代茶饮。

第十一节 羊 水 过 多

妊娠任何时期羊水量超过2000ml者,称羊水过多(polyhydramnios)。羊水过多发生率为0.5%~1%。若羊水量在数天内急剧增加,称急性羊水过多;若羊水量在数周内缓慢增加,称慢性羊水过多。

【病因】

羊水过多者约有1/3原因不清楚,称为特发性羊水过多。明显的羊水过多往往与胎儿畸形及妊娠合并症有关,约有25%合并胎儿畸形。

1. 胎儿畸形 以神经系统和消化系统畸形最常见。神经系统畸形主要有无脑儿、脊柱裂;消化系统畸形常见食管及十二指肠闭锁。

2. 妊娠合并症 妊娠合并糖尿病羊水过多发病率为15%~30%。Rh血型不合、重度贫血也可发生羊水过多。

【临床表现及诊断】

1. 临床表现

(1)急性羊水过多:临床较少见。常发生在妊娠20~24周,由于数天内羊水快速增多,子宫急剧增大,出现明显的压迫症状。孕妇腹部胀痛,行动不便,因隔肌上升出现呼吸困难,甚至出现发绀、不能平卧;因增大的子宫压迫下腔静脉影响静脉回流而出现下肢水肿。产科检查:腹壁皮肤紧张发亮、皮下静脉清晰。子宫明显大于妊娠周数,胎位触不清,胎心遥远。

(2)慢性羊水过多:临床较多见,多发生在妊娠28~32周。数周内羊水缓慢增加,压迫症状较轻,孕妇能逐渐适应。产科检查:子宫底高度和腹围大于妊娠周数,腹壁紧张,子宫张力大,有液体震荡,胎位不清,胎心遥远。

羊水过多孕妇易出现早产、妊娠期高血压疾病、胎盘早剥、胎位异常、胎膜早破、脐带脱垂、产后出血等并发症。

2. 辅助检查

(1)B型超声:是确诊羊水过多首选的辅助检查方法,可以了解羊水的量及胎儿发育情况。当羊水最大暗区垂直深度(AFV)≥8cm或羊水指数(AFI)≥25cm,即可诊断羊水过多。

(2)甲胎蛋白(AFP)测定:当羊水或母血中AFP含量显著增高时,往往提示胎儿神经管畸形。

 知识窗

羊水过少

妊娠晚期羊水量少于300ml者,称为羊水过少。其常见原因为胎儿畸形、胎盘功能减退,临床表现不明显多通过B型超声检查发现,羊水最大暗区垂直深度(AFV)≤2cm或羊水指数(AFI)≤5cm,即可诊断羊水过少。根据胎儿有无畸形及孕周大小选择治疗方案,其主要治疗方法有终止妊娠和羊膜腔灌注液体增加羊水进行期待治疗。

【治疗】

取决于胎儿有无畸形、妊娠周数及症状的轻重程度。

1. 羊水过多合并胎儿畸形 一旦确诊应及时终止妊娠。方法有:①人工破膜引产:注意应采取高位破膜,使羊水缓慢流出,以防发生腹压骤降、胎盘早剥。②羊膜腔穿刺依沙吖啶引产。

2. 胎儿正常羊水过多 肺不成熟者,应尽量延长妊娠时间。若症状轻,应定期B型超声检测,并辅以休息、镇静等治疗;症状严重者,应行羊膜腔穿刺放羊水以缓解症状。注意在B型超声引导下穿刺放羊水时,放水速度不宜过快,每小时约500ml,一次放羊水总量不超过

1500ml。放出的羊水可检测肺成熟度或检测胎儿遗传性疾病。

若羊水反复增长,症状严重,妊娠≥34周,胎儿肺已经成熟,可终止妊娠。也可在羊膜腔内注入地塞米松10mg促进胎肺成熟,24~48小时后再终止妊娠。

第十二节 胎 儿 窘 迫

胎儿窘迫(fetal distress)指胎儿在宫内因缺氧危及其健康和生命的综合症状。胎儿窘迫可分为急性和慢性。急性胎儿窘迫常发生于分娩期,慢性胎儿窘迫常发生于妊娠晚期,慢性胎儿窘迫在临产后往往表现为急性胎儿窘迫。

【病因】

母体血氧含量不足、母胎间血氧交换障碍、胎儿自身因素等均可引起胎儿窘迫。

1. 母体血氧含量不足　妊娠合并心脏病、原发性高血压、糖尿病、慢性肾炎、重度贫血、前置胎盘、胎盘早剥、妊娠期高血压疾病等。

2. 母胎间血氧交换障碍　脐带绕颈、脐带脱垂、脐带打结、胎盘功能减退产程延长、宫缩过强等。

3. 胎儿自身因素　严重的心血管疾病、呼吸系统疾病、胎儿畸形、母儿血型不合、子宫内感染、颅内出血等。

【病理】

胎儿对宫内缺氧有一定的代偿能力。缺氧早期或者一过性缺氧时,二氧化碳潴留及呼吸性酸中毒使交感神经兴奋,肾上腺分泌儿茶酚胺及皮质醇增多,使血压升高,胎心率增快。继续缺氧,则迷走神经兴奋,胎心率减慢。无氧酵解增加,丙酮酸及乳酸增多,出现代谢性酸中毒,致胎儿主要脏器功能受损。妊娠期慢性缺氧时,子宫胎盘灌注下降,表现为胎儿生长受限,胎动减少,胎儿肾血流量减少致羊水少,胎心监护基线变异差,出现晚期减速,甚至呼吸抑制。

【临床表现及诊断】

1. 急性胎儿窘迫　主要发生在分娩期。

(1)胎心率的改变:胎心先增快然后减慢。正常胎心率为110~160次/分,缺氧早期胎心率加快,胎心率>160次/分,如果缺氧得不到纠正,胎心率<110次/分。胎心率的改变是急性胎儿窘迫的重要临床表现。

(2)胎动的改变:胎动由多到少。正常胎动≥6次/2小时,缺氧初期胎动频繁,继而减弱及次数减少,若胎动<6次/2小时提示胎儿缺氧,若缺氧无改善,最终胎动消失。

(3)羊水胎粪污染:羊水胎粪污染不是胎儿窘迫的征象。出现羊水胎粪污染,如果胎心监护正常,不必处理;如果胎心监护异常,存在胎儿缺氧,会引起胎粪吸入综合征。

2. 慢性胎儿窘迫　多发生在妊娠晚期,往往延续至临产并加重,常因胎盘功能减退引起,主要表现为胎动减少或消失,胎儿生长发育受限。

3. 实验室及其他辅助检查

(1)电子胎心监测:在无胎动与宫缩时,胎心率>160次/分或胎心率<110次/分持续10分钟以上,NST无反应型,基线变异频率<5次/分,OCT出现晚期减速或频繁的变异减速等均提示存在胎儿窘迫。

(2)胎儿头皮血气分析:血pH<7.20,提示酸中毒。

【治疗】

1. 急性胎儿窘迫

（1）一般处理：左侧卧位、吸氧，查找缺氧原因解除缺氧。

（2）尽快终止妊娠：如宫颈口开全，胎先露已达坐骨棘平面以下3cm，应尽快经阴道助娩；如宫颈口未开全，预计短时间内不能结束分娩者，应立即行剖宫产术。指征有：①胎心基线变异消失伴胎心基线<110次/分，或频繁晚期减速，或重度变异减速；②正弦波；③胎儿头皮血pH<7.20。

2. 慢性胎儿窘迫　应针对病因，结合孕周、胎儿成熟度、窘迫的程度进行处理。孕妇左侧卧位，间断吸氧。积极治疗各种合并症或并发症，密切监护病情变化，如无法改善，应在促使胎儿肺成熟后迅速终止妊娠。

（韩瑞兰）

 思考题

1. 王女士，初孕妇，妊娠35周。双下肢水肿半月，头晕、眼花2天入院。查体：血压170/115mmHg，水肿（++），尿蛋白（++）。子宫底脐上4横指，胎位LOA，胎心率140次/分。

请问：

（1）说出该病人的诊断？治疗原则有哪些？

（2）该病人在入院治疗5天后突然发生阴道流血伴剧烈腹痛，出现了哪种并发症？如何鉴别？

2. 孙女士，25岁，已婚。因停经50天，阴道少量流血5天，加重并伴下腹痛2小时来院。入院查体：脉搏90次/分，血压90/60mmHg，痛苦面容，妇科检查：外阴、阴道血染，子宫颈口容指，子宫体孕50天大，双附件区无明显压痛。

请问：

（1）最可能的诊断是什么？确诊还需要进行哪些必要的辅助检查？

（2）如何处理？

第十章　妊娠期合并症

 学习目标

1. 具有高度的工作责任心,增强对妊娠期合并症的预防与监护意识。
2. 掌握妊娠合并心脏病、病毒性肝炎、糖尿病及贫血的治疗。
3. 熟悉妊娠合并症的临床表现和诊断。
4. 了解各种妊娠合并症与母儿的相互影响。
5. 学会初步判断妊娠期合并症,并选择恰当的处理方法。

第一节　妊娠合并心脏病

 工作情景与任务

导入情景:

　　葛女士,32岁,5年前发现先天性心脏病,由于对生活没有明显影响,未治疗。现第1次怀孕,已8个多月。半月前活动后偶有胸闷、气急,休息后能好转,以为是感冒没有在意。近2天胸闷突然加重,晚上睡觉常因憋闷而坐起,有时需半坐卧位才能入睡。

工作任务:
1. 正确评估葛女士的心功能。
2. 针对葛女士的情况,给予正确的孕期监护与指导。

　　妊娠合并心脏病是严重的产科合并症,是孕产妇死亡的四大原因之一,仅次于产后出血。妊娠合并心脏病的种类,以先天性心脏病居首位,以往发病率较高的风湿性心脏病正逐年下降。心力衰竭和感染是导致妊娠合并心脏病患者的主要死亡原因。

　　【心脏病与妊娠的相互影响】

　　1. 妊娠、分娩对心脏的影响

　　(1) 妊娠期:妊娠期血容量增加,32~34周达到高峰,孕妇心率加快,心肌耗氧量加大,显著加大了心脏负担。妊娠晚期子宫增大、膈肌上升使心脏向左向上移位,大血管扭曲,机械性地增加心脏负担。

　　(2) 分娩期:分娩期为心脏负担最重的时期。第一产程子宫收缩,外周血管阻力和回心血量增加,每次宫缩约有250~500ml血液进入血液循环,使心率加快15次/分,心排出量增

114

加 24% 左右,加重心脏负担。第二产程中,除了子宫收缩外,腹肌和骨骼肌收缩使外周阻力增加,且分娩时产妇屏气用力动作使肺循环阻力增加,腹腔压力增高,腹腔脏器血液向心脏回流增加,此时心脏前后负荷显著加重。胎儿娩出后,腹腔压力骤降,子宫突然缩小,大量血液向腹腔脏器灌注,回心血量减少;胎盘循环停止,回心血量随之增加,这些血流动力学的急剧变化,使心脏病孕妇极易发生心力衰竭。

(3) 产褥期:产后 3 日内,由于子宫缩复,大量血液进入体循环,同时孕期组织间潴留的大量液体回吸收到体循环,使体循环血量再度增加,也易引起心力衰竭。

综上所述,妊娠 32~34 周、分娩期以及产后 3 天内是心脏负担最重、最容易发生心力衰竭的时期,应高度重视。

2. 心脏病对妊娠的影响 心脏病不影响受孕。若妊娠后心功能下降者,则流产、早产、死胎、胎儿生长受限、胎儿宫内窘迫及新生儿窒息的发生率明显增加,围生儿死亡率增高。某些治疗心脏病药物对胎儿也存在潜在的毒性反应,如地高辛可自由通过胎盘到达胎儿体内,对胎儿产生影响。

【临床表现及诊断】

1. 早期心力衰竭

(1) 轻微活动后即出现胸闷、心悸、气短。

(2) 休息时心率超过 110 次/分,呼吸超过 20 次/分。

(3) 夜间常因胸闷而需坐起呼吸,或需到窗口呼吸新鲜空气。

(4) 肺底部出现持续性少量湿啰音,咳嗽后不消失。

2. 左心衰竭 以肺淤血及心排出量降低为主要临床表现。主要表现为呼吸困难,轻者为劳力性呼吸困难,随病情可发展为端坐呼吸,夜间阵发性呼吸困难,肺水肿,咳大量粉红色泡沫痰。

3. 右心衰竭 以体静脉淤血的临床表现为主。主要表现为伴有食欲不振、恶心、呕吐及上腹部胀痛,颈静脉怒张,肝-颈静脉回流征阳性。低垂部位凹陷性水肿,重症者可波及全身,形成腹水。

病情进展严重可发展为全心衰竭。

4. 心功能分级的判断 妊娠合并心脏病根据患者的以往病史、临床表现容易做出诊断,进行产前检查时根据患者的情况进行必要的辅助检查,进一步了解心脏病种类、评价心脏功能、确定有无心力衰竭等。如有Ⅲ级或Ⅲ级以上粗糙的收缩期杂音,或有舒张期杂音,提示有心脏病。如有严重的心律失常,如心房扑动、心房纤维颤动、房室传导阻滞、舒张期奔马律,均可提示心肌病变。

根据美国纽约心脏病协会(NYHA)根据病人所能耐受的日常体力活动,将心功能分为 4 级:

心功能Ⅰ级:一般体力活动不受限制。

心功能Ⅱ级:一般体力活动稍受限制,休息时无自觉症状。

心功能Ⅲ级:一般体力活动明显受限制,休息时无不适,轻微日常活动即感不适、心悸、呼吸困难或既往有心力衰竭病史。

心功能Ⅳ级:一般体力活动严重受限制,不能进行任何体力活动,休息时有心悸、呼吸困难等心力衰竭表现。

心脏功能的分级不是固定不变的,如劳累或上呼吸道感染时心功能Ⅰ~Ⅱ级可发展为

Ⅲ～Ⅳ级。

【治疗】

对于有心脏病的育龄妇女,一定要求做到孕前咨询,以确定能否妊娠。允许妊娠者要从早孕期开始,加强产前检查。分娩期根据心功能选择合适的分娩方式,产褥期预防感染。未经系统产前检查的心脏病孕妇心力衰竭发生率和孕产妇死亡率,较经产前检查者高10倍。

1. 孕前咨询

(1) 可以妊娠:心脏病变较轻、心功能Ⅰ～Ⅱ级,既往无心衰史,亦无其他并发症者,妊娠后经密切监护、适当治疗多能耐受妊娠和分娩。

(2) 不宜妊娠:心脏病变较重、心功能Ⅲ级或Ⅲ级以上、既往有心衰史、有肺动脉高压、发绀型先心病、严重心律失常、活动风湿热、心脏病并发细菌性心内膜炎者,孕期极易发生心衰,不宜妊娠。若已妊娠,应在孕12周前行人工流产。

2. 妊娠期处理

(1) 定期产前检查:能及早发现心衰的早期征象。在妊娠20周以前,应每2周行产前检查1次。20周以后,尤其是32周以后,发生心衰的机会增加,产前检查应每周1次。发现早期心衰征象应住院治疗。孕期经过顺利者也应于预产期前1～2周入院待产。

(2) 防治心力衰竭:是妊娠期治疗的关键,包括以下几点:①休息,避免过劳及情绪激动,每日至少保证10小时睡眠;②高蛋白、高维生素、低盐、低脂肪饮食,适当控制体重,整个孕期体重增加不宜超过10kg,孕16周以后,每日食盐量不超过4～5g;③积极预防和及早纠正各种妨碍心功能的因素,如贫血、维生素B族缺乏、心律失常、妊娠期高血压疾病等,预防各种感染,尤其是上呼吸道感染;④对有早期心衰表现的孕妇,治疗常选用作用和排泄较快的地高辛0.25mg,每日2次口服,2～3日后可根据临床效果改为每日1次,病情好转后停药。

(3) 终止妊娠:凡不宜妊娠的心脏病孕妇应在孕12周前行人工流产。若妊娠期发生心衰,必须控制心衰后再终止妊娠。妊娠超过12周者,引产的危险不亚于继续妊娠,不宜施行引产,应积极治疗心衰,可与内科医生密切配合,严格监护下继续妊娠。

3. 分娩期处理 因心力衰竭与感染是心脏病孕产妇的主要死亡原因,故产程中应注意预防感染和心衰。分娩方式主要根据心功能而定,心功能Ⅰ～Ⅱ级可经阴道分娩,心功能Ⅲ级或Ⅲ级以上、既往有心衰史者需采取剖宫产结束分娩。

(1) 第一产程:产程开始即应用抗生素预防感染;注意安慰和鼓励产妇消除紧张情绪,适当使用镇静剂如地西泮、哌替啶等,以减少耗氧量;给产妇吸氧,左侧卧位,气急者半卧位,密切观察血压、脉搏、呼吸、心率,一旦发现心衰征象,应给去乙酰毛花苷0.4mg加25%葡萄糖液20ml,缓慢静脉注射,必要时4～6小时重复给药1次,每次0.2mg。

(2) 第二产程:胎儿娩出不宜过快,要避免产妇屏气用力增加腹压,应行会阴侧切、胎头吸引或产钳术助产,尽可能缩短第二产程。

(3) 第三产程:胎儿娩出后,产妇腹部放置沙袋,以防腹压骤降而诱发心衰。可静注或肌注缩宫素10～20U,防止产后出血,禁用麦角新碱,以防静脉压增高加重心脏负担。

4. 产褥期 产后3日内,尤其24小时内仍是发生心衰的危险时期,产妇须充分休息并密切监护。继续应用广谱抗生素预防感染,直至产后1周左右,无感染征象时停药。心功能在Ⅲ级以上者,不宜哺乳。

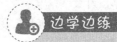

边学边练

实践4 妊娠期合并症

不宜再妊娠者,可在产后 1 周行绝育术。

第二节 妊娠合并病毒性肝炎

病毒性肝炎是妊娠期肝脏疾病和黄疸最常见的原因。目前明确的肝炎病毒有五种:甲型(HAV)、乙型(HBV)、丙型(HCV)、丁型(HDV)、戊型(HEV),以乙型肝炎最常见。由于妊娠妇女特殊的生理变化,肝炎对母儿健康危害较大,重症肝炎仍是我国孕产妇死亡的主要原因之一。

【病毒性肝炎与妊娠的相互影响】

1. 妊娠、分娩对病毒性肝炎的影响 妊娠后,母体新陈代谢增加,营养物质消耗增加,肝糖原储备降低,使肝脏负担加重;雌激素水平增高,雌激素在肝内代谢灭活,增加肝脏负担,并妨碍肝脏对脂肪的运转和胆汁的排泄;胎儿的代谢产物需要在母体肝脏内解毒;分娩时,体力消耗过多、酸性代谢产物增加,产后出血、手术、麻醉等均可加重肝脏损害。

2. 病毒性肝炎对妊娠、分娩的影响

(1) 对母体的影响:妊娠早期可使早孕反应加重。妊娠晚期易患妊娠期高血压疾病。分娩时因肝功能受损导致凝血因子减少,易发生产后出血。重症肝炎常并发 DIC 等并发症,出现全身出血倾向,直接威胁母婴生命。此外,肝炎孕妇发生流产、早产、死产及新生儿死亡的几率较正常妊娠高。

(2) 对胎儿及新生儿的影响:病毒性肝炎发生在妊娠期,可使胎儿畸形、流产、早产、死胎、死产和新生儿死亡率明显增高。

(3) 母婴传播

1) 甲型肝炎病毒(HAV):为嗜肝 RNA 病毒,主要经粪-口途径传播。HAV 不会经胎盘感染胎儿,患者不必终止妊娠。但分娩时可经接触母血或经粪-口途径感染新生儿。

2) 乙型肝炎病毒(HBV):为嗜肝 DNA 病毒。主要的传播途径为母婴传播,包括:子宫内经胎盘传播;分娩时经软产道接触母血及羊水传播;产后接触母亲唾液或母乳传播。

 知识链接

HBV 的母婴传播

①妊娠晚期患急性乙型肝炎者,约 70% 胎儿被感染;妊娠中期患急性肝炎者胎儿感染率为 25%;妊娠早期患急性肝炎者胎儿无一例感染。②围生期感染的婴儿,85%~90% 转为慢性病毒携带者。③孕妇 HBsAg 阳性,其新生儿约半数为阳性。④孕妇 HBeAg 阳性,表示为感染期,胎儿大多数受感染。

3) 丙型肝炎病毒(HCV):属 RNA 病毒,存在母婴传播。孕妇感染后易导致慢性肝炎。

4) 丁型肝炎病毒(HDV):是一种缺陷性负链 RNA 病毒。需依赖乙型肝炎病毒才能复制,母婴传播较少见。

5) 戊型肝炎病毒(HEV):为 RNA 病毒。传播途径及临床表现与甲型肝炎类似。

【临床表现及诊断】

1. 病史及临床表现 有与病毒性肝炎患者密切接触史,半年内曾接受输血、注射血制品史。有厌油、恶心、腹胀、肝区疼痛及乏力,有的患者起病急,病情较重,还有胃寒、发热、频繁呕吐,皮肤一过性瘙痒等症状。部分孕妇皮肤、巩膜黄染、尿色深黄。妊娠晚期感染,病情发展快,可出现黄疸加深、嗜睡,烦躁,神志不清,甚至昏迷。妊娠早期、中期可触及肝肿大,并有肝区叩击痛。妊娠晚期受增大子宫影响,肝脏极少被触及,如能触及应想到异常。

2. 辅助检查

(1) 肝功能检查:血清中丙氨酸氨基转移酶(ALT)增高,数值高于正常 10 倍以上,持续时间较长,血清胆红素>17μmol/L,尿胆红素阳性对病毒性肝炎有诊断意义。

(2) 血清病原学检测及意义:①甲型病毒性肝炎:急性期患者血清中抗 HAV-IgM 阳性有诊断意义。②乙型病毒性肝炎:乙型肝炎病毒血清学抗原抗体及临床意义见表 10-1。③丙型病毒性肝炎:血清中检测出 HCV 抗体即可确诊。

表 10-1 乙型肝炎病毒血清学抗原抗体及临床意义

项目	阳性时临床意义
HBsAg	HBV 感染的标志,见于乙肝患者或病毒携带者
HBsAb	曾感染过 HBV,已具有免疫力
HBsAb	曾感染过 HBV,已产生自动免疫
HBeAg	血中有大量 HBV 活动性复制,传染性强
HBeAb	血中 HBV 减少,传染性较弱
HBcAb-IgM	乙肝病毒复制阶段,见于肝炎早期
HBcAb-IgG	慢性持续性肝炎或既往感染

3. 妊娠合并重症肝炎的诊断要点

(1) 消化道症状严重,表现食欲极度减退,频繁呕吐,腹胀,出现腹水。

(2) 黄疸迅速加深,血清总胆红素值>171μmol/L(10mg/dl)。

(3) 出现肝臭气味,肝呈进行性缩小,肝功能明显异常,酶胆分离,白/球蛋白倒置。

(4) 凝血功能障碍,全身出血倾向。

(5) 迅速出现肝性脑病表现,烦躁不安、嗜睡、昏迷。

(6) 肝肾综合征出现急性肾功能衰竭。

【治疗】

1. 妊娠前咨询　育龄女性应常规检测 HBV 标志物,若无抗体者应进行常规乙型肝炎疫苗接种,以预防妊娠期感染 HBV。

感染 HBV 的育龄女性在妊娠前应行肝功能、血清 HBV-DNA 检测以及肝脏 B 型超声检查。最佳的受孕时机是肝功能正常、血清 HBV-DNA 低水平、肝脏 B 型超声无特殊改变。

2. 妊娠期处理

(1) 轻型肝炎:妊娠早期,积极治疗待病情稳定后行人工流产术。妊娠中、晚期,注意休息,积极治疗,加强监护,避免应用可能损伤肝脏的药物(如雌激素、镇静麻醉药)并预防感染。有黄疸者立即住院,按重症肝炎处理。

(2) 重型肝炎:保护肝脏,防止感染,对症支持治疗,防治并发症,严密观察病情变化,病情稳定后终止妊娠。为控制血氨,预防肝性脑病,应限制蛋白质摄入,每日应<0.5g/kg。保持大便通畅,减少氨及毒素的吸收。口服新霉素抑制大肠杆菌、减少游离氨及其他毒素的形

成。胎肩娩出后立即静注缩宫素以减少产后出血。

因母儿耐受能力较差,过度的体力消耗可加重肝脏负担。妊娠末期重症肝炎患者,经积极治疗 24 小时后以剖宫产终止妊娠为宜。

3. 分娩期处理

(1) 分娩前配好新鲜血液备用。

(2) 为防止交叉感染,产妇临产前应安排其住隔离待产室。严格执行消毒隔离制度,防止产道损伤、新生儿损伤、羊水吸入等,减少垂直传播。

(3) 按医嘱给予维生素 K_1,预防产后出血。

(4) 宫口开全后可行胎头吸引术或产钳术助产术,缩短第二产程;为预防产后出血,胎肩娩出后立即静注缩宫素,并防止产道损伤和胎盘残留。

4. 产褥期处理

(1) 预防感染:应用头孢菌素或氨苄西林等对肝脏损害较小的广谱抗生素控制感染,是防止肝炎病情恶化的关键。

(2) 喂养:单纯的 HBsAg 阳性产妇产后可以哺乳;HBeAg 阳性不宜哺乳应予回奶,回奶不用雌激素,以免损害肝脏,可口服生麦芽或乳房外敷芒硝退奶。建议人工喂养。

(3) 避孕:产妇 HbeAg 呈阳性应采取避孕措施,以免再度妊娠,影响身体健康。

5. HBV 母婴传播阻断　产后新生儿联合使用乙型肝炎疫苗和 HBIG,可以有效阻断 HBV 母婴传播。对 HBsAg 阳性母亲的新生儿,在出生后 24 小时内尽早(最好在出生后 12 小时内)注射 HBIG,剂量 100~200IU,同时在不同部位接种 10μg 重组酵母或 20μg 中国仓鼠卵母细胞乙型肝炎疫苗;在 1 个月和 6 个月时分别再次接种第 2 针和第 3 针乙型肝炎疫苗(0、1、6 方案),可显著提高阻断母婴传播的效果。HBsAg 阳性母亲分娩的新生儿经过主、被免疫后,可以接受母乳喂养。

第三节　妊娠合并糖尿病

 工作情景与任务

导入情景:

小张,28 岁,平时体重有 75kg,怀孕后由于"好吃懒做",现在孕 26 周体重又增加了 10kg,但孕后定期产检,每次医生都告诉她正常。直到昨天到医院查了空腹血糖,结果是 7.2mmol/L,医生让她喝了糖水,2 小时后查血糖结果为 11.1mmol/L。

工作任务:

1. 向小张解释孕期血糖升高对胎儿和新生儿的危害。

2. 给小张合理的饮食和药物治疗指导。

妊娠期间的糖尿病有两种情况:一是糖尿病合并妊娠,即原有糖尿病的患者妊娠;二是妊娠期糖尿病(gestational diabetes mellitus,GDM),即妊娠前糖代谢正常或有潜在的糖耐量减退,妊娠期才出现或发现的糖尿病。妊娠合并糖尿病孕妇 90% 以上为 GDM,近年 GDM 发病率有增高的趋势。GDM 患者糖代谢异常多数于产后恢复,但将来患 2 型糖尿病的机会增

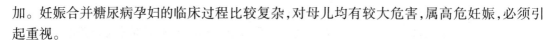

加。妊娠合并糖尿病孕妇的临床过程比较复杂,对母儿均有较大危害,属高危妊娠,必须引起重视。

【糖尿病与妊娠的相互影响】

1. 妊娠对糖尿病的影响

(1) 妊娠期:血容量增加、血液稀释、胰岛素相对不足;胎盘分泌的激素具有抗胰岛素作用,使母体对胰岛素的需要量增加;若妊娠期不能代偿这一生理的变化,可使血糖升高,使原有糖尿病加重或患 GDM。

(2) 分娩期:子宫收缩消耗大量的糖原以及产妇进食减少,孕期已用胰岛素治疗者,若不及时减少用量,容易发生低血糖,严重者可出现低血糖昏迷及酮症酸中毒。

(3) 产褥期:由于胎盘排出以及产妇体内激素逐渐恢复到非孕水平,应及时调整胰岛素的用量,否则也易出现低血糖昏迷及酮症酸中毒。

2. 糖尿病对妊娠的影响

(1) 对孕妇的影响:易患妊娠期高血压疾病、泌尿生殖系统感染、羊水过多、胎膜早破、早产的发病率增高;胎儿发育较大,常导致胎儿性难产及软产道损伤;由于胰岛素缺乏,葡萄糖利用不足,能量不够,使子宫收缩乏力,常发生产程延长及产后出血。

(2) 对胎儿及新生儿的影响:巨大儿、畸形胎儿、死胎及新生儿低血糖发生率增加。高血糖引起胎儿肺泡表面活性物质不足而发生新生儿呼吸窘迫综合征,增加了新生儿死亡率。

【临床表现及诊断】

1. 临床表现及高危因素 大多数妊娠期糖尿病患者无明显的临床表现。若妊娠期有"三多"症状,即多饮、多食、多尿或反复发作的外阴阴道念珠菌感染症状或体征,孕妇体重>90kg,本次妊娠伴有羊水过多或巨大胎儿者,应注意有无合并糖尿病。

GDM 高危因素:①孕妇因素:年龄≥35 岁、妊娠前超重或肥胖、糖耐量异常史、多囊卵巢综合征;②家族史:糖尿病家族史;③妊娠分娩史:不明原因的死胎、死产、流产史、巨大儿分娩史、胎儿畸形和羊水过多史、GDM 史;④本次妊娠因素:妊娠期发现胎儿大于孕周、羊水过多;反复外阴阴道假丝酵母菌者。

2. 实验室检查

(1) 尿糖测定:尿糖阳性者应除外妊娠期生理性糖尿,需做空腹血糖及糖耐量试验确诊。

(2) 血糖测定:孕妇具有糖尿病高危因素或者医疗资源缺乏地区,建议妊娠 24～28 周首先检查空腹血糖。空腹血糖≥5.1mmol/L,可以直接诊断为 GDM,不必再做 75g 葡萄糖耐量试验(OGTT);若 4.4mmol/L≤空腹血糖<5.1mmol/L 者,应尽早做 OGTT。

(3) OGTT:有条件的医疗机构,在妊娠 24～28 周,应对所有尚未被诊断为糖尿病的孕妇行 OGTT。禁食 8 小时后至次晨,不超过上午 9 时,口服葡萄糖 75g。测空腹血糖及服糖后 1 小时、2 小时三个时点血糖,正常值为 5.1mmol/L、10.0mmol/L、8.5mmol/L。任何一点血糖值达到或超过上述标准即可诊断为妊娠期糖尿病。

【治疗】

1. 避孕与终止妊娠 已有严重的心血管病史、肾功能减退或眼底有增生性视网膜炎者应避孕,不宜妊娠;若已妊娠应及早人工终止。

2. 孕期监护与指导 对器质性病变较轻,或病情控制较好者,可继续妊娠。孕期应加强监护,使血糖控制在空腹 3.3～5.3mmol/L。

（1）饮食治疗:饮食控制是治疗 GDM 的主要方法。早期孕妇需要热量与孕前相同。孕中期后,每日热量增加 200kcal,其中碳水化合物 50% ~ 60%、蛋白质 20% ~ 25%、脂肪 25% ~ 30%,要避免过分控制饮食,以免导致酮血症及胎儿生长受限,必要时请营养师或内分泌专家协助。

知识链接

GDM 患者饮食的注意事项

1. 规律进餐
（1）少食多餐,每天至少有早、午、晚三餐和早、午、晚三小餐。
（2）各餐能量和营养素合理分配。
2. 饮食均衡　包括谷类、蔬菜水果类、肉类及奶豆类等多种食物,应选择全谷类食物,如红米、荞麦、黑麦、燕麦、全麦面包、整粒豆类。不吃长时间高温煮的稠粥、松软的发酵面包和点心,不吃黏性大的食物,如黏玉米、黏高粱米、糯米等。
3. 饮食清淡少盐
（1）不吃肥肉、动物皮及内脏。
（2）少用煎炸、红烧等烹调方式。

（2）运动治疗:孕妇适当的运动可以提高胰岛素的敏感性,改善血糖及脂代谢的紊乱,避免体重增长过快,利于糖尿病病情的控制和正常分娩。运动方式以有氧运动最好,如散步、中速步行,每日至少 1 次,于餐后 1 小时进行,持续 20 ~ 40 分钟。

（3）药物治疗:因磺脲类及双胍类降糖药的用药安全性在我国尚未证实,因此胰岛素是治疗的主要药物。对饮食及运动治疗不能控制的妊娠期糖尿病患者,为避免发生低血糖或酮症酸中毒,应使用胰岛素治疗,其剂量应根据病情、孕期进展及血糖值确定,以控制血糖在正常水平。

知识链接

妊娠期血糖控制标准			
类别	血糖（mmol/L）	类别	血糖（mmol/L）
空腹	3.3 ~ 5.3	餐后 2 小时	4.4 ~ 6.7
餐前 30 分钟	3.5 ~ 5.3	夜间	4.4 ~ 6.7

（4）孕期母儿监护:妊娠早期妊娠反应可能给血糖控制带来困难,应密切监测血糖变化,及时调整胰岛素用量以防发生低血糖。孕前患糖尿病者应每周检查 1 次直至妊娠第 10 周,妊娠中期应每 2 周检查 1 次,妊娠 32 周以后应每周产前检查 1 次,必要时及早住院。GDM 患者主要需定期监测其血糖、胎儿发育等。

3. 分娩时间及分娩方式的选择

（1）分娩时间的选择:①不需要胰岛素治疗的 GDM 孕妇,无母儿并发症的情况下,严密监测到预产期,未自然临产者采取措施终止妊娠;②妊娠前糖尿病及需要胰岛素治疗的 GDM 者,如血糖控制良好,严密监测下,妊娠 38 ~ 39 周终止妊娠;③有母儿合并症者,血糖控制不满意,伴血管病变、合并重度子痫前期、严重感染、胎儿生长受限、胎儿窘迫,严密监护下适时终止妊娠,必要时抽取羊水,了解胎肺成熟度,完成促胎儿肺成熟。

(2)分娩方式的选择:糖尿病不是剖宫产的指征。决定阴道分娩者,产程中密切监测孕妇血糖、宫缩、胎心变化,避免产程过长。有巨大儿、胎盘功能不良、胎位异常或其他产科指征者,应行剖宫产。

4. 分娩期处理

(1)一般处理:注意休息、镇静,给予适当饮食,严密观察血糖、尿糖及酮体变化,及时调整胰岛素的用量,加强胎儿监护。

(2)阴道分娩:严格控制产时血糖水平对母儿十分重要。根据产程中测得的血糖值调整胰岛素用量及静脉输液速度,产程不宜过长,否则增加酮症酸中毒、胎儿缺氧和感染的危险。

(3)剖宫产:在手术前1日晚餐前停止应用胰岛素,手术日停止皮下注射所有胰岛素,术晨监测血糖及尿酮体,根据其空腹血糖水平及每日胰岛素用量,改为小剂量胰岛素持续静脉滴注,每1~2小时测血糖1次,尽量使术中血糖控制在6.67~10.0mmol/L。术后每2~4小时测1次血糖,直到饮食恢复。

5. 产后处理 大部分 GDM 患者在分娩后即不再需要使用胰岛素,仅少数患者仍需要胰岛素治疗。胰岛素用量应减少至分娩前的1/3~1/2,并根据产后空腹血糖值调整用量。

6. 新生儿处理 无论出生时状况如何,应视为高危新生儿。应进行血糖、胰岛素、胆红素、血细胞比容、血红蛋白、钙、磷、镁的测定。由于产后血糖来源中断,极易发生低血糖,因此,新生儿娩出后30分钟开始定时滴服25%葡萄糖液。

第四节 妊娠合并贫血

贫血是妊娠期较常见的合并症,妊娠期血容量增加明显,血浆增加的量远远大于血细胞增加的量,血液稀释,出现妊娠期"生理性贫血"。当血红蛋白(Hb)<110g/L 及血细胞比容(HCT)<0.33,诊断为妊娠期贫血。2008 年 WHO 的数据表明,47.7% 的孕妇在孕期合并贫血,其中缺铁性贫血最常见,占妊娠期贫血的95%,巨幼红细胞性贫血少见,再生障碍性贫血更少见。本节着重讲述妊娠合并缺铁性贫血。

【贫血与妊娠的相互影响】

铁是人体的必需元素,是制造血红蛋白的必要原料。妊娠期妇女对铁的需要量明显增加,妊娠期血容量增加需铁 650~750mg,胎儿生长发育需铁 250~350mg,仅由于妊娠就需铁达 1000mg 左右,故妊娠期每日需要从食物中摄取铁至少 4mg,即使到了妊娠晚期铁的最大吸收率已达 40%,但仍不能满足需要,如不及时补充铁剂,易发生缺铁性贫血。

1. 对孕妇的影响 妊娠可使原有的贫血加重,而贫血则使孕妇妊娠风险增加。轻度贫血影响不大,重度贫血时,心肌、胎盘缺氧,易发生贫血性、妊娠期高血压疾病性心脏病。贫血降低了产妇的抵抗力,易并发产褥感染。由于贫血孕妇耐受力差,孕妇易产生疲倦感,而长期的倦怠感会影响孕妇在孕期的心理适应度,将怀孕视为一种负担而影响到亲子关系和产后心理康复。

2. 对胎儿的影响 当孕妇患重度贫血时,会因胎盘供氧和营养不足,引起胎儿生长受限、胎儿窘迫、早产或死胎。

【临床表现及诊断】

1. 病史及临床表现 既往有月经过多、消化道疾病等引起的慢性失血性疾病史;或长期偏食、孕早期呕吐、胃肠功能紊乱导致的营养不良等病史。轻度贫血者大多无明显症状,严重贫血者可出现为头晕、乏力、耳鸣、心悸、气短、面色苍白、倦怠、食欲不振、腹胀、腹泻等症状,表现为皮肤黏膜苍白、毛发干燥、无光泽、易脱落,指(趾)甲扁干、脆薄易裂或反甲(指甲呈勺状)的体征,可伴发口腔炎、舌炎等,部分孕妇出现脾脏轻度肿大,甚至出现贫血性心脏病、妊娠期高血压疾病性心脏病。可引起胎儿生长受限、胎儿窘迫、早产、死胎、死产等。

2. 实验室检查

(1) 血象:呈小细胞低色素贫血。血红蛋白(Hb)<110g/L,红细胞<$3.5×10^{12}$/L,血细胞比容(HCT)<0.30,而白细胞计数及血小板计数均在正常范围内。血红蛋白(Hb)>60g/L为轻度贫血,血红蛋白(Hb)≤60g/L为重度贫血。血象诊断困难时应做骨髓穿刺进一步明确诊断。

(2) 血清铁浓度:正常成年妇女血清铁为7～27μmol/L,孕妇血清铁<6.5μmol/L,可诊断为缺铁性贫血。

【治疗】

1. 补充铁剂 以口服给药为主。硫酸亚铁0.3g,每日3次,为减少胃肠道刺激,可在进餐时或餐后口服,同时服维生素C 0.1～0.3g促进铁的吸收。也可以口服10%枸橼酸铁铵10～20ml,每日3次。不能口服铁剂时,可用右旋糖酐铁或山梨醇铁深部肌内注射。

知识链接

富含铁的食物

食物中含铁丰富的有动物肝脏、肾脏;其次瘦肉、蛋黄、鸡、鱼、虾和豆类。绿叶蔬菜中含铁较多的有苜蓿、菠菜、芹菜、油菜、苋菜、荠菜、黄花菜、番茄等。水果中以杏、桃、李、葡萄干、红枣、樱桃等含铁较多。

食物中铁的吸收率在1%～22%,动物性食物中的铁较植物性食物易于吸收和利用。植物性食物中含有大量植酸、多酚,这些物质可与铁形成难以溶解的化合物,会影响铁的吸收。

2. 输血 当血红蛋白≤60g/L时、接近预产期或短期内需要行剖宫产术者,应少量多次输血,避免心脏负担加重,以免诱发急性左心衰竭。

3. 产时及产后处理 主要原则是尽量减少出血。

(1) 临产前应配血备用,可酌情给予维生素K、卡巴克络(安络血)及维生素C等。

(2) 防止产程延长,必要时可阴道助产,缩短第二产程。

(3) 于胎肩娩出时,肌内注射或静脉注射宫缩素10～20U。出血多时应及早输血。

(4) 产程中严格执行无菌操作,产后可短期应用抗生素以防感染。

(赵玲莉)

 思考题

1. 初孕妇,32岁,孕28周,主诉休息时心率110次/分,呼吸22次/分,夜间有胸闷、憋气。医生听诊心脏有舒张期杂音,确定为早期心力衰竭。

请问：

（1）妊娠合并心脏病的孕妇最危险的是哪几个时期？

（2）如何判断发生了早期心力衰竭？

（3）针对该孕妇应采取哪些处理措施？

2. 患者，女性，29 岁，妊娠 7 个月。检查：尿糖（+++），空腹血糖 7.5mmol/L，餐后 2 小时血糖 12.4mmol/L，诊断为妊娠期糖尿病。

请问：

（1）孕妇空腹血糖及餐后血糖的正常范围是多少？

（2）OGTT 如何进行？

（3）针对该孕妇拟定治疗方案，并对其进行孕期饮食指导。

第十一章 异 常 分 娩

学习目标

1. 具有关心产妇、严密观察产程的责任感,良好的医患沟通能力和团队协作精神。
2. 掌握子宫收缩乏力的临床表现及处理原则;骨产道异常的类型及处理原则。
3. 熟悉持续性枕后位及枕横位、臀先露、肩先露的诊断及处理。
4. 了解子宫收缩过强、软产道异常、面先露、巨大胎儿、脑积水、无脑儿的诊断及处理。
5. 学会常见异常胎位的助产方法。

异常分娩(abnormal labor)又称难产(dystocia),产力、产道、胎儿和产妇的精神心理因素在分娩过程中相互影响,任何一个或一个以上因素发生异常,或各因素间不能相互适应,导致分娩过程受阻,称为异常分娩。顺产与难产在一定条件下可以相互转化,若观察和处理得当,难产可以转变为顺产。若出现难产征象时不能及时识别与处理,可对母儿产生不良后果。因此必须认真观察产程,综合分析,正确判断和及时处理,确保母儿安全。

第一节 产 力 异 常

 工作情景与任务

导入情景:

王女士,38 岁,怀孕足月。昨日出现腹痛,大约 10 分钟 1 次。今天早晨 8 点因腹痛变频,约 5 分钟 1 次,来住院,上午 10 点医生告知宫口开大 2cm,由于年龄较大,非常紧张焦虑,忧心忡忡,担心不能顺产,下午 4 点医生给她检查,说宫口开大 3cm,未破膜,宫缩 6~7 分钟 1 次,持续 30 秒左右。

工作任务:

1. 请判断该产妇产程进展是否正常。
2. 为该产妇采取恰当的处理措施。

产力的主要力量是子宫收缩力。子宫收缩的节律性、对称性及极性不正常或强度、频率有改变,称子宫收缩力异常,简称产力异常(abnormal uterine action)。临床上把子宫收缩力异常分为子宫收缩乏力和子宫收缩过强两类,每类又分协调性和不协调性。以协调性子宫收缩乏力最常见(图11-1)。

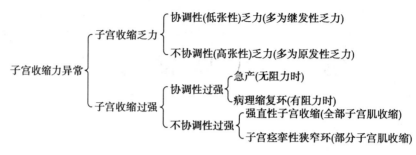

图 11-1　子宫收缩力异常的分类

一、子宫收缩乏力

【病因】

子宫收缩乏力多由几种因素综合引起。

1. 头盆不称或胎位异常　胎儿先露部下降受阻,不能紧贴子宫下段及子宫颈,因而不能引起反射性子宫收缩,导致继发性子宫收缩乏力。

2. 子宫因素　子宫发育不良、子宫畸形(如双角子宫)、子宫肌瘤,子宫壁过度膨胀(如双胎、巨大胎儿、羊水过多等),经产妇、高龄产妇子宫肌纤维变性均可引起原发性子宫收缩乏力。

3. 精神因素　产妇精神紧张、对分娩恐惧、过度疲劳,临产后进食少、待产时间长,过多地消耗体力,均可导致子宫收缩乏力。

4. 内分泌失调　临产后产妇体内雌激素、缩宫素、前列腺素、乙酰胆碱等分泌不足,或子宫对这些物质的敏感性降低等,可导致子宫收缩乏力。

5. 药物影响　临产后使用大剂量镇静剂、镇痛剂、解痉剂,使子宫收缩受到抑制。

【临床表现及诊断】

子宫收缩乏力根据宫缩特点分为协调性和不协调性两种,根据发生的时间又分为原发性和继发性。

1. 协调性子宫收缩乏力(低张性)　子宫收缩具有正常的节律性、对称性和极性,但收缩力弱,子宫腔压力低,宫缩持续时间短,间歇期长而不规律,宫缩<2 次/10 分钟。当子宫收缩达高峰时,用手按压子宫底部仍可出现凹陷。此种宫缩乏力多属继发性宫缩乏力,即产程开始子宫收缩正常,当产程进展到某阶段(多在第一产程活跃期后期或第二产程)出现子宫收缩乏力,常见于中骨盆和骨盆出口平面狭窄或持续性枕横位、枕后位等。此种子宫收缩乏力因宫缩高峰时宫腔内压力低,又称低张性宫缩乏力,对胎儿影响较小。

2. 不协调性子宫收缩乏力(高张性)　表现为子宫收缩失去正常的节律性、对称性和极性,甚至极性倒置,子宫收缩的兴奋点不是起自两侧子宫角,而是来自子宫的一处或多处。宫缩时,子宫底部不强,而是子宫下段强,宫缩间歇期子宫壁不能完全松弛,这种宫缩不能使宫颈口扩张及胎先露下降,属无效宫缩。产妇自觉下腹部持续性疼痛、拒按、烦躁不安,严重者出现脱水、电解质紊乱等。因宫缩间歇期宫腔内压力比正常宫缩间歇期高,故又称高张性宫缩乏力。因影响胎盘血液循环,可出现胎心率不规律、胎儿窘迫。此种宫缩乏力多属原发性宫缩乏力,即产程开始就宫缩乏力。应与假临产鉴别,给予强镇静剂哌替啶 100mg 肌内注射,子宫收缩停止者为假临产。

3. 产程曲线异常 通过观察产程及描绘产程图,有以下几种产程曲线异常,可以单独存在,也可以并存(图 11-2)。

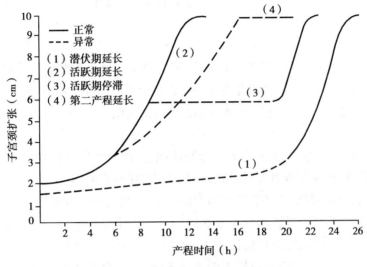

图 11-2 异常的宫颈扩张曲线

(1)潜伏期延长(prolonged latent phase):潜伏期超过 16 小时称潜伏期延长。

(2)活跃期延长(prolonged active phase):活跃期超过 8 小时称活跃期延长。活跃期宫颈口扩张初产妇<1.2cm/h、经产妇<1.5cm/h,提示活跃期延长。

(3)活跃期停滞(arrested active phase):进入活跃期后,子宫颈口停止扩张>4 小时,称活跃期停滞。

(4)第二产程延长(protracted second stage):第二产程初产妇>2 小时,经产妇>1 小时,称第二产程延长。

(5)胎头下降延缓(protracted descent):在宫颈扩张减速期及第二产程时,胎头下降速度初产妇<1cm/h、经产妇<2cm/h,称胎头下降延缓。

(6)胎头下降停滞(arrested descent):减速期后胎头下降停止>1 小时,称胎头下降停滞。

(7)滞产(prolonged labor):总产程超过 24 小时称滞产。

【对母儿的影响】

1. 对产妇的影响 子宫收缩乏力使产程延长,影响产妇休息和进食,精神疲惫及体力消耗,可出现肠胀气、排尿困难,严重时可引起脱水、酸中毒、低钾血症,进一步影响子宫收缩,使手术产率升高。由于第二产程延长,膀胱被压迫于胎头和耻骨联合之间,可导致组织缺血、水肿、坏死,形成膀胱阴道瘘或尿道阴道瘘。多次肛查、阴道检查、手术产、滞产均可增加感染机会。产后宫缩乏力容易引起产后出血。

2. 对胎儿的影响 宫缩乏力使产程延长,致手术助产率升高,同时新生儿产伤、颅内出血、吸入性肺炎及窒息等发生率增加。不协调性子宫收缩乏力,子宫壁不能完全放松,对胎

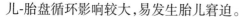

儿-胎盘循环影响较大,易发生胎儿窘迫。

【预防】

注意对孕妇进行产前教育。进入产程后,重视解除产妇的思想顾虑和恐惧心理,使产妇了解分娩是生理过程,增强产妇对分娩的信心。开展导乐或家属陪伴分娩,利于消除产妇的紧张和焦虑情绪,可预防精神紧张引起的宫缩乏力。待产过程中鼓励进食,必要时静脉补充营养。避免过多使用镇静药物,注意检查有无头盆不称和胎位异常等。指导产妇及时排空直肠和膀胱,必要时可灌肠及导尿。

【处理】

1. 协调性子宫收缩乏力 首先寻找原因,检查有无头盆不称和胎位异常。了解子宫颈扩张和胎先露部下降情况。如发现有头盆不称或胎位异常,估计不能从阴道分娩者,应及时行剖宫产术;估计能从阴道分娩者,应采取加强宫缩的措施。

(1) 第一产程

1) 一般处理:心理指导,消除产妇对分娩的顾虑,指导休息、饮食及大小便。对不能进食者静脉补充营养,排尿困难者及时导尿,必要时用温肥皂水灌肠。

2) 加强子宫收缩:如经上述处理宫缩力仍无好转,可用以下方法加强宫缩。

①人工破膜:子宫颈口扩张≥3cm,胎头已衔接,无脐带先露者,可行人工破膜。破膜后,胎头压迫子宫下段及子宫颈,可反射性加强子宫收缩,加速产程进展。破膜时注意观察羊水量、性状和胎心变化。破膜12小时以上胎儿尚未娩出,应给予抗生素预防感染。破膜后宫缩仍较弱,可采用缩宫素静脉滴注加强宫缩。

②缩宫素静脉滴注

适应证:协调性子宫收缩乏力、胎心良好、胎位正常、头盆相称、宫颈口扩张≥3cm 者。

用药方法:0.9%氯化钠注射液 500ml 加入缩宫素 2.5U;从 4～5 滴/分开始,根据宫缩强弱进行调整;调整间隔 15～30 分钟,每次增加 4～5 滴,最大滴速不超过 60 滴/分;达到宫缩持续 40～60 秒,间歇 2～3 分钟,并以此滴速维持静脉滴注;对于不敏感者酌情增加缩宫素剂量,每次增加 2.5U,一般 500ml 液体中缩宫素总量不超过 10U。

注意事项:应用缩宫素时必须有专人监护,严密观察宫缩、胎心、血压及产程进展等情况。如 10 分钟内宫缩≥5 次、持续 1 分钟以上或胎心率异常,应立即停止滴注。外源性缩宫素在母体血中的半衰期为 1～6 分钟,停药后能迅速好转,必要时加用镇静剂。若出现血压升高,应减慢滴速。胎儿前肩娩出之前严禁静脉推注或肌内注射缩宫素。

3) 促进子宫颈口扩张:采用地西泮 10mg 静脉推注,地西泮能使子宫颈平滑肌松弛,软化子宫颈,促进子宫颈口扩张。适用于子宫口扩张缓慢及子宫颈水肿时,与缩宫素联合应用效果更佳。

经上述处理,观察 2～4 小时产程仍无进展或出现胎儿窘迫征象时,应及时行剖宫产术。

(2) 第二产程:于第二产程出现宫缩乏力时,若无头盆不称,给予缩宫素静脉滴注促进产程进展。如胎头双顶径已下降到坐骨棘平面以下,等待自然分娩,必要时采取产钳或胎头吸引术助产。若胎头双顶径不能通过坐骨棘平面或出现胎儿窘迫征象时,应采取剖宫产术。

(3) 第三产程:为预防产后出血,当胎儿前肩娩出后,给予缩宫素 10U 静脉推注,然后用缩宫素 10～20U 加入 0.9%氯化钠注射液中静脉滴注,加强子宫收缩。对于产程长或破膜时间长者,应用抗生素预防感染。

2. 不协调性子宫收缩乏力 明确诊断后,应寻找导致子宫收缩不协调的原因,尽快给予纠正。应用镇静剂使产妇充分休息,可选用地西泮10mg缓慢静脉推注或哌替啶100mg肌内注射,经充分休息后多能恢复协调性子宫收缩,宫缩仍较弱时,再按照协调性宫缩乏力处理。在宫缩未恢复协调性之前,严禁使用缩宫素。如经上述处理,仍不能恢复协调性宫缩或出现胎儿窘迫征象,应及时行剖宫产术。

知识链接

地西泮与哌替啶的应用区别

产妇临产时由于精神紧张、焦虑、恐惧等增加了体内儿茶酚胺的释放,而儿茶酚胺有抑制子宫收缩的作用。地西泮可通过抗焦虑、镇静等作用减少体内儿茶酚胺的释放而有助于子宫收缩,且对胎儿影响较小,故地西泮可用于产程的任何阶段。哌替啶可消除因疼痛引起的紧张、焦虑、烦躁不安等情绪反应,但哌替啶用量过大可使血管扩张产生体位性低血压,对母子不利,且使用后产生的镇静作用持续时间可达2~4小时,故哌替啶只能用于预计胎儿4小时内不能娩出者,以免因呼吸抑制而引起新生儿窒息。

二、子宫收缩过强

(一)协调性子宫收缩过强

【临床表现及诊断】

子宫收缩的节律性、对称性和极性均正常,仅子宫收缩力过强、过频(10分钟内宫缩≥5次)。若产道无梗阻,初产妇宫颈口扩张速度≥5cm/h,经产妇宫颈口扩张速度≥10cm/h,分娩在短时间内结束。总产程<3小时称为急产(precipitous labor),多见于经产妇。若存在产道梗阻,宫缩过强时可诱发子宫破裂。

【对母儿影响】

1. 对产妇的影响 产程过快来不及消毒接产,导致软产道损伤、产褥感染;若胎先露下降受阻,可发生子宫破裂;产后子宫肌纤维缩复差,可引起产后出血;宫缩过强,宫腔内压力增高,羊水栓塞的风险增加。

2. 对胎儿及新生儿的影响 宫缩过强致胎盘循环受阻,可发生胎儿窘迫、新生儿窒息甚至死亡;胎儿急速娩出,胎头在产道内受到的压力突然解除,可致颅内血管扩张、破裂,引起新生儿颅内出血;来不及消毒接产,可发生新生儿感染,若坠地可发生骨折等外伤。

【处理】

凡有急产史者应提前住院待产。临产后避免灌肠,提前做好接产及预防产后出血、抢救新生儿窒息的准备工作。胎儿娩出时,嘱产妇不要向下屏气用力。若急产来不及消毒及新生儿坠地者,应给予新生儿维生素 K_1 10mg肌内注射,预防颅内出血;用精制破伤风抗毒素1500U预防新生儿破伤风。产后仔细检查软产道,发现裂伤及时缝合。母儿均应使用抗生素预防感染。

(二)不协调性子宫收缩过强

1. 强直性子宫收缩 多见于缩宫素用量过大或米索前列醇等缩宫药物引产时,严重胎盘早剥血液渗入子宫肌层也可引起子宫颈内口以上的子宫肌层出现强直性痉挛性收缩。其特点是宫缩强烈,失去节律性,宫缩间歇期极短或无间歇。

【临床表现及诊断】

产妇烦躁不安,持续性腹痛,拒按。胎心听不清,胎位触不清。偶可出现病理缩复环、血尿等先兆子宫破裂征象。

【处理】

确诊为强直性宫缩者,应及时给予宫缩抑制剂,如25%硫酸镁20ml加入5%葡萄糖液20ml内缓慢静脉推注(不少于5分钟),或肾上腺素1mg加入5%葡萄糖液250ml内静脉滴注。若用药后不能缓解或合并产道梗阻,应立即采取剖宫产术。若胎死宫内,可用乙醚吸入麻醉缓解强直性宫缩,无效者应行剖宫产术。

2. 子宫痉挛性狭窄环 子宫壁局部肌肉呈痉挛性不协调性收缩形成的环形狭窄,持续不放松,称子宫痉挛性狭窄环。狭窄环多发生在子宫上、下段交界处,或在胎体某一狭窄部如胎颈、胎腰处,多因过度疲劳、精神紧张以及不恰当应用宫缩剂或粗暴阴道内操作所致(图11-3)。

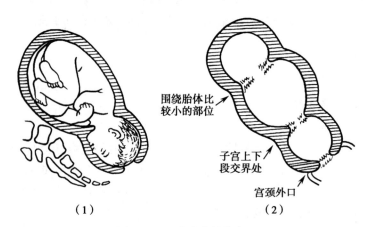

（1）　　　　　　　　　　（2）

图 11-3　子宫痉挛性狭窄环
（1）狭窄环围绕胎颈;（2）狭窄环容易发生的部位

【临床表现及诊断】

产妇出现持续性腹痛,烦躁不安,胎先露部下降停滞,胎心率时快时慢。阴道检查可在子宫颈内口处触及较硬而无弹性的狭窄环,腹部检查很难发现此环。子宫痉挛性狭窄环不同于病理缩复环,其位置不随宫缩而上升,不会导致子宫破裂。

【处理】

寻找引起子宫痉挛性狭窄环的原因,及时纠正。停止阴道内操作、停用缩宫药物等。若无胎儿窘迫征象,给予镇静剂如哌替啶100mg肌内注射,25%硫酸镁10ml加于25%葡萄糖液20ml内缓慢静脉推注,一般可消除异常宫缩。当宫缩恢复正常时,可等待自然分娩或阴道助产。若经上述处理,子宫痉挛性狭窄环不能缓解,子宫颈口未开全,胎先露较高,或出现胎儿窘迫征象,均应立即行剖宫产术。若胎死宫内,子宫颈口已开全,可在乙醚麻醉下经阴道分娩。

第二节 产 道 异 常

工作情景与任务

导入情景:

李女士,25 岁,初孕妇,怀孕足月,两天前到医院做产前检查,医生告诉她,胎头在下方,但还没有入盆,可疑头盆不称,让她住院后先试产,若试产失败了再行剖宫产。现在尚没有出现分娩征兆,她就带着困惑提前住院了。

工作任务:

1. 学会跨耻征检查方法,正确评估头盆关系。
2. 给李女士解释试产的适应证及方法。

产道异常包括骨产道异常及软产道异常。临床上以骨产道异常多见。

一、骨产道异常

骨盆形态异常或径线过短,致使胎先露部下降受阻,影响产程进展,称狭窄骨盆。

【狭窄骨盆的分类】

1. 骨盆入口平面狭窄 表现为入口平面前后径狭窄,常见于扁平骨盆。骨盆入口平面狭窄的程度分 3 级(表 11-1)。

表 11-1 骨盆入口平面 3 级狭窄的径线值(cm)

级别	程度	对角径	入口前后径
Ⅰ级	临界性狭窄	11.5	10.0
Ⅱ级	相对性狭窄	10.0 ~ 11.0	8.5 ~ 9.5
Ⅲ级	绝对性狭窄	≤9.5	≤8.0

(1)单纯扁平骨盆:骨盆入口呈横扁圆形,骶岬向前下突出,骨盆入口前后径短而横径正常(图 11-4)。

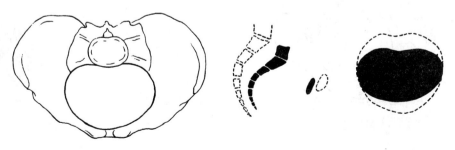

图 11-4 单纯扁平骨盆

（2）佝偻病性扁平骨盆：童年患佝偻病致骨骼软化而变形。骶岬被压向前突，骨盆入口前后径明显缩短，入口呈横的肾型，骶骨下段后移变直，尾骨前勾（图11-5）。

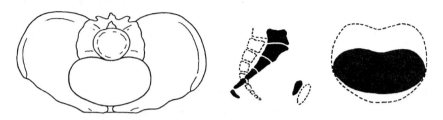

图 11-5 佝偻病性扁平骨盆

2. 中骨盆与出口平面狭窄 中骨盆平面狭窄常与骨盆出口平面狭窄相伴行，根据狭窄程度分为3级（表11-2）。

表 11-2 中骨盆及骨盆出口平面 3 级狭窄的径线值（cm）

级别	程度	中骨盆平面狭窄		出口平面狭窄
		坐骨棘间径	坐骨结节间径	坐骨结节间径+后矢状径
Ⅰ级	临界性狭窄	10.0	7.5	15.0
Ⅱ级	相对性狭窄	8.5～9.5	6.0～7.0	12.0～14.0
Ⅲ级	绝对性狭窄	≤8.0	≤5.5	≤11.0

主要见于以下两种类型。

（1）漏斗型骨盆：常见于男型骨盆，骨盆入口各径线正常，两侧骨盆壁内聚，状似漏斗（图11-6）。其特点是中骨盆平面及出口平面均狭窄，坐骨棘间径和坐骨结节间径短，坐骨切迹宽度<2横指，耻骨弓角度<90°，坐骨结节间径加出口后矢状径<15cm。

（2）横径狭窄骨盆：似类人猿骨盆。骨盆各平面横径均短，入口平面呈纵椭圆形（图11-7）。

3. 骨盆三个平面均狭窄 骨盆形态为正常女型骨盆，各平面径线均较正常值小2cm或更多，称均小骨盆（图11-8），多见于身材矮小、体形匀称的妇女。

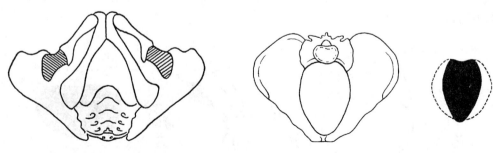

图 11-6 漏斗型骨盆　　　　　　　图 11-7 横径狭窄骨盆

4. 畸形骨盆 骨盆失去正常形态和对称性。见于跛行及脊柱侧突所致的偏斜骨盆和骨盆骨折所致的畸形骨盆。偏斜骨盆的特征是骨盆两侧斜径或两侧直径之差>1cm（图11-

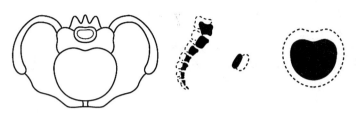

图 11-8 均小骨盆

9）。一侧髂前上棘与对侧髂后上棘之间的径线为一侧骨盆的斜径。同侧髂前上棘与髂后上棘之间的径线为一侧骨盆的直径。骨盆骨折常见于尾骨骨折使尾骨尖前翘或骶尾关节融合使骨盆出口前后径缩短,致骨盆出口平面狭窄影响分娩。

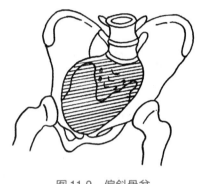

图 11-9 偏斜骨盆

【诊断】

在估计分娩难易时,首先考虑骨盆情况,因在分娩过程中,骨盆是一个相对不变的因素。在妊娠期间应评估骨盆有无异常,有无头盆不称,及早做出诊断,以决定分娩方式。

1. 病史 孕妇有无维生素 D 缺乏病(佝偻病)、脊柱和髋关节结核、脊髓灰质炎及骨盆外伤史,既往有无难产史及新生儿有无产伤等。

2. 全身检查 注意观察孕妇体型、步态,有无脊柱及髋关节畸形,米氏菱形窝是否对称。身高<145cm者易合并均小骨盆。

3. 腹部检查

（1）一般检查:观察腹型,若为尖腹或悬垂腹,提示胎头尚未入盆,可能存在骨盆入口狭窄。测宫高、腹围,预测胎儿大小,四步触诊了解胎先露、胎方位及先露是否衔接。

（2）评估头盆关系:初产妇近预产期或临产后胎头仍高浮时,多为骨盆入口平面狭窄,应充分估计头盆关系。可用跨耻征检查判断头盆是否相称。具体方法:孕妇排尿后仰卧,两腿伸直,检查者一手放在耻骨联合上方,另一手将浮动的胎头向骨盆腔方向推压。如胎头低于耻骨联合平面,称胎头跨耻征阴性,表示头盆相称;若胎头与耻骨联合在同一平面,称胎头跨耻征可疑阳性,表示可疑头盆不称;若胎头高于耻骨联合平面,称胎头跨耻征阳性,表示头盆不称(图 11-10)。对于跨耻征阳性的孕妇,应让其采取屈腿半卧位,再次进行胎头跨耻征检查,若转为阴性,提示为骨盆倾斜度异常,而非真正的头盆不称。头盆不称提示可能有骨盆相对或绝对性狭窄。

4. 评估骨盆大小 目前主要通过产科检查评估骨盆大小。检查内容包括:测对角径、坐骨棘间径、坐骨切迹宽度、骶骨弧度、尾骨关节活动度、坐骨结节间径、出口后矢状径、耻骨弓角度等,以判断各平面是否狭窄及骨盆是否偏斜(见狭窄骨盆的分类)。

5. B 型超声检查头盆关系 通过 B 型超声测量胎头双顶径、腹径及股骨长度,预测胎儿体重,判断胎儿能否通过骨盆腔。

6. 产程监测 临产后产力和胎位正常而产程进展缓慢时,提示狭窄骨盆的可能,应及时进行检查,明确狭窄骨盆的诊断。

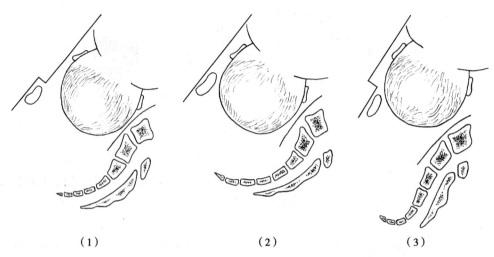

（1） （2） （3）

图 11-10　检查头盆相称程度

（1）头盆相称；（2）可疑头盆不称；（3）头盆不称

【对母儿的影响】

1. 对产妇的影响　骨盆入口平面狭窄影响胎先露部衔接，易发生胎位异常；中骨盆平面狭窄影响胎头内旋转，易发生持续性枕横位或枕后位；由于胎先露下降受阻，可引起继发性宫缩乏力，使产程延长或停滞，致手术产、产道裂伤、产后出血的发生率升高；产程长，软产道受压过久，产后可形成生殖道瘘；产程延长，阴道检查次数增多，加之手术助产等，均可增加产褥感染机会；严重梗阻性难产处理不当可致先兆子宫破裂，甚至子宫破裂。

2. 对胎儿的影响　骨盆狭窄使胎儿先露部高浮易发生胎膜早破、脐带脱垂，导致胎儿窘迫，甚至胎儿死亡；产程延长，胎头受压过久以及手术助产等，易发生新生儿颅内出血、感染、新生儿产伤。

【分娩时处理】

骨盆相对性狭窄较多见，分娩时应明确狭窄骨盆的类型和程度，结合产力、胎方位、胎儿大小、胎心率、宫颈口扩张程度、胎先露下降程度、是否破膜，产妇年龄及产次等因素，综合分析和判断，决定分娩方式。

1. 骨盆入口平面狭窄的处理

（1）绝对性骨盆入口狭窄：对角径≤9.5cm，骨盆入口前后径≤8.0cm，胎头跨耻征阳性，足月活胎不能阴道分娩，应行剖宫产术。

（2）相对性骨盆入口狭窄：对角径10.0～11.0cm，骨盆入口前后径8.5～9.5cm，跨耻征可疑阳性，胎儿体重<3000g，产力、胎位、胎心率正常，可在严密监护下进行阴道试产。试产时间一般2～4小时，如胎头能入盆，产程进展顺利，为试产成功，可经阴道分娩；如胎头不能入盆或出现胎儿窘迫征象，应及时行剖宫产术。

2. 中骨盆平面狭窄的处理　中骨盆平面狭窄易发生持续性枕横位或枕后位，若宫颈口开全，胎头双顶径下降至坐骨棘水平以下，可经阴道徒手旋转胎头为枕前位，等待自然分娩，或行胎头吸引器或产钳助产；若胎头双顶径阻滞在坐骨棘水平以上或出现胎儿窘迫时，应行剖宫产术结束分娩。

3. 骨盆出口平面狭窄的处理　骨盆出口平面狭窄禁忌阴道试产。若出口横径与后矢状径之和<15cm,足月活胎,应行剖宫产术结束分娩;若二者之和>15cm,多数可经阴道分娩(图11-11),应做较大会阴后-侧切开,必要时行产钳或胎头吸引器阴道助产。

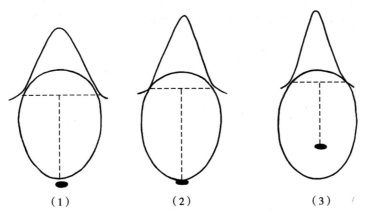

（1）　　　　　　（2）　　　　　　（3）

图11-11　骨盆出口横径与后矢状径的关系

（1）正常;（2）横径虽小,后矢状径长,胎头可利用后三角区娩出;（3）横径与后矢状径均小,胎头不能娩出

4. 骨盆三个平面均狭窄的处理　若胎儿不大,胎心、胎位、产力均正常,头盆相称,可以阴道试产。若胎儿较大,头盆不称,应及时行剖宫产术。

5. 畸形骨盆的处理　凡畸形严重,明显头盆不称者,应及时行剖宫产术。

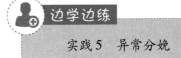
边学边练

实践5　异常分娩

二、软产道异常

软产道异常所致的难产少见,容易被忽视。一般应于妊娠早期进行一次阴道检查,以了解有无软产道异常。

【阴道异常】

1. 阴道纵隔　若纵隔厚阻碍胎先露下降时,需在纵隔中间剪断,待分娩结束后,再剪除剩余部分,用可吸收线间断或连续锁边缝合残端。

2. 阴道横隔　多位于阴道上、中段,可影响胎先露下降。当横隔被胎先露撑薄,可将横隔做 X 形切开,待分娩结束再切除剩余部分,用可吸收线间断或连续锁边缝合残端。如横隔位置高且厚而坚韧,阻碍胎先露部下降,需行剖宫产结束分娩。

3. 阴道包块　包括阴道肿瘤、阴道囊肿和阴道尖锐湿疣。阴道肿瘤影响胎先露下降又不能经阴道切除者,应采取剖宫产术;阴道囊肿较大阻碍分娩者,可行囊肿穿刺抽出内容物,产后再择期切除肿瘤或处理囊肿。体积大、范围广的阴道尖锐湿疣可阻碍分娩,易发生产道裂伤,应行剖宫产术。

【子宫颈异常】

1. 子宫颈水肿　多见于扁平骨盆、持续性枕后位或滞产,子宫颈口未开全时过早使用腹压,致使子宫颈前唇长时间被压于胎头与耻骨联合之间,血液回流受阻引起水肿,影响子宫颈扩张。可在子宫颈两侧各注射 0.5% 利多卡因 5~10ml 或静脉推注地西泮 10mg,待子宫颈口近开全,用手将水肿的子宫颈前唇上推,使其越过胎头,可经阴道分娩。如经上述处理无效,子宫颈口不继续扩张,可行剖宫产术。

2. 子宫颈坚韧 常见于高龄初产妇,子宫颈组织缺乏弹性,或精神过度紧张,使子宫颈挛缩,子宫颈不易扩张。此时可静脉注射地西泮 10mg。也可在子宫颈两侧各注入 0.5% 利多卡因 10ml,如不见缓解,应行剖宫产术。

3. 子宫颈粘连和瘢痕 可因刮宫损伤、感染、手术或物理治疗所致。轻度的子宫颈膜状粘连可试行粘连分离,机械性扩张,严重的子宫颈粘连和瘢痕应行剖宫产术。

4. 子宫颈癌 子宫颈缺乏伸展性,脆而硬,经阴道分娩有发生宫颈裂伤、出血及癌肿扩散的危险,应行剖宫产术。若为早期浸润癌,可先行剖宫产术,随即行子宫颈癌根治术。

【子宫异常】

1. 子宫畸形 包括中隔子宫、双角子宫、双子宫等,子宫畸形时难产发生率增加,临产后严密观察,适当放宽剖宫产手术指征。

2. 瘢痕子宫 曾经行剖宫产术、子宫肌瘤剜除术、子宫成形术等,使子宫遗留瘢痕。瘢痕子宫再次分娩时子宫破裂的危险性增加。若只有 1 次剖宫产史,切口为子宫下段横切口、术后再次妊娠间隔时间>2 年,胎儿体重适中,而无其他产科指征者,可采取阴道试产,严密观察产程,及时发现子宫破裂征象,及时处理。若前次剖宫产为子宫体部纵切口或"T"型切口,或术后有感染,或存在其他产科指征者,宜采取剖宫产术结束分娩。

【盆腔肿瘤】

1. 子宫肌瘤 子宫肌瘤对分娩的影响主要取决于肌瘤大小、数量和生长部位。子宫下段及子宫颈部的较大肌瘤,影响胎头入盆,应行剖宫产术,并同时切除肌瘤。若肌瘤在骨盆入口以上而胎头已入盆,肌瘤不阻塞产道则可经阴道分娩,肌瘤于产后再行处理(图 11-12)。

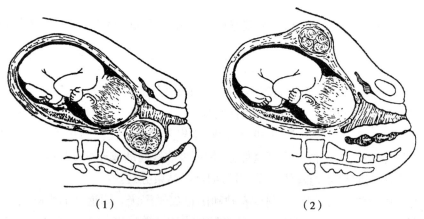

（1） （2）

图 11-12 妊娠合并子宫肌瘤
（1）胎头下降受阻;（2）不影响胎头下降

2. 卵巢肿瘤 妊娠期卵巢肿瘤的位置可随子宫的增大而上升,一般不阻碍分娩。分娩过程中若卵巢肿瘤发生蒂扭转、破裂等并发症或者肿瘤位于骨盆入口处,阻碍胎先露衔接,应行剖宫产术。

第三节 胎儿异常

胎儿异常导致的难产包括胎位异常、胎儿发育异常等,其中以胎位异常最为常见。

一、胎位异常

胎位异常(abnormal fetal position)包括胎头位置异常、臀先露及肩先露等,是常见的难产因素。以头为先露的难产,又称头位难产。

(一) 持续性枕后位、枕横位

在分娩过程中,胎头以枕后位或枕横位衔接,枕部在下降过程中,多数向前转成枕前位经阴道自然分娩,若胎头枕骨不能转向前方,直至分娩后期仍位于母体骨盆的后方或侧方,致使分娩发生困难者,称持续性枕后位(图 11-13)或持续性枕横位。常发生于漏斗型骨盆(男型骨盆)或横径狭窄骨盆(类人猿型骨盆)或扁平骨盆伴有子宫收缩乏力的产妇。发生率约5%。

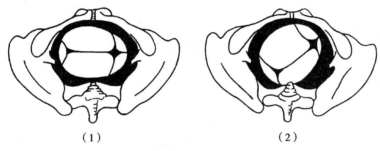

（1）　　　　　　　　　　（2）

图 11-13　持续性枕横位、枕后位
（1）持续性枕右横位；（2）持续性枕右后位

【临床表现与诊断】

1. 产程表现

（1）活跃晚期及第二产程延长:临产后,胎头衔接晚且俯屈不良,胎先露不能紧贴子宫下段及宫颈内口,易致宫缩乏力及子宫颈口扩张缓慢,常导致活跃晚期及第二产程延长。

（2）过早使用腹压及子宫颈前唇水肿:枕后位时胎儿枕部直接压迫直肠,产妇自觉肛门坠胀及排便感,过早运用腹压,易引起疲劳和宫颈前唇水肿,影响产程进展。在阴道口虽见到胎发,但经多次宫缩、屏气用力却不见胎头继续下降,应考虑持续性枕后位。

2. 腹部检查　胎背偏向母体腹壁的后方或侧方,在母体前腹壁或一侧可以触及胎儿肢体。胎心音在脐下偏外侧最响亮,枕后位时因胎背伸直,胎儿前胸贴近母体腹壁,也可在胎儿肢体侧的胎胸部位听到胎心音。

3. 肛门检查或阴道检查　枕后位时盆腔后部较空虚。胎头矢状缝位于骨盆斜径上,前囟在骨盆右前方,后囟在骨盆左后方则为枕左后位,反之为枕右后位。胎头矢状缝位于骨盆横径上,后囟在骨盆左侧方,为枕左横位,反之为枕右横位。

4. B 型超声检查　根据胎头眼眶及枕部位置,能准确诊断胎头位置。

【分娩机制】

在头盆相称的情况下,多数枕后位和枕横位在强而有力的宫缩下,可使胎头枕部向前转动90°~135°成为枕前位。若为持续性枕后位及枕横位，分娩机制如下：

1. 枕后位　枕左(右)后位胎头枕部向后转45°，使矢状缝与骨盆前后径一致，胎儿枕骨朝向骶骨成正枕后位。其分娩方式有两种：

(1)胎头俯屈较好：当前囟门抵达耻骨联合下缘时，以前囟门为支点，胎头继续俯屈，使顶、枕部自会阴前缘娩出，继之胎头仰伸，额、鼻、口、颏相继由耻骨联合下娩出[图11-14(1)]。此为枕后位经阴道分娩最常见的方式。

(2)胎头俯屈较差：当鼻根抵达耻骨联合下缘时，则以鼻根部为支点，胎头先俯屈，使额、顶、枕部从会阴前缘娩出，然后胎头仰伸，使鼻、口、颏部相继由耻骨联合下娩出[图11-14(2)]。因胎头以较大的枕额周径旋转，胎头娩出更困难，多需手术助产。

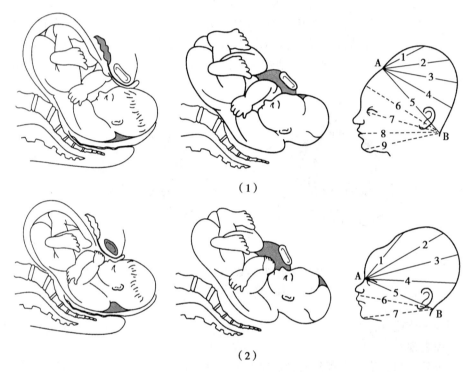

图 11-14　枕后位分娩机制
(1)枕后位以前囟为支点娩出(胎头俯屈较好)；(2)枕后位以鼻根为支点娩出(胎头俯屈较差)

2. 枕横位　枕横位时胎头于下降过程中内旋转受阻，或枕后位的胎头枕部仅向前旋转45°而形成。持续性枕横位虽能经阴道分娩，但多数需用手或胎头吸引器将胎头转成枕前位娩出。

【对母儿的影响】

1. 对母体的影响　易致继发性宫缩乏力、活跃晚期及第二产程延长、胎头下降停滞，常需手术助产，易发生软产道损伤，产后出血及感染；产道受压过久形成生殖道瘘。

2. 对胎儿的影响　第二产程延长及手术产增多，易致胎儿窘迫、新生儿窒息及围生儿死亡率增高。

【处理】

若无明显骨盆异常，胎儿不大，可以试产，严密观察产程，进行以下处理。

1. 第一产程

（1）潜伏期:需保证产妇充分营养和休息。让产妇朝向胎儿肢体方向侧卧,以利胎头枕部转向前方。如宫缩不良,应尽早静脉滴注缩宫素。子宫颈口开全之前,嘱产妇不要屏气用力,以免引起子宫颈前唇水肿而阻碍产程进展。

（2）活跃期:若宫颈口扩张3～4cm产程停滞,宫缩欠佳,排除头盆不称,采取人工破膜及静脉滴注缩宫素。经上述处理,若宫颈口开大>1cm/h,伴胎先露下降,多能经阴道分娩。如若宫颈口扩张<1cm/h或无进展,或出现胎儿窘迫征象,应行剖宫产术。

2. 第二产程 若初产妇已近2小时,经产妇已近1小时,应行阴道检查,根据头盆关系决定分娩方式,其中胎头双顶径能否越过坐骨棘水平是决定能否经阴道分娩的关键。当胎头双顶径已达坐骨棘平面或更低时,可徒手将胎头转为枕前位,经阴道分娩;或采取低位产钳或胎头吸引器阴道助产。转成枕前位有困难时,也可向后转成正枕后位,再以产钳助产。如以枕后位娩出,需做较大的会阴后-侧切开术,以免造成会阴严重裂伤。当胎头双顶径仍在坐骨棘水平以上,应行剖宫产术。

3. 第三产程 产程延长者易发生产后子宫收缩乏力,可在胎儿前肩娩出后立即肌内注射宫缩剂,预防产后出血。有软产道损伤者应及时修补并用抗生素预防感染。

（二）面先露

胎头以颜面为先露称面先露,多于临产后发现。常由额先露继续仰伸形成,以颏左前及颏右后位多见。发病率为0.8%～2.7%。面先露可由骨盆狭窄、头盆不称、腹壁松弛、脐带过短或脐带绕颈、无脑儿、先天性甲状腺肿等因素引起。

边学边练

实践 胎位异常的助产术;会阴切开缝合术;胎头吸引术;产钳术 见《助产技术》相关内容。

【临床表现及诊断】

1. 产程表现 临产后,常表现为潜伏期延长、活跃期延长或停滞,胎头迟迟不能入盆。

2. 腹部检查 ①胎头极度仰伸入盆受阻,胎体伸直,子宫底位置较高。②颏后位时,在胎背侧触及枕骨隆突,此为面先露的特征。③在耻骨联合上方可触及胎儿枕骨隆突与胎背之间有明显的凹沟,听诊胎心音较远而弱。④颏前位时,胎体伸直使胎儿胸部更贴近孕妇的腹前壁,在孕妇的下腹部听诊胎心音更清楚。

3. 肛门检查或阴道检查 可触到高低不平,软硬不均的颜面部,若宫颈口开大,可触及胎儿眼眶、颧骨、鼻、口及颏部,并根据颏部所在的位置确定胎方位。

4. B型超声检查 根据胎头枕部及眼眶的位置,可确定面先露及其胎方位。

【对母儿影响】

1. 对产妇的影响 颏前位时,因胎儿颜面部不能紧贴子宫下段及子宫颈内口,常引起子宫收缩乏力及产程延长,颜面部骨质不能变形,容易发生会阴裂伤。颏后位时,引起梗阻性难产,若不及时处理,可导致子宫破裂。

2. 对胎儿及新生儿的影响 由于胎头受压过久,可引起颅内出血、胎儿窘迫、新生儿窒息、胎儿面部受挤压,出现面部肿胀、青紫,以口唇部最严重,影响新生儿吸吮,严重者可出现会厌水肿影响新生儿吞咽及呼吸。

【处理】

1. 颏前位 若无头盆不称,产力良好,可经阴道分娩。若出现继发性子宫收缩乏力,第二产程延长,可用低位产钳助娩,应做较大的会阴后-侧切开。若有头盆不称或出现胎儿窘迫,应行剖宫产术。

2. 颏后位及颏横位   颏后位及颏横位若能转成颏前位,可经阴道分娩。持续性颏后位或持续性颏横位,应行剖宫产术。若胎儿严重畸形或已死亡,可经阴道行穿颅术结束分娩。

 知识拓展

其他头位难产与先露异常

(1) 胎头高直位:胎头呈不屈不仰姿势衔接于骨盆入口,其矢状缝与骨盆入口前后径一致。胎头枕骨靠近耻骨联合者,称高直前位。胎头枕骨靠近骶岬者,称高直后位。占分娩总数的 1.08%。高直前位时,若骨盆正常,胎儿不大,应给予试产的机会。高直后位一经确诊,应行剖宫产术。

(2) 前不均倾位:枕横位时,胎头以前顶骨先入盆,称前不均倾位。发生率为 0.5% ~ 0.81%。一经确诊为前不均倾位,应采取剖宫产术。

(3) 复合先露:胎头或胎臀同时伴有肢体(上肢或下肢)进入骨盆入口,称复合先露。临床以胎头与手复合先露最常见,多发生于早产者,发病率为 0.8‰ ~ 1.66‰。若无头盆不称,可待自然分娩或阴道助产。若明显头盆不称或胎儿窘迫,应行剖宫产术。

(三) 臀先露

臀先露是最常见的异常胎位,约占足月分娩总数的 3% ~ 4%。多由经产妇腹壁松弛或羊水过多等所致胎儿在宫腔内活动范围过大引起,也可由子宫畸形、双胎妊娠、羊水过少所致的胎儿在宫腔内活动范围受限,或由骨盆狭窄、前置胎盘、盆腔肿瘤造成的胎头衔接受阻引起。胎盘附着在子宫底及子宫角部,臀先露的发生率约为 73%。

【分类】

根据胎儿下肢的姿势不同分为 3 类。

1. 单臀先露   最多见。胎儿双髋关节屈曲,双膝关节伸直,以臀部为先露,称单臀先露,又称腿直臀先露。

2. 完全臀先露   较多见。胎儿双髋关节及双膝关节均屈曲,似盘膝坐,以臀部和双足为先露,称完全臀先露,又称混合臀先露。

3. 不完全臀先露   较少见。以一足或双足、一膝或双膝、一足一膝为先露,称不完全臀先露。膝先露是暂时的,产程开始后常转为足先露。

【临床表现及诊断】

1. 产程表现   临产后胎先露不能紧贴子宫下段与子宫颈内口,可致宫缩乏力及产程延长。

2. 腹部检查   在子宫底部可触及圆而硬、有浮球感的胎头,在耻骨联合上方则触到不规则、软而宽的胎臀,胎心在脐左上或右上方胎背处听诊清楚。

3. 阴道检查   当子宫颈口扩张 2cm 以上胎膜已破时,阴道检查可触及胎臀、外生殖器及肛门,应与面先露鉴别:面先露时口与两颧骨呈三角形,手指入口可触及齿龈;而肛门与两坐骨结节呈直线排列,手指入肛门有环状括约感、指套可沾有胎便(图 11-15)。当触及胎足时尚需与胎手相鉴别:足趾短而并排,趾端可连成一直线,足跟突出;胎手指长,指端不平齐(图 11-16)。

4. B 型超声检查   能准确探清臀先露类型以及胎儿大小、胎头姿势等。

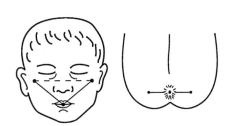

图 11-15 胎儿面部与臀部触诊的鉴别

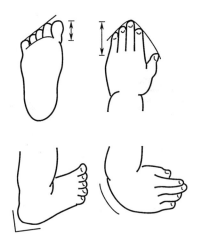

图 11-16 胎足与胎手的鉴别

【分娩机制】

以单臀先露骶右前位为例阐述。

1. 胎臀娩出 临产后胎臀以粗隆间径衔接于骨盆入口右斜径上,逐渐下降,前髋部下降稍快,当前髋部抵达盆底时,前髋部向前内旋转45°,前髋部转至耻骨联合后方,使粗隆间径与骨盆出口前后径一致。胎体为适应产道而侧屈,后髋先自会阴前缘娩出,然后胎体稍伸直,前髋从耻骨弓下娩出,继之双足、双下肢娩出。胎体行外旋转,胎背转向右前方。

2. 胎肩娩出 胎体外旋转的同时,胎儿双肩径衔接于骨盆入口的右斜径上,并沿此径线继续下降,双肩达盆底时,前肩向前内旋转45°,使双肩径与骨盆出口前后径一致,胎体侧屈使后肩及后上肢自会阴前缘娩出,继之前肩及前上肢娩出。

3. 胎头娩出 当胎肩娩出时,胎头矢状缝衔接于骨盆入口的左斜径或横径上并逐渐下降,同时胎头俯屈。当枕骨达盆底时向前内旋转45°或90°,使枕骨转至耻骨联合后方,胎头继续下降,当枕骨达耻骨弓下缘时,以此处为支点,胎头继续俯屈,使颏、面及额部相继自会阴前缘娩出,最后枕骨自耻骨弓下娩出。

【对母儿的影响】

1. 对产妇的影响 胎臀形状不规则,不能紧贴子宫下段及子宫颈,胎先露后方的羊水容易进入前羊膜囊,对前羊膜囊的压力不均衡,易发生胎膜早破;临产后易发生继发性子宫收缩乏力,使产褥感染及产后出血机会增多。如子宫颈口未开全强行牵拉,容易造成子宫颈撕裂。

2. 对胎儿的影响 臀先露一旦发生胎膜早破,并发脐带脱垂的几率是头先露的10倍,脐带受压可致胎儿窘迫甚至死亡。胎膜早破使早产儿及低体重儿增多。分娩过程中,若出现胎头牵出困难,常发生新生儿窒息、臂丛神经损伤、胸锁乳突肌损伤、骨折及颅内出血等产伤,围生儿的发病率与死亡率均增高。

【处理】

1. 妊娠期 妊娠30周前,胎位多不固定,臀先露多能自行转为头先露。若妊娠30周后仍为臀先露应予矫正。常用以下方法:

(1) 胸膝卧位:孕妇排空膀胱,松解裤带,采取胸膝卧位(图11-17)进行纠正,每日2~3次,每次15分钟,连续做1周后复查。此方法可使胎臀退出盆腔,借助胎儿重心的改变,增

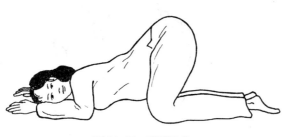

图 11-17 胸膝卧位

加转为头先露的机会,成功率 70% 以上。

(2) 激光照射或艾灸至阴穴:用激光照射两侧至阴穴(足小趾外侧,距趾甲角 0.1 寸),也可用艾条灸,每日 1 次,每次 15~20 分钟,5 次为一疗程。与胸膝卧位联合应用效果更好。

(3) 外转胎位术:若用上述矫正方法无效,可于妊娠 32~34 周行外转胎位术。经孕妇的腹壁将臀先露转为头先露的方法。因有发生胎盘早剥、脐带缠绕等并发症的危险,目前临床上较少应用。

2. 分娩期 应根据产妇的年龄、胎产次、骨盆大小、胎儿大小、胎儿是否存活、臀先露的种类、有无并发症,于临产初期做出正确判断,决定分娩方式。

(1) 剖宫产:剖宫产的指征为高龄初产、狭窄骨盆、软产道异常、胎儿体重>3500g、胎儿窘迫、妊娠合并症、有难产史、不完全臀先露,瘢痕子宫、B 型超声见胎头过度仰伸、有脐带先露等。

(2) 阴道分娩:无臀先露剖宫产指征者可采取阴道分娩。阴道分娩的处理如下:

1) 第一产程:产妇应左侧卧位休息,不宜站立走动。少做肛查及阴道检查,禁止灌肠,以免胎膜破裂。一旦破膜,应立即听胎心。若胎心异常,应行阴道检查,了解有无脐带脱垂。若脐带脱垂,胎心良好,宫颈口未开全,为抢救胎儿,应立即行剖宫产术。若无脐带脱垂,应严密观察产程进展及胎心情况,当子宫颈口开大至 4~5cm 时,胎足即可经宫颈口脱出至阴道。此时应采取"堵"外阴的方法,宫缩时用无菌巾以手掌堵住阴道口避免胎足脱出(图 11-18),随着宫缩,胎臀逐渐下降起到充分扩张软产道的作用,有利于后出胎头顺利娩出。在"堵"的过程中应每隔 10~15 分钟听 1 次胎心。当胎臀降至阴道口时,说明子宫颈口已开全,应准备接产。

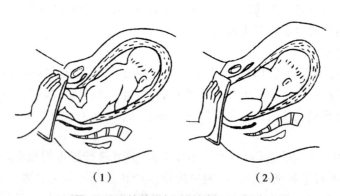

(1)　　　　　　　　(2)

图 11-18 堵胎足与胎臀助宫颈口扩张

2) 第二产程:接产前导尿排空膀胱,初产妇应行会阴后-侧切开。有 3 种分娩方式:①自然分娩:胎儿自然娩出,不做任何牵拉。仅见于经产妇,宫缩强,骨盆宽大且胎儿较小者。临床极少见。②臀位助产:当胎臀自然娩出至脐部,胎肩及胎头由接产者协助娩出。胎儿脐部娩出后,一般应在 2~3 分钟娩出胎头,最长不能超过 8 分钟,以免脐带受压过久造成死产。③臀牵引术:胎儿全部由接产者牵拉娩出。此方式对母儿损伤大,一般不宜采用。

3）第三产程:胎儿娩出后,应肌内注射缩宫素或前列腺素制剂,防止产后出血。行手术操作或有软产道损伤者,应及时缝合并用抗生素预防感染。为预防新生儿颅内出血,出生后 3 日内肌内注射维生素 K_1。

边学边练

实践 臀位矫正方法;臀位助娩术 见《助产技术》相关内容。

(四) 肩先露

胎体横卧于骨盆入口之上,其纵轴与母体纵轴垂直,以肩部为先露,称为肩先露。约占足月分娩总数的 0.25% ,是最不利于分娩的胎位。见于经产妇腹部松弛、早产儿、羊水过多等所致胎儿宫内活动空间较大时,也可见于前置胎盘,骨盆狭窄等影响胎头入盆时。足月活胎不能经阴道自然娩出。

【临床表现及诊断】

1. 产程表现　临产后,肩先露不能紧贴子宫下段及宫颈内口,不能反射性加强子宫收缩,致宫缩乏力;胎膜破裂后,胎儿上肢或脐带容易脱垂;若胎肩及胸廓的一部分被挤入盆腔,胎体折叠弯曲,颈部拉长,上肢脱出阴道口外,但胎头及胎臀仍被阻于骨盆入口上方,形成忽略性肩先露,又称嵌顿性肩先露(图 11-19)。若不及时处理,将发生子宫破裂。

2. 腹部检查　子宫呈横椭圆形,子宫底高度低于孕周,子宫横径增宽,子宫底部及耻骨联合上方空虚;孕妇腹部两侧分别触及胎头和胎臀。肩前位时,母体前腹壁触及宽大平坦胎背;肩后位时,母体腹壁触及不规则的小肢体,胎心音在脐周最清楚。

3. 肛门检查或阴道检查　如胎膜已破,子宫颈口开大,可触到肩胛骨、肋骨、腋窝。腋窝尖端朝向胎儿肩部及头端位置,以此可确定胎头在母体左侧或右侧。肩胛骨朝向母体前方或后方,可确定肩前位或肩后位。若胎手已脱出阴道口,可用握手法鉴别胎儿左手或右手,进而确定胎方位。

4. B 型超声检查　能准确探清肩先露并能确定胎方位。

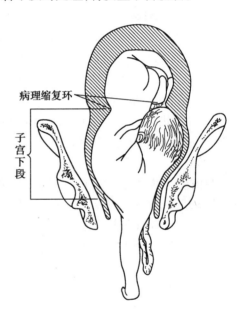

图 11-19　忽略性肩先露

【对母儿的影响】

1. 对产妇的影响　足月活胎不能从阴道分娩,致剖宫产率增加;肩先露不能紧贴子宫下段及宫颈内口,常发生胎膜早破、子宫收缩乏力,产后出血及感染率增加;若临产后子宫收缩增强,可出现病理缩复环,甚至子宫破裂。

2. 对胎儿影响　胎膜破裂羊水流出,容易发生脐带脱垂,导致胎儿窘迫甚至死亡。

【处理】

1. 妊娠期　妊娠期发现肩先露应适时纠正,纠正方法同臀先露(见本节臀先露妊娠期处理)。若纠正失败,应提前住院以决定分娩方式。

2. 分娩期

(1) 剖宫产:是肩先露的主要分娩方式。①初产妇足月活胎,应于临产前择期剖宫产或临产后剖宫产。②经产妇足月活胎,首选剖宫产术。③出现先兆子宫破裂或子宫破裂征象

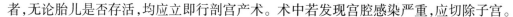

者,无论胎儿是否存活,均应立即行剖宫产术。术中若发现宫腔感染严重,应切除子宫。

(2)阴道分娩:①经产妇,子宫颈口开大5cm以上,破膜后羊水尚未流尽,胎心良好,无先兆子宫破裂征象,可在硬膜外麻醉下或全麻下行内转胎位术。助产者一手进入子宫腔握住胎足向外牵拉,将肩先露转为臀先露,待子宫颈口开全助产娩出。②胎儿已死亡,无先兆子宫破裂征象,于子宫颈口开全后在全麻下行断头术或碎胎术。③双胎妊娠足月活胎,第二胎儿为肩先露,可行内转胎位术后娩出。

二、胎儿发育异常

胎儿发育异常,主要有巨大儿和胎儿畸形(脑积水和水脑、脊柱裂、无脑儿、联体胎儿等)。下面仅介绍巨大儿、脑积水和水脑、无脑儿。

(一)巨大胎儿

胎儿体重达到或超过4000g者,称巨大胎儿(macrosomia)。发生率约7%,男胎多于女胎。多见于经产妇、过期妊娠、妊娠合并糖尿病、父母身材高大、孕妇肥胖、高龄产妇及有巨大儿分娩史者。近年因营养过度而致巨大胎儿的孕妇有逐渐增多的趋势。

【对母儿的影响】

1. 对产妇的影响　头盆不称发生率高,剖宫产率增加;经阴道分娩者有发生肩难产的危险,肩难产发生率与胎儿体重成正比。肩难产处理不当可发生严重的软产道裂伤甚至子宫破裂,子宫肌纤维过度伸展,易发生子宫收缩乏力、产程延长及产后出血。胎先露长时间压迫软产道,容易导致生殖道瘘。

2. 对胎儿的影响　胎儿大,常需阴道手术助产,可引起颅内出血、锁骨骨折,若发生肩难产,臂丛神经损伤的发生率增加。

【诊断】

目前尚无准确的方法预测胎儿大小,待出生后方能确诊。若检查发现腹部明显膨隆,子宫高度>35cm,触诊胎体、胎头较大,可初步判断巨大儿,需要B型超声检查测定胎头双顶径、股骨长度、腹围及头围等各项生物指标协助判断。若胎头双顶径>10cm,需进一步测量胎儿肩径和胸径,若肩径和胸径大于头径者需警惕肩难产的发生。

【处理】

1. 妊娠期　对妊娠期疑为巨大胎儿或既往有分娩巨大儿史者,应检查孕妇有无糖尿病。如为糖尿病孕妇,应积极治疗,控制血糖,足月后根据糖尿病控制情况及胎盘功能等综合判断,确定终止妊娠的时机与方式。

2. 分娩期　①估计胎儿体重≥4000g且合并糖尿病者,采取剖宫产术。②估计胎儿体重≥4000g而无糖尿病者,可放宽剖宫产指征,也可阴道试产,同时做好处理肩难产的准备工作。分娩后应及时检查软产道有无裂伤,并预防产后出血。对于新生儿,应注意预防低血糖。

附:肩难产

肩难产对胎儿的主要危害之一是臂丛神经损伤,近几年来因新生儿臂丛神经损伤引发的医疗纠纷增多,因此,肩难产的技术防范与处理应引起重视。肩难产是指胎头娩出后,胎儿前肩被嵌顿在耻骨联合上方,用常规助产方法不能娩出者。胎儿体重4000～4500g时肩难产发生率为3%～12%,≥4500g为8.4%～14.6%。对于胎儿过大,有发生肩难产可能

者,应及早行剖宫产术。分娩过程中一旦诊断为肩难产,接产人员切勿惊慌失措,不可强行牵拉胎头,应立即采取以下方法:

1. 请求援助和会阴切开　立即召集有经验的产科医生和助产士等人员到现场救援,切开会阴或加大会阴切口,以增加阴道内操作空间。

2. 屈大腿法联合耻骨上加压法　让产妇采取屈大腿法,双腿极度屈曲贴近腹部,双手抱膝,减少骨盆倾斜度,使嵌顿在耻骨联合上方的前肩自然松解,同时让助手在产妇耻骨联合上方触到胎儿前肩部位并向后下加压,使双肩径缩小,此时助产者牵拉胎头,两者配合,持续加压与牵引,注意不要用暴力。

经以上操作,多数肩难产能得到成功解决。若胎肩仍不能娩出,可采取旋肩法、牵后臂娩出后肩法、四肢着地法,如仍无效,最后可采取耻骨联合切开、断锁骨法等。

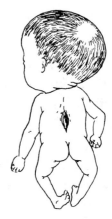

(二) 脑积水和水脑

脑积水指脑脊液多达 500～3000ml,蓄积于脑室系统内,致脑室系统扩张和压力升高,压迫正常脑组织。脑积水常伴有脊柱裂、足内翻等畸形(图 11-20)。双侧大脑半球缺失,颅内充满脑脊液,称水脑。严重的脑积水和水脑可致梗阻性难产、子宫破裂等。

【诊断】

在耻骨联合上方触到宽大、高浮的胎头,跨耻征阳性。阴道检查,胎先露过高,盆腔空虚,颅缝宽,囟门大而紧张,颅骨软而薄,有弹性。妊娠 20 周后,B 型超声检查严重的脑积水表现为:颅内大部分被液性暗区占据,中线漂动,脑组织受压变薄,胎头周径明显大于腹周径;水脑的典型表现是头颅呈巨大的无回声区,内无大脑组织及脑中线回声。

图 11-20　脑积水、脊柱裂、足内翻

【处理】

确诊为严重的脑积水和水脑者,应在孕妇免受损害的情况下给予引产。头先露,宫颈口开大 3cm 时,经阴道行颅内穿刺放液,或临产前 B 型超声监视下经腹部行脑室穿刺放液,胎头缩小后娩出胎儿。

(三) 无脑儿

无脑儿是先天畸形胎儿中最常见的一种,也是神经管缺陷中最严重的一种类型。女胎比男胎多 4 倍。无头盖骨,无大脑,仅见颅底或颅底部分脑组织,眼球突出呈"蛙样",不能存活(图 11-21)。无脑儿有两种类型,一种为脑组织未发育,另一种为脑组织变性坏死突出脑外。无脑儿伴有羊水过多者常早产,不伴羊水过多者常过期妊娠。

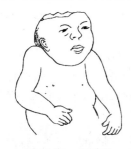

图 11-21　无脑儿

【诊断】

妊娠 14 周后,B 型超声探查见不到圆形颅骨光环,头端有不规则"瘤结"。腹部扪及胎头较小,肛门或阴道检查时可扪及凹凸不平的颅底部。无脑儿应与小头畸形、面先露相区别。无脑儿脑膜直接暴露在羊水中,羊水中甲胎蛋白(AFP)增高。因无脑儿的垂体及肾上腺发育不良,孕妇尿 E_3 呈低值。

【处理】

一经确诊为无脑儿应引产。分娩一般无困难,少数因头小不

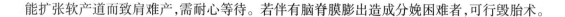

能扩张软产道而致肩难产,需耐心等待。若伴有脑脊膜膨出造成分娩困难者,可行毁胎术。

第四节 异常分娩的诊治要点

异常分娩的因素有产力、产道、胎儿及产妇的精神心理因素的异常,这几种因素既相互影响又互为因果关系。明显的胎儿发育异常、胎位异常、产道异常,在产前容易诊断。如臀先露或肩先露是单一先露异常引起的难产,容易诊断,而头位难产多发生在分娩过程中,较难诊断。必须熟练掌握引起难产的诸因素及其间的相互关系,密切观察产程,及早识别异常情况,综合分析,及时作出正确判断,恰当处理,从而保证分娩顺利和母儿安全。

【诊断要点】

1. 产前诊断 加强产前检查和孕期管理,了解孕妇年龄,有无维生素 D 缺乏病及骨盆外伤等病史,对有异常分娩史者应了解难产原因、分娩经过、处理方法及母婴预后。孕早期常规进行阴道检查,及早发现可能造成原发性宫缩乏力和产道梗阻的因素,如子宫及软产道畸形、子宫下段或子宫颈肌瘤等。妊娠期及时纠正异常胎位,临产前通过测量子宫底高度、腹围及 B 型超声测量胎儿双顶径、股骨长度、腹围等,尽可能较准确地估计胎儿体重,是否为巨大儿,并注意有无头盆不称。

2. 产时诊断 引起难产诸因素的共同表现是分娩受阻和产程延长,各种难产因素多在产程中得到诊断。因此,要严密观察产程及时发现以下异常:

(1) 产妇出现全身衰竭症状:由于产程延长,产妇烦躁不安,体力衰竭,甚至出现脱水、酸中毒、肠胀气和尿潴留等,应及时发现并予以纠正。若第一产程较早出现尿潴留,应注意是否为前不均倾位。

(2) 子宫收缩力异常:首先区分是协调性或不协调性子宫收缩乏力还是子宫收缩过强,然后区分是单纯性子宫收缩乏力还是由胎儿、产道因素引起。临床上多为继发性子宫收缩乏力。当骨盆狭窄、头盆不称或胎位异常时,产程开始一段时间子宫收缩力正常,随着产程进展,胎头下降受阻,胎头不能紧贴子宫下段及子宫颈内口,引起继发性子宫收缩乏力。产妇精神紧张或应用缩宫素不当,可出现子宫收缩不协调。双胎妊娠及羊水过多时,因子宫肌纤维过度伸展而致子宫收缩乏力。若子宫收缩过强,胎头下降受阻,可发生先兆子宫破裂甚至子宫破裂。因此,必须及时查明原因,及时处理。

(3) 胎头下降受阻:临产后,一旦发现胎头下降受阻,应想到骨盆狭窄、胎位异常、子宫收缩乏力、胎头过大、软产道异常、胎儿畸形、子宫痉挛狭窄环等的可能。潜伏期胎头迟迟不能入盆,应警惕子宫收缩乏力及头盆不称,应行胎头跨耻征检查。活跃期及第二产程,胎头下降速度<1cm/h 或停留原处,应检查有无中骨盆狭窄及持续性枕后位或枕横位。产程延长,胎头产瘤大,颅缝过度重叠,表明胎头受到产道的严重挤压。在阴道口虽见到胎发,但经多次宫缩、屏气却不见胎头继续下降,应考虑持续性枕后位。

(4) 宫颈口扩张延缓或停滞:潜伏期延长,尤其进入活跃期后,初产妇宫口扩张速度<1.2cm/h 或经产妇宫颈口扩张速度<1.5cm/h,甚至子宫颈口停止扩张达 4 小时以上,产程无进展,提示可能存在子宫收缩乏力,胎位异常,头盆不称,中骨盆或骨盆出口平面狭窄,宫颈坚韧或宫颈瘢痕、宫颈水肿等。

(5) 胎儿窘迫:产程延长,尤其是第二产程延长,导致胎儿缺氧,代偿能力下降时,可出现胎儿窘迫征象,应及时查清原因,及时处理。

（6）胎膜早破：胎膜早破常是异常分娩的征兆。一旦发现破膜，应立即听胎心音，注意有无脐带脱垂。头盆不称或胎位异常时，先露部与骨盆之间有空隙，胎先露前方与后方的羊水交通，前羊水囊受力不均衡可引起胎膜早破。双胎妊娠、羊水过多、重度子宫颈裂伤也易发生胎膜早破。及时查明原因，及时处理。

【处理要点】

尽可能做到产前预测，产时及时准确诊断，综合分析产力、产道与胎儿情况，决定分娩方式（图11-22）。

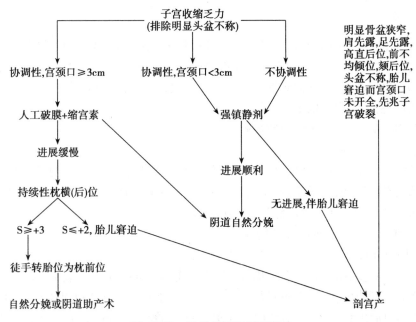

图 11-22 异常分娩处理示意图

1. 剖宫产术 骨盆明显狭窄或明显畸形、足月肩先露、颏后位、高直后位、前不均倾位、具有臀先露剖宫产指征者、足月联体儿、先兆子宫破裂、子宫颈口未开全而胎儿窘迫者，均应采取剖宫产术。

2. 试产 若轻度头盆不称，特别是骨盆入口平面临界性狭窄，要结合产力、胎位及胎儿大小等条件，给予试产。对于中骨盆平面狭窄及有妊娠合并症者，选择试产要慎重。骨盆出口平面狭窄禁止试产。试产过程中应严密观察产力、胎心、子宫颈口扩张和胎先露下降情况。试产时间一般 2~4 小时，人工破膜后不超过 2 小时。在试产过程中针对出现的异常情况进行恰当的处理。

（1）一般处理：给予产妇心理疏导，讲解必要的分娩知识，解除产妇的紧张与恐惧心理，鼓励进食，保证营养，必要时给予静脉滴注 10% 葡萄糖液及维生素 C 等。为避免盆腔器官充盈阻碍胎头下降，可给予温肥皂水灌肠或导尿。

（2）子宫颈口扩张延缓或停止：对于潜伏期延长者，阴道检查排除产道和胎儿因素后，可用镇静剂哌替啶 100mg 肌内注射或地西泮 10mg 静脉注射，产妇休息后可很快转入活跃期，若进入活跃期子宫仍呈协调性收缩乏力者，可人工破膜联合缩宫素静脉滴注加强子宫收缩，若子宫颈口扩张和胎头下降顺利，可经阴道分娩。若应用缩宫素及人工破膜 2 小时，产程无进展，需行剖宫产术。

（3）胎头下降延缓或停止：考虑胎头在中骨盆平面与出口平面受阻。仔细阴道检查，了解中骨盆及出口平面情况、胎头位置及颅骨重叠程度。在排除明显头盆不称及严重胎头位置异常后，若有子宫收缩乏力，可试用缩宫素静脉滴注加强子宫收缩。若为持续性枕横位或枕后位，初产妇第二产程近 2 小时，经产妇第二产程近 1 小时，若胎头双顶径在坐骨棘水平以下，S≥+3，可徒手旋转胎头至枕前位，可自然分娩或用胎头吸引器或低位产钳助产；若颅骨最低点 S≤+2，或胎儿窘迫，应行剖宫产术。

（韩清晓）

 思考题

1. 王女士，28 岁，G_1P_0，妊娠 39 周，阵发性腹痛 17 小时，破膜 2 小时入院。近两天睡眠较差。检查：骨盆各径线正常，胎心率 140 次/分，宫缩 20～30 秒/6～8 分钟，宫缩高峰时按压子宫底部仍出现凹陷，宫缩间歇期子宫壁能完全放松。胎位 LOA，胎先露 S=−1，子宫颈口扩张 2cm，估计胎儿体重 3200g。

（1）请判断该产妇出现的异常情况。

（2）制定处理方案。

2. 刘女士，30 岁，G_1P_0，妊娠 40 周，子宫颈口开全近 2 小时，阴道口见到胎发，产妇频频用力未见胎头继续下降，阴道检查，胎头产瘤明显，S=+3，前囟门朝向母体骨盆的右前方，出口横径 7cm，出口后矢状径 8cm，胎心率 100 次/分。

（1）请判断该产妇出现的异常情况。

（2）制定处理方案。

3. 刘女士，30 岁，G_1P_0，妊娠 39 周，阵发性腹痛 12 小时，胎膜破裂 13 小时入院。入院后检查：髂前上棘间径 24cm，髂嵴间径 27cm，骶耻外径 19cm，坐骨棘间径 9cm，坐骨结节间径 7.5cm。出口后矢状径 8cm，估计胎儿体重 3500g，胎心率 136 次/分，宫缩 40 秒/2～3 分钟，子宫颈口扩张 9cm，胎方位 LOT，胎头位置 S=+1。1 小时后检查：子宫颈口扩张 10cm，胎方位 LOT，胎头位置 S=+1，宫缩 45 秒/1～2 分钟，胎心率 105 次/分。

（1）请判断该产妇出现的异常情况。

（2）制定处理方案。

第十二章　分娩期并发症

学习目标

1. 具有良好的心理素质,面对危重病人树立分秒必争、忙而不乱的急救观念。
2. 掌握胎膜早破的临床表现、诊断及治疗;脐带脱垂的治疗;子宫破裂的临床表现、诊断及治疗;产后出血的病因、临床表现、诊断及治疗;羊水栓塞的急救措施;新生儿窒息的治疗。
3. 熟悉脐带脱垂的临床表现与诊断;子宫破裂的病因与预防;羊水栓塞的临床表现;新生儿窒息的临床表现及诊断。
4. 了解胎膜早破的病因、对母儿的影响;羊水栓塞的病因与病理生理;新生儿窒息的病因。
5. 学会分娩期并发症的初步诊断与治疗。

第一节　胎膜早破

胎膜早破(premature rupture of membrane,PROM)是指临产前胎膜自然破裂。其发生率占分娩总数的 2.7% ~7%。发生在早产者为足月产的 2.5~3 倍。对妊娠、分娩不利的影响是早产率升高,围生儿死亡率增加,宫内感染率及产褥感染率升高。

【病因】

1. 生殖道感染　病原微生物上行感染,可引起胎膜炎,使胎膜局部抗张力下降而破裂。

2. 羊膜腔压力增高　多胎妊娠、羊水过多、巨大儿宫内压力增加,覆盖于宫颈内口处的胎膜易发生破裂。

3. 胎膜受力不均　头盆不称、胎位异常使胎儿先露部与骨盆入口未能很好衔接,前羊膜囊受力不均,导致胎膜破裂。

4. 营养因素　孕妇缺乏微量元素维生素 C、锌和铜,使胎膜抗张能力下降,可引起胎膜早破。

【对母儿影响】

1. 对母体影响　胎膜早破可诱发早产及增加宫内感染和产褥感染机会,感染程度与破膜时间有关,超过 24 小时,感染率增加 5~10 倍。羊水过多者若突然破膜,可引起胎盘早剥。

2. 对胎儿的影响　常诱发早产,早产儿易发生呼吸窘迫综合征;破膜时孕周越小,胎肺

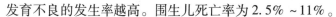

发育不良的发生率越高。围生儿死亡率为2.5%~11%。

【临床表现及诊断】

孕妇突感有液体自阴道流出,继而可有少量液体间断流出。部分病人虽无液体间断流出,但在体位变化或增加腹压如咳嗽、打喷嚏、负重时,羊水即可流出。无腹痛等其他产兆。阴道窥器检查:可见液体自宫颈流出或后穹隆较多积液并见到胎脂样物质。肛诊:触不到前羊水囊,将胎先露部上推时见到流液量增多,可确定诊断。阴道流液应与尿失禁相鉴别。

1. 阴道液酸碱度检查 正常阴道液 pH 为 4.5~5.5,羊水 pH 为 7.0~7.5,若 pH ≥ 6.5,提示胎膜早破,准确率90%。注意血液、宫颈黏液、尿液、精液、滑石粉、污染均可使测试出现假阳性。破膜时间长,假阴性率增高。

2. 阴道液涂片检查 取阴道后穹隆积液,干燥片检查见羊齿植物叶状结晶为羊水。涂片用0.5%硫酸尼罗蓝染色,显微镜下见橘黄色胎儿上皮细胞;用苏丹Ⅲ染色见橘黄色脂肪小粒,均可确定为羊水,准确率达95%。

3. 胰岛素样生长因子结合蛋白-1(IGFBP-1)检测 利用 IGFBP-1 检测试纸检测羊水中的 IGFBP-1,特异性强,不受血液、精液、尿液和宫颈黏液的影响。

4. 羊膜镜检查 可以直视胎先露部,看不到前羊水囊,即可诊断胎膜早破。

5. B 型超声检查 羊水量减少可协助诊断。

【治疗】

治疗原则:妊娠<24 周应终止妊娠;妊娠>24 周而<28 周者,根据孕妇及家属的要求酌情处理;妊娠28~35 周的孕妇若胎肺不成熟,无感染征象、无胎儿窘迫可期待治疗,但必须排除绒毛膜羊膜炎;若胎肺成熟或有明显感染时,应立即终止妊娠;对胎儿窘迫的孕妇或妊娠>36 周者,终止妊娠。

(一) 足月胎膜早破的处理

足月胎膜早破常是即将临产的征兆,如检查宫颈已成熟,可进行观察,一般在破膜后 12 小时内自然临产。若 12 小时内未临产,可予以药物引产,并用抗生素预防感染。

(二) 未足月胎膜早破的处理

1. 期待疗法 适用于孕28~35 周不伴感染、羊水池深度 ≥3cm 者。具体措施如下:

(1) 一般处理:绝对卧床,注意宫缩,避免不必要的肛诊与阴道检查,保持外阴清洁,观察产妇的体温、脉搏、羊水性状、气味,并检测血常规。

(2) 预防感染:破膜 12 小时以上者应预防性使用抗生素,可先静脉应用抗生素 2~3 日,然后改口服抗生素维持,以降低胎儿及新生儿肺炎、败血症及颅内出血的发生率,也能减少绒毛膜羊膜炎及子宫内膜炎的发生。

(3) 子宫收缩抑制剂的应用:常选用硫酸镁、沙丁胺醇、利托君等药物。

(4) 促胎肺成熟:常用地塞米松。

(5) 纠正羊水过少:羊水池深度 ≤2cm,妊娠<35 周时,可行经腹羊膜腔输液,有助于胎肺发育,避免产程中脐带受压。

2. 终止妊娠

(1) 经阴道分娩:妊娠 35 周后,胎肺成熟,宫颈成熟,无禁忌证可引产。

(2) 剖宫产:胎头高浮,胎位异常,宫颈不成熟,胎肺成熟,明显羊膜腔感染,伴有胎儿窘迫,抗感染同时行剖宫产术终止妊娠,做好新生儿复苏准备。

第二节 脐带脱垂

脐带脱垂(prolapse of umbilical cord),指胎膜破裂后脐带脱出于宫颈口外进入阴道内,甚至露于外阴部。脐带先露(presentation of umbilical cord)又称隐性脐带脱垂,指胎膜未破时脐带位于胎先露部前方或一侧。(图 12-1)

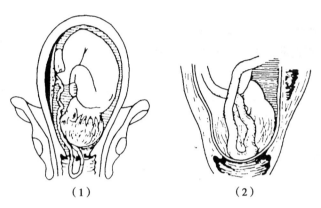

图 12-1 脐带先露、脐带脱垂
(1)脐带脱垂 (2)脐带先露

【病因】

凡胎儿先露部与骨盆入口平面不能严密衔接,在两者之间留有空隙者,均可发生脐带脱垂。主要原因有:

1. 胎头未衔接 骨盆狭窄或胎儿过度发育,头盆不称或胎头入盆困难,尤其扁平骨盆,若在临产开始后胎头仍未衔接,胎膜破裂时羊水流出可使脐带脱出。

2. 异常胎先露 是发生脐带脱垂的主要原因。臀位与横位易发生脐带脱垂。

3. 其他 脐带过长或胎盘低置;羊水过多者胎膜破裂时,因宫腔内压力过高,羊水流出速度快,可导致脐带脱垂。

【对母儿影响】

1. 对产妇影响 增加剖宫产率及手术助产率。

2. 对胎儿影响 脐带先露者,若胎先露部尚未入盆,宫缩时胎先露部下降,脐带可因一时性受压致使胎心率异常。若胎先露部已入盆,胎膜已破者,脐带受压于胎先露部与骨盆之间,引起胎儿缺氧,胎心率异常,甚至完全消失。以头先露最严重,肩先露最轻。若脐带血液循环阻断超过 7~8 分钟,则胎死宫内。

【临床表现及诊断】

有脐带脱垂原因存在时,应警惕有无脐带脱垂。

1. 脐带先露 若胎膜未破,胎动、宫缩后胎心率突然变慢,改变体位、上推先露及抬高臀部后迅速恢复者,应考虑有脐带先露的可能,临产后应行胎心监护。

2. 脐带脱垂 胎膜破裂后立即听胎心,一旦胎心率出现异常,考虑脐带脱垂的可能,应立即行阴道检查,在阴道内触到条索状物或伴有搏动,可确诊脐带脱垂。

【治疗】

1. 脐带先露　经产妇,胎膜未破宫缩良好者,取头低臀高位,密切观察胎心率,等待胎头衔接,宫口逐渐扩张,胎心持续良好者,可经阴道分娩。初产妇或足先露、肩先露者,应行剖宫产术。

2. 脐带脱垂　发现脐带脱垂,胎心尚好,胎儿存活者,应争取尽快娩出胎儿。

（1）子宫颈口开全:胎头已入盆,胎头双顶径在坐骨棘水平以下,行阴道手术助产;臀先露行臀牵引术。

（2）子宫颈口未开全:产妇立即取臀高位,将胎先露部上推,应用抑制子宫收缩的药物,以缓解脐带受压;严密监测胎心,同时尽快行剖宫产术。

第三节　子宫破裂

 工作情景与任务

导入情景:

小金2年前剖宫产娩出一女孩,现再次怀孕近足月。今日凌晨突然出现腹痛难忍,同时有鲜血自阴道流出,被120救护车迅速送进医院。此时产妇面色苍白、血压70/50mmHg,脉搏110次/分,胎心听不清。

工作任务:

1. 指出小金可能的诊断,并说出依据。

2. 对小金进行正确的急救和处理。

子宫破裂(rupture of uterus),指在妊娠晚期或分娩期子宫体部或子宫下段发生破裂。易导致产妇及胎儿死亡,是产科极其严重的并发症。加强产前检查与提高产科质量,使子宫破裂的发病率明显降低。

【病因】

1. 梗阻性难产　是引起子宫破裂最常见的原因。骨盆狭窄、头盆不称、胎位异常、软产道阻塞、巨大儿、胎儿畸形等,均可使胎先露部下降受阻,为克服产道阻力,子宫强烈收缩,使子宫下段过度伸展变薄导致子宫破裂。

2. 瘢痕子宫　子宫曾有手术史,如剖宫产、子宫肌瘤剔除术等,于妊娠晚期或分娩期宫腔内压力增高可使瘢痕破裂。前次手术后伴感染及切口愈合不良者再次妊娠,发生子宫破裂的危险性更大。

3. 宫缩剂使用不当　未正确掌握缩宫素使用的适应证,或使用剂量过大,或子宫对缩宫素过于敏感,均可引起子宫收缩过强,而发生子宫破裂。

4. 手术损伤或外伤　不适当或粗暴的阴道助产手术,如宫口未开全行臀牵引术、产钳术或胎头吸引术,忽略性横位强行内倒转术,强行剥离植入性胎盘等,可造成子宫破裂。少数可由外伤引起。

【临床表现及诊断】

子宫破裂多发生于分娩期,通常为一个渐进发展的过程,多数可分为先兆子宫破裂和子宫破裂两个阶段。需注意瘢痕子宫和损伤性破裂常无典型先兆破裂征象。

1. 先兆子宫破裂 常见于产程长、有梗阻性难产因素的产妇。表现为:①子宫呈强直性或痉挛性过强收缩,产妇自觉下腹剧痛难忍,烦躁不安,甚至呼叫,呼吸、心率加快。②胎先露下降受阻,宫缩过强,子宫体部肌肉增厚变短,子宫下段肌肉过度伸展变薄,在子宫体部和子宫下段之间形成明显的环状凹陷,称病理缩复环(pathologic retraction ring)。此环会随宫缩逐渐上升达脐平甚至脐上,宫缩时子宫外形呈葫芦状(图 12-2),子宫下段压痛明显。③膀胱受先露部压迫,出现排尿困难、血尿。④由于宫缩过频、过强,胎儿血供受阻,胎心率异常或听不清。

此时若不及时处理,子宫将在病理缩复环处或其下方发生破裂。

2. 子宫破裂 根据破裂程度,可分为完全性与不完全性子宫破裂两种。

(1) 不完全性子宫破裂:子宫肌层全部或部分破裂,但浆膜层完整,宫腔与腹腔未相通,胎儿及其附属物仍在宫腔内,称为不完全性子宫破裂。多见于子宫下段剖宫产切口瘢痕破裂。产妇症状和体征不明显,腹部检查仅在不全破裂处有明显压痛。如破裂累及子

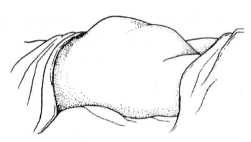

图 12-2 先兆子宫破裂时腹部外观

宫动脉,可导致急性大出血;破裂发生在子宫侧壁,可形成阔韧带内血肿,此时在宫体一侧可扪及逐渐增大且有压痛的包块。胎心率多不规则或消失。

(2) 完全性子宫破裂:子宫壁全层破裂,宫腔与腹腔相通,称完全性子宫破裂。子宫破裂发生的瞬间,产妇突感腹部撕裂样剧痛,宫缩骤然停止,腹痛暂时缓解。随着血液、羊水进入腹腔,腹痛又呈持续性加重。同时产妇可出现呼吸加快、面色苍白、出冷汗、脉搏细数,血压下降等休克征象。全腹压痛、反跳痛,在腹部清楚地扪及胎体,缩小的宫体位于胎儿侧方,胎心和胎动消失。阴道检查可见鲜血流出,量可多可少,扩张的宫口较前缩小,胎先露部升高,若破口位置较低,可自阴道扪及子宫破裂口。

典型的子宫破裂根据病史、症状、体征较容易诊断。根据前次剖宫产手术史、子宫下段压痛、胎心改变、阴道流血,阴道检查发现先露部上升,宫颈口缩小,或触及子宫下段破裂口等均可确诊。B 型超声检查能协助确定破口部位及胎儿与子宫的关系。

【预防】

1. 作好产前检查,有瘢痕子宫、产道异常等高危因素者,应提前入院待产。

2. 对前次剖宫产切口为子宫体部切口、子宫下段切口有撕裂、术后感染愈合不良者,均应行剖宫产终止妊娠。

3. 严密观察产程进展,警惕并尽早发现先兆子宫破裂征象并及时处理。

4. 严格掌握缩宫剂应用指征,诊断为头盆不称、胎儿过大、胎位异常或曾做过子宫手术者,产前均应禁用缩宫剂;应用缩宫素引产时应由专人护理,按规定稀释为小剂量静脉缓慢滴注,严防发生过强宫缩;应用前列腺素抑制剂引产应慎重。

5. 正确掌握产科手术助产的指征及操作规范,阴道助产术后应仔细检查宫颈或宫腔,

及时发现损伤给予修补。

【治疗】

1. 先兆子宫破裂　应立即抑制子宫收缩,可予吸入或静脉全身麻醉,或肌内注射哌替啶 100mg,尽快剖宫产。

2. 子宫破裂　无论胎儿是否存活,均应在积极抢救休克的同时,尽快手术治疗。根据产妇状态、子宫破裂的程度、破裂时间及感染的程度决定手术方式。

(1) 子宫破口边缘整齐、距破裂时间短,可行破口修补术;若子宫破口大、边缘不整齐、有明显感染者,应行子宫次全切除术。破口大、撕裂超过宫颈者,应行子宫全切术。

(2) 术中应仔细检查宫颈、阴道及膀胱、输尿管、直肠等邻近脏器,若有损伤应作相应修补术。

(3) 手术前后给予大量广谱抗生素控制感染。

3. 基层医院转诊指征

(1) 分娩时孕产妇出现异常情况(如异常宫缩、病理缩复环、血尿),若正在使用缩宫剂,必须立即停用。急请上级医院援救的同时,做好输血和手术准备。

(2) 严重休克者应尽可能就地抢救,若必须转诊,应输血、输液、包扎腹部后方可转诊。

第四节　产　后　出　血

 工作情景与任务

导入情景:

罗女士 29 岁,今日凌晨分娩双胞胎男婴,一家人沉浸在喜悦之中。产后半小时助产士发现其身下的床单上有大量血液,立即按摩子宫,并急忙告知医生。

工作任务:

1. 判断罗女士可能的出血原因。

2. 协助医生采取恰当的治疗措施。

产后出血(postpartum hemorrhage,PPH),指胎儿娩出后 24 小时内失血量超过 500ml 者,剖宫产时超过 1000ml,是分娩期严重并发症。约 80% 发生于产后 2 小时内。居我国目前孕产妇死亡原因的首位。

【病因】

引起产后出血的原因依次为子宫收缩乏力、胎盘因素、软产道裂伤和凝血功能障碍。这些因素可共存、互为因果或相互影响。

1. 子宫收缩乏力　最常见,占产后出血总数的 70% ~ 80%。分娩后,子宫肌收缩和缩复对肌束间的血管能起到有效的压迫作用。影响子宫肌收缩功能的因素,均可引起出血。常见因素有:

(1) 全身因素:产妇精神过度紧张,对分娩过度恐惧,尤其对阴道分娩缺乏足够信心;合并慢性全身性疾病;体质虚弱等均可引起子宫收缩乏力。

(2) 产科因素:产程延长使体力消耗过多;前置胎盘、胎盘早剥、妊娠期高血压疾病、宫腔感染等,可使子宫肌水肿或子宫肌层渗血,影响子宫收缩。

（3）子宫因素：①子宫肌纤维过度伸展（如多胎妊娠、羊水过多、巨大胎儿）；②子宫肌壁损伤（剖宫产史、肌瘤剔除后、产次过多等）；③子宫病变（子宫肌瘤、子宫畸形、子宫肌纤维变性等）。

（4）药物因素：临产后过多使用镇静剂、麻醉剂或子宫收缩抑制剂。

2. 胎盘因素 胎儿娩出30分钟后胎盘仍未娩出,称为胎盘滞留。根据胎盘剥离情况分为以下类型：

（1）胎盘剥离后滞留：因宫缩乏力、膀胱充盈等因素使已剥离胎盘滞留宫腔内,影响胎盘剥离面血窦关闭,引起产后出血。

（2）胎盘剥离不全：第三产程过早牵拉脐带或按压子宫,影响胎盘正常剥离过程,导致胎盘剥离不全血窦开放而出血。

（3）胎盘嵌顿：由于宫缩剂使用不当或粗暴按压子宫,宫颈内口附近子宫肌出现痉挛性狭窄环,使已剥离的胎盘嵌顿于狭窄环以上,影响宫缩导致出血。

（4）胎盘粘连：指胎盘绒毛全部或部分穿过子宫蜕膜层附着于子宫肌层表面,不能自行剥离,称胎盘粘连。全部粘连时无出血,部分粘连时因胎盘剥离面血窦开放引起出血。子宫内膜炎症、多次人工流产、宫腔感染导致子宫内膜损伤,是胎盘粘连的常见原因。

（5）胎盘植入：指胎盘绒毛深入子宫肌层为胎盘植入。穿过子宫肌层到达或穿过子宫浆膜面为穿透性胎盘植入。根据胎盘植入的面积分为部分性或完全性。其病因有：①内膜损伤如多次人工流产、宫腔感染；②胎盘附着部位异常如附着于子宫下段、宫颈或子宫角部,此处内膜较薄,绒毛易侵入肌层；③子宫手术史如剖宫产术、子宫肌瘤剔除术；④经产妇子宫内膜损伤及发生炎症的机会较多,易引起蜕膜发育不良而发生胎盘植入。

（6）胎盘胎膜残留：部分胎盘小叶、副胎盘、部分胎膜残留于宫腔内,影响子宫收缩而引起产后出血。

3. 软产道裂伤 由于软产道组织弹性较差、胎儿过大、娩出过快、宫缩过强、产程进展过快、接产时未保护好会阴、助产手术操作不规范等均可引起软产道损伤。

4. 凝血功能障碍 产妇凝血功能障碍见于：①与产科有关的并发症：羊水栓塞、妊娠期高血压疾病、胎盘早剥及死胎等；②产妇合并血液系统疾病：原发性血小板减少、白血病、再生障碍性贫血、重症肝炎等。由于凝血功能障碍,可造成手术切口及胎盘剥离面大量出血。

【临床表现】

胎儿娩出后阴道流血及出现失血性休克、严重贫血等相应症状,是产后出血的主要临床表现。

1. 阴道流血 胎儿娩出后立即发生持续性阴道流血,色鲜红,应考虑软产道裂伤;胎儿娩出后数分钟出现间断性阴道流血,色暗红,应考虑胎盘因素;胎盘娩出后阴道流血较多,应考虑子宫收缩乏力或胎盘、胎膜残留;胎儿娩出后阴道持续流血且血液不凝,应考虑凝血功能障碍;失血表现明显,阴道流血不多,应考虑宫腔积血;若同时伴阴道疼痛或肛门坠胀,应考虑隐匿性软产道损伤,如阴道血肿。

2. 失血性休克征象 如果阴道流血量多或量虽少、但时间长,产妇可出现头晕、烦躁、皮肤苍白湿冷、脉搏细速、脉压缩小、血压下降等表现。

【诊断】

产后出血诊断关键是出血量的测量和出血原因的诊断。需及时收集出血,准确测量失血量。

1. 测量失血量 有3种方法:

(1) 称重法:失血量=[胎儿娩出后接血敷料湿重(g)-接血前敷料干重(g)]÷1.05(血液比重为1.05g=1ml)。

(2) 容积法:用专用的产后接血容器,将所收集的血用量杯测量。

(3) 面积法:接血纱布血湿面积(10cm×10cm=10ml)粗略估计失血量。

 知识拓展

失血量估计方法

对于产后未作失血量收集产妇,或外院转诊者,可根据失血性休克程度估计失血量,指导休克的抢救。休克指数=脉率÷收缩压。指数=0.5,为血容量正常;指数=1.0,失血量500～1500ml;指数=1.5,失血量1500～2500ml;指数=2.0,失血量2500～3500ml。

2. 产后出血原因的诊断 根据阴道流血发生时间、出血量与胎儿、胎盘娩出之间的关系,能初步判断引起产后出血的原因。有时产后出血的几个原因互为因果。

(1) 子宫收缩乏力:常为分娩过程中宫缩乏力的延续。正常情况下胎盘娩出后,宫底平脐或脐下一横指,子宫收缩呈球状、质硬。若子宫收缩乏力,宫底升高,子宫质软、轮廓不清,阴道流血多。按摩子宫及应用宫缩剂后,子宫变硬,阴道流血减少或停止,是子宫收缩乏力与其他原因出血的重要鉴别方法。

(2) 胎盘因素:胎儿娩出后10分钟内胎盘未娩出,并有阴道大量流血时,首先考虑为胎盘因素所致。胎盘剥离不全或剥离后滞留宫腔,常表现为胎盘娩出前阴道流血量多,伴有子宫收缩乏力;胎盘残留是引起产后出血的常见原因,胎盘娩出后常规检查胎盘胎膜,若胎盘母体面有缺损为胎盘残留;若胎盘胎儿面有断裂血管为副胎盘残留。

3. 软产道裂伤 胎儿娩出后,立即出现阴道持续性流血,色鲜红,考虑软产道损伤,应仔细检查软产道。

(1) 宫颈裂伤:宫颈裂伤多发生在宫颈3点与9点处,如裂口不超过1cm,通常无明显活动性出血。有时宫颈裂口可向上延伸至子宫下段、向两侧延至阴道穹隆。

(2) 阴道裂伤:检查者用中指、食指压迫阴道后壁检查有无阴道裂伤,对于行会阴切开术者,应仔细查看阴道黏膜切口顶端及两侧有无裂伤及活动性出血。

(3) 会阴裂伤:会阴裂伤按程度分4度。Ⅰ度指会阴部皮肤及阴道入口处黏膜撕裂,出血不多;Ⅱ度指裂伤已达会阴体筋膜及肌层,累及阴道后壁黏膜,出血较多;Ⅲ度指裂伤向会阴深部扩展,肛门外括约肌断裂;Ⅳ度裂伤指裂伤达直肠前壁。此种情况组织损伤严重,但出血量不一定多。

4. 凝血功能障碍 产妇表现为持续性阴道流血,血液不凝,止血困难,尤其全身多部位出血时,应考虑凝血功能障碍。根据病史、出血特点及血小板计数、凝血酶原时间、纤维蛋白原等凝血功能检查可作出诊断。

【治疗】

处理原则:针对出血原因,迅速止血;补充血容量,纠正失血性休克;防止感染。

1. 子宫收缩乏力 加强宫缩是最迅速有效的止血方法。

(1) 按摩子宫:①经腹壁按摩宫底:胎盘娩出后,助产者一手置于宫底部,拇指在前壁,其余4指在后壁,均匀而有节律地按摩宫底,刺激宫缩并挤出宫腔内积血(图12-3)。若效果不佳,可用腹部-阴道双手按摩子宫法。②腹部-阴道双手按摩子宫法:一手戴无菌手套握拳置于阴道前穹隆,顶住子宫前壁,另一只手自腹壁按压子宫后壁,使宫体前屈,双手相对紧压子宫并均匀有节律地按摩(图12-3)。按压时间以子宫恢复正常收缩,并能保持收缩状态为止。按摩时配合使用宫缩剂。

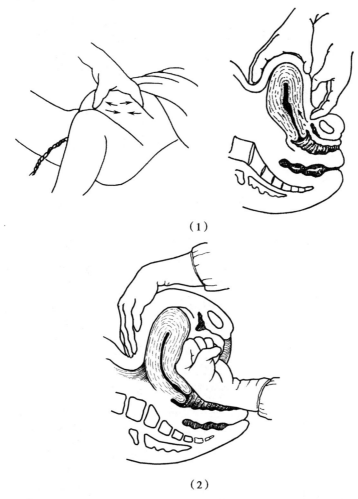

(1)

(2)

图12-3 按摩子宫法
(1)腹部按摩子宫法 (2)腹部-阴道双手压迫子宫法

(2) 应用宫缩剂:①缩宫素10U肌内注射或静脉滴注,必要时缩宫素10U直接行宫体注射;②前列腺素类药物:缩宫素无效时,尽早使用前列腺素类药物。

(3) 填塞宫腔:应用无菌纱布条填塞宫腔,有明显的局部止血作用。方法为助手在腹部固定子宫,术者手持卵圆钳将无菌特制长1.5~2m、宽6~8cm的4~6层无菌不脱脂棉纱布条填塞宫腔内,自宫底由内向外填紧宫腔,压迫止血(图12-4)。24 小时后取出纱布条,取出前静脉滴注缩宫素 10U,并给予抗生素预防感染。宫腔填塞纱布条后应密切观察生命体征及宫底高度和子宫大小,警惕因填塞不紧致宫腔隐性出血。也可采用宫腔放置球囊代替宫腔填塞纱布止血。

（4）结扎盆腔血管:经上述处理无效,出血不止,为抢救产妇生命,先经阴道结扎子宫动脉上行支,若无效可经腹结扎子宫动脉或髂内动脉。

（5）髂内动脉或子宫动脉栓塞:近年髂内动脉栓塞术治疗难以控制的产后出血受到重视。该方法是在放射科医师协助下行股动脉穿刺,将导管直接插入髂内动脉或子宫动脉,注入明胶海绵颗粒栓塞动脉,栓塞剂 2 ~ 3 周被吸收,血管复通。髂内动脉栓塞术仅适于产妇生命体征稳定时进行。

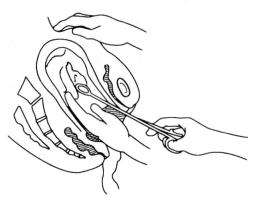

图 12-4 宫腔内填塞纱布条

（6）切除子宫:难以控制并危及产妇生命的产后出血,应在积极输血补充血容量的同时,行子宫次全切除术或子宫全切除术,以挽救产妇生命。

2. 胎盘因素 有胎盘滞留时应立即做阴道及宫腔检查,若胎盘已剥离应立即取出胎盘。若为胎盘粘连,可一手按压子宫底,另一手轻轻伸入宫腔,试行人工剥离胎盘术。若剥离困难怀疑有胎盘植入,切忌强行剥离,以手术切除子宫为宜。胎盘胎膜残留可行钳刮术或刮宫术。

3. 软产道裂伤 及时准确地修补、缝合裂伤可有效地止血。

（1）子宫颈裂伤:怀疑为宫颈裂伤时应在消毒下暴露宫颈,用两把卵圆钳并排钳夹宫颈前唇并向阴道口方向牵拉,顺时针方向逐步移动卵圆钳,直视下观察宫颈情况,若宫颈裂伤<1cm 且无活动性出血,则不需缝合;若裂伤>1cm 且有活动性出血应缝合。缝合第一针应超过裂口顶端 0.5cm,最后一针距宫颈口 0.5cm 为宜。若裂伤累及子宫下段,缝合时应避免损伤膀胱和输尿管,经阴道难以修补时,可开腹行裂伤修补术。

（2）阴道裂伤:缝合时应注意缝至裂伤底部,避免遗留死腔,要避免缝线穿过直肠。软产道血肿应切开血肿,清除积血,彻底止血缝合,必要时可置引流条。

（3）会阴裂伤:按解剖层次先缝合肌层及黏膜下层,最后缝合阴道黏膜及会阴皮肤。

4. 凝血功能障碍 首先应排除子宫收缩乏力、胎盘因素、软产道裂伤等原因引起的出血。明确诊断后尽快输新鲜全血、补充血小板、纤维蛋白原或凝血酶原复合物等,并对因治疗。

5. 出血性休克的处理 针对出血原因进行止血治疗的同时,积极抢救休克。如建立有效静脉通道,补充晶体平衡液、血液、新鲜冷冻血浆等,纠正低血压;给氧,纠正酸中毒;改善心、肾功能;应用广谱抗生素防治感染。

【预防】

1. 产前预防 加强产前检查,对有可能发生产后出血的高危人群,及早采取有效处理措施。

2. 产时预防 消除产妇的紧张情绪,严密观察

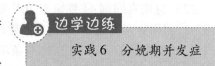

边学边练

实践6 分娩期并发症

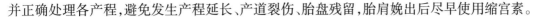

并正确处理各产程,避免发生产程延长、产道裂伤、胎盘残留,胎肩娩出后尽早使用缩宫素。

3. 产后预防 在产房严密观察2小时,鼓励产妇及时排空膀胱,让新生儿早吸吮。

第五节 羊 水 栓 塞

羊水栓塞(amniotic fluid embolism,AFE),是指在分娩过程中羊水突然进入母体血液循环引起的急性肺栓塞、过敏性休克、弥散性血管内凝血(DIC)、肾功能衰竭等一系列病理改变的综合征。羊水栓塞为极其严重的分娩并发症,是造成产妇死亡的重要原因之一。羊水栓塞发病急,进展快,病情凶险,发生于足月分娩者,产妇死亡率高达80%以上。也可发生于妊娠早、中期人工流产时,但病情较轻,死亡少见。

【病因】

一般认为羊水栓塞是由于羊水中的有形物质(胎儿毳毛、胎脂、胎粪、角化上皮等)经宫颈黏膜静脉、胎盘附着处的静脉窦进入母体血液循环引起。强烈宫缩、胎膜破裂、宫颈或宫体损伤处有开放的血窦是导致羊水栓塞发生的基本条件。

此外,羊膜腔穿刺、大月份钳刮术也可使羊水进入母体血液循环。过强宫缩、急产、胎膜早破、前置胎盘、胎盘早剥、子宫不完全破裂、剖宫产术等均是发生羊水栓塞的诱因。

【病理生理】

羊水进入母体血液循环,阻塞肺小血管,引起机体的变态反应和凝血机制异常,使机体发生一系列病理生理变化。

1. 肺动脉高压 羊水中有形成分直接形成栓子,经肺动脉进入肺循环,阻塞小血管引起肺动脉高压。同时羊水内含有大量激活凝血系统的物质,启动凝血过程,使肺毛细血管内形成弥散性血栓,进一步阻塞肺小血管,反射性引起迷走神经兴奋,导致支气管痉挛,并加重肺小血管痉挛,严重肺动脉高压,使右心负荷明显加重,导致急性右心衰。左心回心血量减少,心排出量明显减少,导致周围血液循环衰竭,血压下降,出现休克。肺内小血管广泛阻塞,使肺换气障碍,甚至出现呼吸衰竭,严重者死亡。

2. 过敏性休克 羊水有形物质成为致敏原作用于母体,引起Ⅰ型变态反应导致过敏性休克。

3. 弥散性血管内凝血(DIC) 羊水中含有多量促凝物质类似于组织凝血活酶,进入母血后易在血管内产生大量的微血栓,消耗大量凝血因子及纤维蛋白原而发生DIC。DIC时,产妇血液系统高凝状态迅速转为纤溶亢进,血液不凝,极易发生严重产后出血及失血性休克。

4. 急性肾功能衰竭 由于休克和DIC,肾脏微血管缺血,导致急性肾功能衰竭。

【临床表现】

羊水栓塞起病急骤、来势凶险。多发生在分娩过程中,尤其是胎儿娩出前后的短时间内。在极短时间内可因心肺功能衰竭致患者死亡。典型的临床经过可分三个阶段:

1. 心肺功能衰竭和休克 在分娩过程中,尤其是刚破膜不久,产妇突感寒战、呛咳、气急、烦躁不安、恶心、呕吐,继而出现呼吸困难、发绀、抽搐、昏迷;脉搏细速、四肢厥冷、血压急剧下降,出现循环衰竭和休克状态;听诊心率加快,肺底部湿啰音。病情严重者,产妇在惊叫一声或打一个哈欠后呼吸、心跳骤停,数分钟内死亡。

2. DIC引起的出血 若患者渡过呼吸循环衰竭和休克阶段,进入凝血功能障碍阶段,可发生难以控制的大量阴道流血、切口及针眼渗血、全身皮肤黏膜出血、血尿甚至出现消化道大出血。产妇可死于出血性休克。

3. 急性肾功能衰竭 本病全身脏器均受损害,除心脏外,肾脏是最常受损器官。存活的患者出现少尿、无尿和尿毒症的表现。

羊水栓塞临床表现的三个阶段通常按顺序出现,但有时可不完全出现。不典型者仅有阴道流血和休克,也有休克和出血的同时合并少尿、无尿者。钳刮术中出现羊水栓塞也可仅表现为一过性呼吸急促、胸闷后出现阴道大量流血。

【治疗】

一旦出现羊水栓塞的临床表现,应即刻进行抢救。抗过敏、纠正呼吸循环衰竭和改善低氧血症、抗休克、防止 DIC 和肾衰竭发生。

1. 抗过敏、解除肺动脉高压,改善低氧血症

(1)吸氧:保持呼吸道通畅立即行面罩给氧或气管插管正压给氧,必要时行气管切开,保证供氧,以改善肺泡毛细血管缺氧状况,预防及减轻肺水肿;改善心、脑、肾等重要脏器的缺氧状况。

(2)抗过敏:在改善缺氧的同时,尽快给予大剂量肾上腺糖皮质激素抗过敏、解痉、保护细胞。用氢化可的松 100～200mg 加于 5%～10% 葡萄糖液 50～100ml 快速静脉滴注,再用300～800mg 加于 5% 葡萄糖液 250～500ml 静脉滴注,日量可达 500～1000mg;或地塞米松20mg 加于 25% 葡萄糖液静脉推注后,再加 20mg 于 5%～10% 葡萄糖液中静脉滴注。

(3)缓解肺动脉高压:解痉药物能改善肺血流灌注,预防右心衰竭。①盐酸罂粟碱:为首选药物,30～90mg 加于 10%～25% 葡萄糖液 20ml 缓慢静脉推注,日量不超过 300mg。可松弛平滑肌、扩张冠状动脉、肺和脑小动脉,降低小血管阻力,与阿托品同时应用效果更佳;②阿托品 1mg 加于 10%～25% 葡萄糖液 10ml,每 15～30 分钟静脉推注 1 次,直至面色潮红、症状缓解为止。阿托品能阻断迷走神经反射所致的肺血管和支气管痉挛。心率>120次/分慎用。③氨茶碱250mg 加于 25% 葡萄糖液 20ml 中缓慢推注,可松弛支气管平滑肌,解除肺血管痉挛。

2. 抗休克

(1)补充血容量:扩容常用右旋糖酐-40,并补充新鲜血液和血浆。

(2)升压药物:可选用多巴胺或间羟胺。

(3)纠正酸中毒:应做血氧分析及血清电解质测定。发现有酸中毒时,用 5% 碳酸氢钠250ml 静脉滴注。

(4)纠正心衰:用乙酰毛花苷 0.2～0.4mg 加于 10% 葡萄糖液 20ml 中静脉缓慢推注,必要时 4～6 小时后可重复应用。

3. 防治 DIC

(1)肝素钠:羊水栓塞初期血液呈高凝状态时短期内使用。

(2)补充凝血因子:应及时输新鲜血或血浆、纤维蛋白原等。

(3)抗纤溶药物:纤溶亢进时,用氨基己酸或氨甲苯酸抑制纤溶激活酶,从而抑制纤维蛋白的溶解。

4. 预防肾衰竭 羊水栓塞的第三阶段为肾功能衰竭,应注意尿量。当血容量补足后仍少尿,应选用呋塞米 20～40mg 静脉注射,或 20% 甘露醇 250ml 快速静脉滴注(10ml/min),扩张肾小动脉预防肾衰,有心衰时禁用,同时应检测血电解质。

5. 预防感染 应选用对肾脏毒性较小的广谱抗生素预防感染。

6. 产科处理 羊水栓塞发生后应立即积极抢救产妇生命,若在第一产程发病,应待产妇病

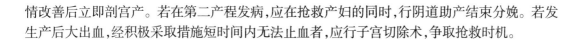

情改善后立即剖宫产。若在第二产程发病,应在抢救产妇的同时,行阴道助产结束分娩。若发生产后大出血,经积极采取措施短时间内无法止血者,应行子宫切除术,争取抢救时机。

第六节　新生儿窒息

新生儿窒息(asphyxia of newborn)是指婴儿出生后不能建立正常的自主呼吸而导致低氧血症、高碳酸血症、代谢性酸中毒及全身多脏器损伤,是引起新生儿死亡和儿童伤残的重要原因之一。

【病因】

窒息的本质是缺氧,凡是影响胎儿、新生儿气体交换的因素均可引起窒息,可发生于妊娠期,新生儿窒息多为胎儿窘迫的延续,但绝大多数发生于产程开始后。

1. 母体因素　①孕妇有慢性或严重疾病,如心、肺功能不全,严重贫血、糖尿病、高血压等;②妊娠并发症:妊娠期高血压疾病;③孕母吸毒、吸烟或被动吸烟、年龄≥35岁或<16岁以及多胎妊娠等。

2. 胎盘及脐带因素　前置胎盘、胎盘早剥和胎盘老化等。脐带脱垂、绕颈、打结、过短或牵拉等。

3. 胎儿因素　①早产儿或巨大儿;②先天性畸形:如食管闭锁、先天性肺发育不良、先天性心脏病等;③宫内感染;④呼吸道阻塞:羊水、黏液或胎粪吸入等;⑤呼吸中枢抑制或损伤:难产导致的新生儿颅内出血压迫呼吸中枢或产程中麻醉药、镇痛药使用不当等。

【临床表现及诊断】

1. Apgar评分评估窒息程度　Apgar评分是国际上公认的评价新生儿窒息的最简洁、实用的方法。其内容包括皮肤颜色、心率、呼吸、反射、肌张力五项指标,每项0~2分,共10分(见第七章正常分娩)。分别于生后1分钟、5分钟和10分钟进行,若婴儿需复苏,15分钟、20分钟仍需评分。Apgar 4~7分为轻度窒息,0~3分为重度窒息。1分钟评分反映窒息的严重程度,是复苏的依据;5分钟评分反映了复苏的效果,并有助于判断预后。

2. 多脏器受损症状　缺氧缺血可造成多器官受损,但不同组织细胞对缺氧的易感性不同,其中脑细胞最敏感,其次为心肌、肝和肾上腺,而上皮和骨骼细胞耐受性较高。如中枢神经系统受损可表现为缺血缺氧性脑病和颅内出血;呼吸系统可表现为羊水或胎粪吸入综合征、肺出血等;心血管系统可表现为各种心律失常、心力衰竭等;泌尿系统表现为肾功能不全、肾衰等;代谢方面表现为低血糖、低氧血症或代谢性酸中毒等;消化系统表现为应激性溃疡及黄疸加重等。

 知识拓展

美国新生儿窒息诊断标准

目前我国新生儿窒息的诊断多根据Apgar评分系统。但国内外多数学者认为,单独的Apgar评分不应作为评估低氧或产时窒息以及神经系统预后的唯一指标,尤其是早产儿、存在其他严重疾病或母亲应用镇静剂时。因此,美国儿科学会(AAP)和妇产科学会(ACOG)1996年共同制订了以下窒息诊断标准:①脐动脉血显示严重代谢性或混合性酸中毒,pH<7;②Apgar评分0~3分,并且持续时间>5分钟;③新生儿早期有神经系统表现,如惊厥、昏迷或肌张力低下等;④出生早期有多器官功能不全的证据。

【治疗】

新生儿出生后应立即进行复苏及评估,而不应延迟至1分钟Apgar评分后进行,并由产科医师、儿科医师、助产士(师)及麻醉师共同协作进行。

1. 复苏方案 采用国际公认的ABCDE复苏方案。①A(airway):清理呼吸道;②B(breathing):建立呼吸;③C(circulation):维持正常循环;④D(drugs):药物治疗;⑤E(evaluation):评估。前3项最重要,其中A是根本,B是关键,评估贯穿于整个复苏过程中。应严格按照A→B→C→D步骤进行复苏。大多数新生儿经过A和B步骤即可复苏,少数则需要A、B及C步骤,仅极少数需A、B、C及D步骤才可复苏。呼吸、心率和血氧饱和度是窒息复苏评估的三大指标,并遵循评估→决策→措施,如此循环往复,直到完成复苏。

2. 复苏步骤和程序 根据ABCDE复苏方案,复苏步骤如下:

(1)快速评估:出生后立即用数秒快速评估:①是足月吗?②羊水清吗?③有哭声或呼吸吗?④肌张力好吗?以上任何一项为"否",则进行以下初步复苏。

(2)初步复苏:①保暖:新生儿娩出后立即置于预热的辐射保暖台上,或采取保暖措施,如用预热的毯子裹住新生儿以减少热量散失。②摆好体位:置新生儿头轻微仰伸位(图12-5)。③清理呼吸道:肩娩出前助产者用手挤出新生儿口咽、鼻中的分泌物。新生儿娩出后,立即用吸球或吸管清理分泌物,先口咽,后鼻腔,吸净口、咽和鼻腔的黏液。应限制吸管的深度,吸引时间不超过10秒,吸引器的负压不应超过100mmHg。如羊水混有胎粪,且新生儿无活力,在新生儿呼吸前,应采用胎粪吸引管进行气管内吸引,将胎粪吸出。如羊水清或羊水污染,但新生儿有活力如呼吸规则或哭声响亮、肌张力好及心率>100次/分,则可以不进行气管内吸引。④擦干:用温热干毛巾快速擦干全身。⑤刺激:用手拍打或手指轻弹患儿的足底或摩擦背部2次以诱发自主呼吸。以上步骤应在30秒内完成。

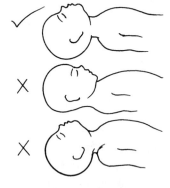

图12-5 抢救体位

(3)正压通气:如新生儿仍呼吸暂停或喘息样呼吸,心率<100次/分,应立即正压通气。足月儿可用空气复苏,早产儿开始给30%～40%的氧,正压通气压力为20～25cmH$_2$O,少数病情严重者开始通气压力为30～40cmH$_2$O,2～3次后维持在20cmH$_2$O;通气频率为40～60次/分(胸外按压时为30次/分)。经30秒充分正压通气后,如有自主呼吸,且心率>100次/分,可逐步减少并停止正压通气。如自主呼吸不充分,或心率<100次/分,须继续用气囊面罩或气管插管正压通气。持续正压通气可产生胃充盈,应常规插入8F胃管,用注射器抽气和通过在空气中敞开端口缓解。

(4)胸外心脏按压:如充分正压通气30秒后心率持续<60次/分,应同时进行胸外心脏按压。用双拇指(图12-6)或示、中指(图12-7)按压胸骨体下1/3处,频率为90次/分(每按压3次,正压通气1次),按压深度为胸廓前后径的1/3。

(5)药物治疗:新生儿复苏时很少需要用药。①肾上腺素:经正压通气同时胸外按压30秒后,心率仍<60次/分,应立即给予1:10 000肾上腺素0.1～0.3ml/kg,首选脐静脉导管内注入,也可采取气管导管内注入,剂量为1:10 000肾上腺素0.3～1.0ml/kg,5分钟后可重复1次。②扩容剂:给肾上腺素30秒后,若心率<100次/分,并有血容量不足的表现时,给予0.9%氯化钠注射液,每次10ml/kg,静脉输注时间>10分钟。③碳酸氢钠:在复苏过程中

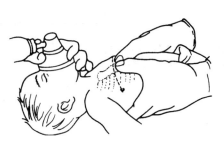

图 12-6　气囊面罩正压通气，双拇指胸外心脏按压

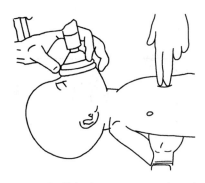

图 12-7　复苏气囊面罩正压通气，右示指、中指胸外心脏按压

一般不推荐使用碳酸氢钠,用于呼吸功能基本改善而代谢性酸中毒明显的患儿。

3. 复苏后监护　复苏后仍需监测体温、呼吸、心率、血压、尿量、氧饱和度及窒息引起的多器官损伤。如并发症严重,需转到 NICU 治疗。

边学边练

实践　新生儿窒息复苏术　见《助产技术》相关内容。

（刘慧　韩清晓）

思考题

1. 初孕妇,足月妊娠,宫缩 50 ~ 60 秒/1 ~ 2 分钟,宫口开全,先露 S = +1 时行人工破膜后,顺娩一女婴。胎盘娩出过程中产妇突然烦躁不安,继而呼吸困难,面色发绀。查体:血压为 85/50mmHg,脉搏 100 次/分,双肺底听诊湿啰音。

请问:

（1）最可能的诊断是什么?

（2）采取的抢救措施有哪些?

2. 初产妇,孕 40 周,因宫缩较强,宫口扩张较快,第二产程仅 20 分钟,胎儿娩出后阴道立即出现鲜红血液流出,伴有血块,5 分钟后胎盘自然娩出完整。

请问:

（1）最可能出血的原因是什么?

（2）应采取的治疗措施有哪些?

（3）治疗过程中应注意哪些方面?

第十三章　产褥期并发症

学习目标

1. 掌握产褥感染的病理、临床表现;晚期产后出血的诊断和治疗。
2. 熟悉产褥感染的病因、诊断及治疗;产褥期抑郁症的治疗。
3. 了解晚期产后出血的病因、病理及临床表现;产褥期抑郁症的病因、临床表现、诊断及预防。

产褥期产妇全身各系统变化很大,特别是生殖系统发生急剧的变化,因为个体原因或处理不当,容易导致感染、出血、精神心理改变等。

第一节　产　褥　感　染

 工作情景与任务

导入情景:

小徐,24 岁,3 天前生育一 8 斤重儿子。当时由于胎儿较大,分娩较困难,医生给做了会阴侧切术。今日突然出现发热,体温最高达 39.4℃,寒战,会阴侧切口疼痛难忍,流脓血水,不敢坐,不敢走,无奈又返回医院,医生诊断:外阴切口感染。

工作任务:

1. 分析小徐发生产褥感染的病因。
2. 为小徐制定正确的治疗方案。

产褥感染(puerperal infection)是指分娩、产褥期因生殖道受病原体感染引起的局部或全身的炎症性变化,发病率为 6% 。产褥病率(puerperal morbidity)是指分娩 24 小时以后的 10 日内,每日间隔 4 小时经口腔测量体温 4 次,2 次体温≥38℃。产褥病率大部分因产褥感染引起,少部分因生殖道以外部位(呼吸道、乳腺、泌尿道等)的炎症引起。产褥感染是导致孕产妇死亡的四大原因之一。

【病因】

1. 诱因　女性的阴道有自净作用,对外界病原体有一定的防御能力,且羊水中含有抗菌物质,正常的妊娠和分娩一般不会引起产褥感染。但当机体抵抗力降低、细菌数量多、细

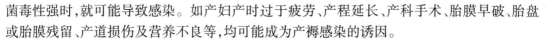

菌毒性强时,就可能导致感染。如产妇产时过于疲劳、产程延长、产科手术、胎膜早破、胎盘或胎膜残留、产道损伤及营养不良等,均可能成为产褥感染的诱因。

2. 病原体 正常女性阴道内有大量不同种类的微生物寄生,包括厌氧菌、需氧菌、真菌以及衣原体、支原体等,其中以厌氧菌占优势。细菌又分为致病菌和非致病菌。许多非致病菌在特定的环境下也可致病,常发生几种细菌的混合感染。

(1) 厌氧菌

1) 厌氧类杆菌属:包括脆弱类杆菌、产色素类杆菌等,是一组革兰阴性杆菌。此类细菌有加速血液凝固的特点,能引起感染邻近部位的血栓性静脉炎。常与需氧菌、厌氧性球菌混合感染,局部形成脓肿,有恶臭。

2) 厌氧性链球菌:以消化链球菌和消化球菌多见,存在于正常阴道中。当产道损伤、宫腔组织残留时,该菌迅速繁殖致病,若与大肠杆菌混合感染,阴道分泌物常发出异常恶臭气味。

(2) 需氧菌

1) 杆菌属:大肠杆菌、克雷伯杆菌、变形杆菌是感染性休克和菌血症常见的病原菌。大肠杆菌寄生在阴道、会阴、尿道口周围,可于产褥期迅速增殖而致病。在不同的环境大肠杆菌对抗生素的敏感性有很大差异。

2) 葡萄球菌:主要病原体是金黄色葡萄球菌和表皮葡萄球菌,两者的致病有显著不同。金黄色葡萄球菌多为外源性感染,很容易引起严重的伤口感染,因能产生青霉素酶而对青霉素耐药。表皮葡萄球菌存在于阴道菌群内,引起的感染较轻。

3) 链球菌:以 β-溶血性链球菌致病性最强,能产生外毒素与溶组织酶,使其致病力、毒力、播散能力增强,可引起严重感染。

此外,支原体和衣原体也是产褥感染的病原体。淋病双球菌、梭状芽胞杆菌也可导致产褥感染,但较少见。

3. 感染途径

(1) 内源性感染:内源性感染更重要。寄生在正常产妇生殖道或其他部位的病原体,一般情况下并不致病,当机体抵抗力下降等诱因出现时可致病。

(2) 外源性感染:外界病原体可通过被污染的衣物、用具、各种手术器械及物品等进入产道造成感染。

【病理】

1. 急性外阴、阴道、宫颈炎 由于分娩时会阴部损伤或手术导致感染,以大肠杆菌和葡萄球菌感染为主。阴道与宫颈脓性分泌物增多,黏膜充血、溃疡。

2. 急性子宫内膜炎、子宫肌炎 子宫内膜炎时病原体经胎盘剥离面侵入,扩散至蜕膜导致蜕膜充血、坏死;炎症进一步进展,可扩散至子宫肌层,导致子宫肌炎,两者常伴发。

3. 急性盆腔结缔组织炎、急性输卵管炎 病原体沿子宫旁淋巴扩散,引起盆腔组织炎;若波及输卵管,可形成输卵管炎。若侵及整个盆腔,可形成"冰冻骨盆"。

4. 急性盆腔腹膜炎、弥漫性腹膜炎 以上炎症进一步扩散,累及盆腔腹膜,可形成盆腔腹膜炎。腹膜的炎性渗出及纤维覆盖可引起肠粘连,也可在直肠子宫陷凹形成局限性脓肿,严重者可发展为弥漫性腹膜炎。

5. 血栓性静脉炎 炎症蔓延至盆腔内血管时,引起盆腔血栓性静脉炎,可累及子宫静脉、卵巢静脉、髂内静脉、髂总静脉及下腔静脉,病变多为单侧。下肢血栓性静脉炎多继发于盆腔静脉炎,病变多在股静脉、腘静脉及大隐静脉,下肢血液回流受阻,引起一侧下肢肿胀,皮肤发白,习惯称为"股白肿"。

6. 脓毒血症及败血症　感染的血栓脱落成为栓子进入血液循环,可引起脓毒血症,常常并发感染性休克和迁徙性脓肿。以肺脓肿最为常见,其次为肾脓肿(好发于左肾)及脑脓肿,甚至发生肺栓塞而致死。若病原体大量进入血液循环并繁殖可形成败血症。

【临床表现】

产褥期感染三大主要症状为发热、疼痛、异常恶露。如果在产后 2~3 日低热后突然出现高热,应考虑感染可能。由于感染部位、程度等不同,其临床表现也不同。

1. 急性外阴、阴道、宫颈炎　表现为局部疼痛、红肿、下坠感,坐位困难。会阴裂伤或会阴后-侧切伤口感染时可表现为伤口红肿、触痛,及波动感,甚至会引起伤口裂开,流出脓性分泌物。阴道炎症、宫颈炎症多表现为阴道部疼痛,严重者出现发热、畏寒,阴道黏膜充血、水肿、溃疡,脓性分泌物增多,可刺激尿道口引起尿痛、尿频。

2. 急性子宫内膜炎、子宫肌炎　一般在产后 3~5 日发病,表现为下腹疼痛,恶露增多呈脓性,伴臭味,体温>38℃,严重者可达 40℃,并伴有寒战、头痛等全身症状。检查发现子宫复旧缓慢,下腹压痛,宫底明显。白细胞增多,中性粒细胞明显增多。

3. 急性盆腔结缔组织炎、急性输卵管炎　多在产后 3~5 日发病,患者出现寒战、高热、腹胀及下腹剧痛伴肛门坠胀感,体征为子宫复旧不良,压痛明显,反跳痛,附件组织增厚或触及肿块。如果治疗不及时,炎症可进一步发展,形成盆腔脓肿,表现为弛张热。有时脓肿自行破溃,脓液经直肠膀胱排出,症状很快减轻,但如破入腹腔则腹痛加重,伴休克,并逐渐出现弥漫性腹膜炎症状,如果抢救不及时,后果严重。另外,急性期如果治疗不彻底可发展成慢性盆腔炎,继而导致不孕。

4. 急性盆腔腹膜炎及弥漫性腹膜炎　症状较重,出现全身中毒症状,如高热、恶心、呕吐、腹胀,体征为下腹部压痛、反跳痛等腹膜刺激征,由于产妇腹壁松弛,腹肌紧张多不明显。若直肠子宫陷凹脓肿波及肠管和膀胱,可出现腹泻、里急后重与排尿困难。

5. 血栓性静脉炎　多在产后 1~2 周发病,出现寒战、高热,持续数周或反复发作。下肢血栓性静脉炎时,出现弛张热,一侧下肢持续性疼痛,肿胀,皮肤发白,局部静脉压痛及硬索状。小腿深静脉栓塞时,出现腓肠肌及足底部疼痛和压痛。小腿浅静脉有血栓性静脉炎时,可出现水肿、压痛。

6. 脓毒血症、败血症　全身症状更为严重,可出现持续高热、寒战,体温达 40℃ 以上,可有神志不清、谵妄及昏迷等全身中毒症状,严重的革兰阴性杆菌(主要为大肠杆菌)感染常并发中毒性休克,抢救不及时将危及产妇生命。

【诊断】

1. 病史　详细询问病史及分娩全过程,产后发热者首先考虑产褥感染,但注意排除上呼吸道感染、肾盂肾炎、乳腺炎及粟粒性肺结核等,盛夏时应除外产褥中暑。

2. 体格检查　仔细检查外阴、盆腔、腹腔及下肢,确定感染的部位和严重程度。

3. 辅助检查　通过 B 型超声、彩色超声多普勒、CT、磁共振成像等检测手段,能够对炎性包块、脓肿以及静脉血栓做出定位及定性诊断。血、尿常规,血清 C-反应蛋白,有助于早期诊断感染。

4. 确定病原体　病原体的确定对产褥感染诊断与治疗非常重要,有以下方法:

（1）宫腔分泌物涂片检查：常规消毒阴道和宫颈后，用棉拭子通过宫颈管，取宫腔分泌物检查。如果需氧菌培养结果为阴性，而涂片中出现大量细菌，应考虑厌氧菌感染可能。

（2）分泌物培养：后穹隆穿刺取分泌物或脓液进行需氧菌和厌氧菌的双重培养。

（3）血培养：体温≥38.5℃、白细胞升高，于产妇发热时给予血培养，查找病原体。

（4）病原体抗原和特异性抗体检查：已有许多商品药盒问世，可快速检测。

【治疗】

1. 支持疗法　加强营养，注意休息，补充足够维生素，纠正水、电解质失衡，调节酸碱平衡。高热病人采取物理降温，应用宫缩剂促进子宫复旧。取半卧位，使炎症局限，有利于恶露排出。病情严重或贫血者，可多次少量输新鲜全血或血浆增强机体抵抗力。

2. 手术治疗　会阴伤口化脓，应提前拆除缝线并扩创引流，产后 7 日开始用 1∶5000 高锰酸钾溶液坐浴，每日 1～2 次。盆腔脓肿突入阴道后穹隆者，可先于该处行穿刺术，如抽出脓液，可切开引流。若盆腔脓肿出现于腹股沟韧带上方，可于该处行腹膜外切开引流。若附件脓肿则须剖腹检查，切除脓肿。

3. 应用抗生素　抗生素的应用原则是早给药、剂量足、多途径、针对性强。开始根据临床表现及临床经验选用广谱抗生素，待细菌培养和药敏试验结果，调整抗生素。中毒症状严重者，可在短期内加用肾上腺糖皮质激素，提高机体应激能力。使用甲硝唑的产妇暂不宜母乳喂养，需停药后方可哺乳。

4. 血栓性静脉炎治疗　血栓性静脉炎时，应用大量抗生素的同时，可给予肝素钠，即 1mg/（kg·d）肝素加入 5% 葡萄糖液 500ml，静脉滴注，每 6 小时 1 次，连用 4～7 日；尿激酶 40 万 U 加入 0.9% 氯化钠注射液或 5% 葡萄糖液 500ml，静脉滴注，连用 10 日。还可同时口服双香豆素、阿司匹林等。用药期间监测凝血功能。

5. 中毒性休克的治疗　在抗休克的同时积极处理感染灶，预防多脏器功能衰竭。注意水电解质平衡以及肾脏与心脏功能。大量应用抗生素的同时须补充血容量，纠正代谢性酸中毒，应用血管舒张药及肾上腺糖皮质激素等。如果发生弥散性血管内凝血，应及早用肝素及其他有关治疗。

6. 中药治疗　中药治疗为清热解毒，活血化瘀，可用五味消毒饮和失笑散，加丹皮、赤芍、鱼腥草、益母草。

 知识拓展

产褥感染的预防

加强孕期卫生保健，临产前 2 个月内避免性生活。积极治疗内科合并症，加强营养，提高机体抵抗力。定期消毒产房及各种器械，严格无菌操作，避免产程过长及产后出血，必要时预防性使用抗生素，明确剖宫产指征，降低剖宫产率。

第二节　晚期产后出血

晚期产后出血（late puerperal hemorrhage）是指分娩结束 24 小时后，在产褥期内出现的大量阴道出血，多发生在产后 1～2 周，也有的迟至产后 2 个月左右发病。

【病因及病理】

1. 部分胎盘、胎膜残留 这是阴道分娩产妇发生晚期产后出血的最常见原因。由于第三产程处理不当,致使部分胎盘小叶或被忽略的副胎盘及胎膜残留在宫腔内,使子宫复旧不全。经过一定时期后,残留组织发生变性、机化、坏死脱落,使附着处基底部血管裸露,引起大出血。

2. 蜕膜残留 蜕膜多在产后1周脱落,随恶露排出,产后3周整个宫腔除胎盘附着处外,均为再生的内膜所修复。如果胎盘附着面的蜕膜长期残留,影响子宫复旧,继发子宫内膜炎,已形成的血管栓塞脱落,可引起晚期产后出血。

3. 胎盘附着面复原不全或感染 分娩后,胎盘附着面的蜕膜血管内血栓形成,一般3周左右血栓逐渐纤维化,完全阻塞血管腔。如果胎盘附着面复旧不全或发生感染,可导致血栓脱落,血窦重新开放,发生大出血。

4. 剖宫产术后子宫切口裂开 多见于子宫下段剖宫产横切口两端。因近年广泛开展子宫下段横切口剖宫产术,横切口裂开引起大出血已不罕见,应引起重视。引起切口愈合不良造成出血的主要原因有:

(1)子宫下段横切口两端切断子宫动脉向下斜行分支,导致局部供血不足。术中止血不良,形成局部血肿或局部组织感染、坏死,致使切口不愈合。

(2)缝合技术不当:手术操作粗暴,血管缝扎不紧;组织对位不佳;切口两侧角部未缝扎回缩血管形成血肿;缝扎组织过多过密,致切口血液循环供应不良等,均可导致切口愈合不良。

(3)横切口位置选择不当:①切口选择过高,切口上缘宫体肌组织与下缘子宫下段肌组织厚薄相差较大,缝合时不易对齐,愈合不良;②切口选择过低,宫颈侧以结缔组织为主,血供较差,组织愈合能力差,且靠近阴道,增加感染机会。

以上因素均可因肠线溶解脱落后血窦重新开放,出现大量阴道流血,甚至引起休克。目前各种因素致使剖宫产率不断上升,手术操作要特别重视。

5. 其他原因 如子宫黏膜下肌瘤、产后子宫滋养细胞疾病等可引起晚期产后出血,较少见。

【临床表现】

1. 部分胎盘、胎膜残留 多数发生在产后10日左右,临床表现为血性恶露持续时间延长,突然大量流血或反复出血。检查发现子宫复旧不全,子宫口松弛,有时可见残留组织。

2. 蜕膜残留 临床表现与胎盘、胎膜残留相似,宫腔刮出物病理检查可见坏死蜕膜,混以玻璃样变的蜕膜细胞、纤维素和红细胞,但不见绒毛。

3. 子宫胎盘附着面感染或复旧不全 多发生在产后2周左右,临床表现为突然大量流血,检查发现子宫大且软,子宫口松弛,阴道及子宫口有血块堵塞。

4. 剖宫产术后子宫伤口裂开 多发生在术后2~3周,出现大量阴道流血,甚至引起休克。

【诊断】

1. 病史与体征 询问病史,若为阴道分娩,应仔细询问产程进展和产后恶露变化。多有产后血性恶露时间延长,有臭味,反复或突然阴道大量流血,导致贫血、休克甚至危及生命。若为剖宫产,应了解手术指征和术式,术后恢复情况。双合诊检查应在消毒、输液、备血、纠正休克以及有抢救条件下进行。一般可发现子宫增大、软,宫口松弛,内有残留组织或血块,不能强行清除宫颈部位的凝血块。全身检查应注意排除血液系统疾病。

2. 辅助检查 查血常规,了解感染与贫血情况。B 型超声检查子宫大小、宫腔内有无残留物、子宫切口愈合状况等。若有宫腔刮出物或切除子宫标本应做病理检查。血 hCG 测定,有助于鉴别胎盘残留和妊娠滋养细胞疾病。

【治疗】

1. 药物治疗 少量或中等量阴道流血,应给予子宫收缩剂、广谱抗生素、支持疗法及中药治疗。出血量多时可给予低分子右旋糖酐或输新鲜全血。

2. 手术治疗 疑有胎盘、胎膜、蜕膜残留或胎盘附着部位复旧不全者,应在备血、静脉输液及准备手术的条件下行刮宫术。刮出物送病理检查以明确诊断。剖宫产术后少量阴道流血应住院,给予抗生素治疗并严密观察。阴道大量流血需积极抢救,必要时应开腹探查,若产妇无子女,组织坏死范围小,炎性反应轻,可选择清创缝合以及髂内动脉、子宫动脉结扎法止血。否则,宜行子宫全切术或低位子宫次全切除术。

第三节 产褥期抑郁症

产褥期抑郁症(postpartum depression,PPD)是指女性在产褥期出现的抑郁症状,以哭泣、忧郁、烦闷为主,是产褥期非精神病性精神综合征中最常见的类型。通常在产后 2 周发病,产后 4~6 周症状明显,3~6 个月自行恢复,一般不需治疗,因而易被人们所忽视。我国 PPD 的发病率为 3.8%~16.7%,但有 50% 的患者不被发现患病。部分产妇持续较长时间,并可诱发产后精神病。

【病因】

病因尚不明确,可能与内分泌因素(产后激素水平的巨大变化)、遗传因素(特别是有家族抑郁症病史的产妇)、心理因素、躯体因素、社会因素等有关。

【临床表现】

1. 情绪改变 心情压抑、沮丧、感情淡漠、不愿与人交流、孤独、悲伤、伤心、流泪,甚至焦虑、恐惧、易怒,夜间加重。

2. 创造性思维受损 主动性降低,行为上反应迟钝,注意力涣散,工作效率和处理事务的能力下降,为抑郁症典型症状之一。

3. 体重改变 显著增加或下降,疲乏、失眠或睡眠过度。

4. 自我评价降低 自暴自弃、自罪感,担心不能照顾婴儿,担心自己或婴儿受到伤害,或表现对身边的人充满敌意、戒心,与家人、丈夫关系不协调。

5. 丧失兴趣 对生活缺乏信心,对全部或多数活动缺乏兴趣,无法体会生活的乐趣。病情严重者甚至绝望,出现自杀或杀婴的倾向,为抑郁症最严重的症状。

【诊断】

产褥期抑郁症至今尚无统一的诊断标准。早期诊断困难,产后进行自我问卷调查对于早期发现和诊断产褥期抑郁症很有帮助。美国精神病学会(1994)在《精神疾病的诊断与统计手册》一书中,制定了产褥期抑郁症的诊断标准(表 13-1),该诊断标准中一些指标具有一定的主观性,可能影响正确的诊断。

表 13-1 产褥期抑郁症的诊断标准

(一) 在产后 2 周内出现下列 5 条或 5 条以上的症状,必须具备 1、2 两条
1. 情绪抑郁
2. 对全部或多数活动明显缺乏兴趣或愉悦
3. 体重显著下降或增加
4. 失眠或睡眠过度
5. 精神运动性兴奋或阻滞
6. 疲劳或乏力
7. 遇事皆感毫无意义或自责感
8. 思维能力减退或注意力不集中
9. 反复出现自杀想法
(二) 在产后 4 周内发病

【预防】

产褥期抑郁症的发生受众多因素的影响,心理社会因素在产后抑郁的发生中起非常重要的作用,故应加强对孕妇的精神关怀。利用孕妇学校等多种渠道普及有关妊娠、分娩常识,减轻孕产妇的紧张、恐惧心情,完善自我保健。配偶和家人要多给予理解、关心和支持,尽量避免和减低不良应激的影响,使产妇保持良好的心态。

【治疗】

治疗以预防为主,强调家人及社会的关怀及照顾。

1. 心理治疗　心理治疗对产褥期抑郁症非常重要。包括心理咨询、心理支持及社会干预等。通过心理咨询,了解病因。根据患者的个体特征、发病原因给予个体化心理疏导。

2. 药物治疗　适用于中、重度,且心理治疗无效者。抗抑郁症药主要是选择 5-羟色胺再吸收抑制剂、三环类抗抑郁药等不进入乳汁的药物。

 知识拓展

产褥期抑郁症的预后

产褥期抑郁症的预后良好,一半以上的患者 1 年内治愈,极少数患者病情持续 1 年以上。但再次妊娠的复发率约 20%,可能会在一定程度上影响下一代的认知能力。

(杨高原)

 思考题

1. 患者足月妊娠顺产,现产后第 5 日,下腹痛,血性恶露量多,有臭味,体温 39℃,伴寒战,宫底平脐,压痛明显。医生诊断:子宫内膜炎。

请问:

(1) 该产妇发生产褥感染的病理类型可能是哪种?

(2) 需要怎样处理?

2. 患者顺产后 1 周,阴道一直有血性液体流出,伴有臭味,今晨突然出现量增多。查体:

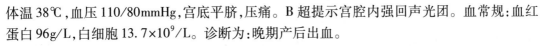

体温38℃,血压110/80mmHg,宫底平脐,压痛。B超提示宫腔内强回声光团。血常规:血红蛋白96g/L,白细胞13.7×10⁹/L。诊断为:晚期产后出血。

请问:

（1）该患者可能是什么原因导致的晚期产后出血?

（2）应该给予哪些治疗措施?

实　　践

实践 1　产前检查

【实践目的】

1. 通过训练熟练掌握预产期计算方法、产前检查的时间及内容;能正确书写产科病历。

2. 通过小组合作培养学生分析问题、解决问题的能力及团队合作意识。

【实践前准备】

实践课前为学生提供病例,根据孕妇的问题查找资料,预习产前检查的相关理论知识,为病例讨论做好准备。

【病例摘要】

小丁平素月经规则,末次月经 2014 年 2 月 27 日;停经 6 周左右出现恶心、呕吐,但不频繁,3 个月以后自然缓解;停经 5 个月时自觉胎动;现孕 7 个月,自觉胎动较以前频繁。

要求:

1. 计算预产期(EDC)。

2. 拟定孕 7 个月以后的检查时间及内容。

3. 练习产科病历的书写。

【实践方法与步骤】

1. 展示病例,并提供产科病历表,提出问题和要求。

2. 分组讨论(4~6 人 1 组),并填写产科病历。

3. 各组将讨论结果形成书面意见,由小组代表回答。

4. 小组之间相互评价。

5. 教师矫正反馈、点评、总结。

6. 确定每个小组的成绩,并计入每个学生的平时成绩。

【实践报告】

将讨论结果写在实践报告上,要求字迹清楚。

(吴晓琴)

实践 2　正常分娩

【实践目的】

1. 通过病例讨论初步掌握正常分娩中产程的观察与处理,并通过产程图的绘制学会产程分期的识别与判断。

2. 通过小组合作培养学生分析问题、解决问题的能力及团队合作精神。

【实践前准备】

1. 可提前让学生预习病例,根据问题查找资料并复习正常分娩相关理论知识。多媒体演示正常分娩过程,为病例讨论奠定基础。

2. 根据教学要求,准备产程图纸及红蓝笔。

【病例摘要】

张女士,28 岁,G_2P_0,妊娠 40^{+2} 周,于 2014 年 9 月 2 日 10:00 出现阵发性腹痛,诊断为"临产"收住院。入院检查:T 36.0℃、P 80 次/分、R 20 次/分、BP 125/80mmHg。足踝部水肿,尿蛋白(-);产科检查:宫高 33cm;头先露;宫缩 30 秒/5 分钟,胎心率 144 次/分。肛诊:宫颈口未开,头先露,S=-2,胎膜未破。

14:00 检查:BP 120/80mmHg,宫缩 40 秒/3~4 分钟,胎心率 144 次/分,宫口开大容指,先露 S=-1。

17:00 产妇自述疼痛难忍,烦躁,要求剖宫产。检查:宫缩 40~50 秒/2~3 分钟,胎心率 140 次/分,宫口开大 3cm,先露 S=0。

19:00 产妇情绪稳定。检查:BP 125/80mmHg,宫缩 40~50 秒/2~3 分钟,胎心率 148 次/分,宫口开大 5cm。

20:20 自述阴道流液。检查:阴道口羊水流出,量约 50ml,色清亮;胎心率 148 次/分,宫缩 40~50 秒/2~3 分钟,宫口开大 8cm,S=+1。

21:40 自述有排便感。检查:胎心率 144 次/分,宫缩 50~60 秒/1~2 分钟,宫口开全,S=+2。转入分娩室。

22:50 顺利分娩一女婴,Apgar 评分 9 分,体重 3100g。

观察 2 小时无异常后送回母婴同室休养。

【实践要求】

1. 根据病例资料,绘制产程图,分别标识出第一产程、第二产程、潜伏期和活跃期,并计算时间、判断是否正常。

2. 针对产程进展,列出观察内容。

3. 产妇于 17:00 时出现情绪波动,要求剖宫产;21:40 时自述有排便感。针对上述两个产程中常见的问题,制定处理方案。

【实践方法与步骤】

1. 展示病例,确定每个问题的讨论时间及所占分值。

2. 分组讨论(4~6 人 1 组)。

3. 每组选出一名代表口头回答实践要求 3,其他问题各组讨论后将结果形成书面意见。

4. 小组之间相互评价。

5. 教师矫正反馈、点评、总结。

6. 确定每个小组的成绩,并计入每个学生的平时成绩。

【实践报告】

将讨论结果写在实践报告上,要求字迹清楚。

(李民华)

实践 3　妊娠期并发症

【实践目的】

1. 通过病例讨论掌握常见妊娠期并发症的诊断、治疗。

2. 培养学生运用知识认识问题、解决问题的能力。

【实践前准备】

提前 1～2 周让学生预习病例,根据问题查找资料,熟悉妊娠期并发症的相关理论知识,为病例讨论奠定基础。

【病例摘要】

病例一:周女士,已婚,29 岁,G_2P_0,因"停经 45 天,阴道不规则流血 7 天,右下腹部胀痛 1 天"入院。患者既往月经规律,月经周期 28～30 天,月经期 4～6 天,月经量中等。入院查体:BP 130/85mmHg,P 80 次/分;妇科检查:外阴已婚未产式,阴道少量暗红血液,宫颈柱状上皮移位,宫颈举痛,子宫略大,软,右侧附件区增厚,压痛明显。辅助检查:尿妊娠试验:阳性;B 型超声:宫腔内未见妊娠囊,右侧附件区可见一 3cm×3cm×4cm 的低回声团块。

要求:

1. 明确周女士诊断,说明诊断依据。

2. 制定治疗方案。

病例二:尹女士,26 岁,已婚,G_1P_0,因"停经 8 个半月,阴道少量流血 2 小时"入院。患者 2 小时前无诱因出现阴道流血,量少,不伴有腹痛及其他不适,自述胎动良好。入院查体:BP 120/80mmHg,P 80 次/分,腹软,无压痛,子宫高度 30cm,胎位 LOA,胎心率 144 次/分。

要求:

1. 明确尹女士诊断,给出可能的疾病的鉴别诊断。

2. 制定治疗方案。

【实践方法与步骤】

1. 展示病例,确定每个问题的讨论时间及所占分值。

2. 分组讨论(4～6 人 1 组)。

3. 各组将讨论结果形成书面意见,由小组代表回答。

4. 小组之间相互评价。

5. 教师矫正反馈、点评、总结。

6. 确定每个小组的成绩,并计入每个学生的平时成绩。

【实践报告】

将讨论结果写在实践报告上,要求字迹清楚。

(韩瑞兰)

实践 4　妊娠期合并症

【实践目的】

1. 通过病例讨论初步掌握妊娠期合并症的诊断,选择恰当的处理方法。

2. 通过小组合作培养学生分析问题、解决问题的能力及团队合作精神。

【实践前准备】

提前 1～2 周让学生预习病例,根据问题查找资料,熟悉妊娠期合并症的相关理论知识,为病例讨论奠定基础。

【病例摘要】

患者,女,22 岁。平素月经规则,LMP 2013 年 10 月 30 日,孕期未进行正规的产前检查。近 1 个月来出现咳嗽,无痰,活动后感胸闷、气促,近 2 周来感夜间平卧困难。近 5 天来咳嗽加重,咳白色痰,无发热,休息时仍感胸闷、气促,今日孕 39^{+6} 周入院,查体:P 115 次/分、R 22 次/分,心脏二尖瓣、三尖瓣听诊区闻及舒张期杂音;心脏彩超示:左心房增大,左心室增大,二尖瓣重度反流,三尖瓣中度反流。

要求:

1. 针对产妇的情况,对其心功能做出判断。

2. 说明早期心力衰竭的诊断依据。

3. 阐述合并心脏病的孕妇在妊娠期和分娩期的注意事项。

【实践方法与步骤】

1. 展示病例,确定分组及讨论时间。

2. 各组将讨论结果形成书面意见,由小组代表回答。

3. 小组之间相互评价,教师矫正反馈、点评、总结。

4. 确定每个小组的成绩,并计入每个学生的平时成绩。

【实践报告】

将讨论结果写在实践报告上,要求字迹清楚。

(赵玲莉)

实践 5　异　常　分　娩

【实践目的】

1. 通过病例讨论初步掌握异常分娩的识别与判断,选择恰当的处理方法。

2. 通过小组合作培养学生分析问题、解决问题的能力及团队合作精神。

【实践前准备】

提前 1～2 周让学生预习病例,根据问题查找资料,熟悉异常分娩相关理论知识,为病例讨论奠定基础。

【病例摘要】

病例一:李女士,29 岁,G_1P_0,妊娠 40^{+4} 周,于 10:00 出现宫缩,宫缩 30 秒/5～6 分钟,20:00 入院,入院检查:T 36.8℃、P 90 次/分、R 20 次/分、BP 126/80mmHg,足踝部水肿,尿蛋白(−)。产科检查:宫高 32cm,腹围 102cm,髂棘间径 24cm,髂嵴间径 27cm,骶耻外径 19cm,坐骨结节间径 9cm,坐骨棘间径 10cm,宫缩 30 秒/5 分钟,胎心 148 次/分,子宫颈口开大 2cm,LOA,S=−1;胎膜未破。23:00 产妇要求剖宫产。检查:表情紧张,宫缩 30 秒/6～7 分钟,宫缩高峰时按压宫底有凹陷,胎心 132 次/分,子宫颈口开大 3cm,S=0,胎膜未破。2 日前 B 型超声检查报告:胎头双顶径 9.5cm,胎心 136 次/分。

要求:

1. 对产妇产程情况作出判断。

2. 针对产妇紧张的状态,与产妇进行有效沟通。

3. 制定具体处理措施。

病例二:张女士,36 岁,G_1P_0,妊娠 41 周,于 13:00 出现宫缩,18:00 入院,检查:T 36.5℃、P 88 次/分、R 20 次/分、BP 120/70mmHg;产科检查:子宫底高度 34cm,腹围 98cm,胎心 136 次/分,髂棘间径 24cm,髂嵴间径 25cm,骶耻外径 17cm,对角径 10.5cm,坐骨棘间径 10cm,坐骨结节间径 9cm,胎位 ROA,胎先露高浮。B 型超声检查报告:胎头双顶径 9.6cm,胎心 134 次/分。

要求:

1. 判断该产妇存在的异常情况。

2. 制定处理方案。

【实践方法与步骤】

1. 展示病例,确定每个问题的讨论时间及所占分值。

2. 分组讨论(4~6 人 1 组)。

3. 各组将讨论结果形成书面意见,由小组代表回答。

4. 小组之间相互评价。

5. 教师矫正反馈、点评、总结。

6. 确定每个小组的成绩,并计入每个学生的平时成绩。

【实践报告】

将讨论结果写在实践报告上,要求字迹清楚。

（韩清晓）

实践6　分娩期并发症

【实践目的】

1. 通过病例讨论初步掌握分娩期并发症的识别与判断,并选择恰当的处理方法。

2. 通过小组合作培养学生分析问题、解决问题的能力及团队合作精神。

【实践前准备】

可提前 1~2 周让学生预习病例,根据问题查找资料,熟悉分娩期并发症的相关理论知识,为病例讨论奠定基础。

【病例摘要】

张女士,34 岁,G_2P_0,该产妇因孕 41^{+1} 周于 9 月 2 日到当地医院待产,给予缩宫素静脉滴注计划分娩。于 4 日 8:00 左右出现宫缩 30 秒/5 分钟,22:00 宫口开全,23:00 因宫缩乏力行会阴侧切加胎头吸引术娩出一男婴,体重 3600g,胎盘娩出完整,会阴缝合正常。在产房观察时发现阴道流血多,估计 600ml 左右。查体发现子宫轮廓不清,按摩子宫有大量血块排出。

要求:

1. 对产妇产后出血原因作出判断。

2. 针对产妇出血原因制定具体处理措施。

【实践方法与步骤】

1. 展示病例,确定每个问题的讨论时间及所占分值。

2. 分组讨论(4~6人1组)。

3. 各组将讨论结果形成书面意见,由小组代表回答。

4. 小组之间相互评价。

5. 教师矫正反馈、点评、总结。

6. 确定每个小组的成绩,并计入每个学生的平时成绩。

【实践报告】

将讨论结果写在实践报告上,要求字迹清楚。

（刘慧　翟向红）

教　学　大　纲

一、课程性质

产科学基础是中等卫生职业助产专业一门重要的专业核心课程。本课程的主要内容是产科学基础、生理产科及病理产科等。本课程的任务是使学生能较系统地掌握产科学的基本理论、基本知识和基本技能,能进行妊娠诊断、产程观察,能根据"助产规范"为产妇接生,能识别难产及产科危急重症患者,并配合产科医生进行应急处理和急救,了解孕产妇常见病、多发病的诊治原则,具有良好的工作态度和职业素养。本课程的先修课程包括解剖学基础、生理学基础、药理学基础、健康评估等,同步和后续课程包括助产技术、母婴护理、母婴保健、妇科护理等。

二、课程目标

通过本课程的学习,学生能够达到下列要求:

(一)职业素养目标

1. 具有良好的职业道德和伦理观念,自觉尊重孕产妇的人格,保护其隐私;具有健康的心理和认真负责的职业态度,能给予孕产妇以人文关怀。

2. 具有良好的法律意识,自觉遵守医疗卫生、计划生育、母婴保健等相关法律法规,依法实施助产任务。

3. 具有医疗安全、团队合作的职业意识。

(二)专业知识和技能目标

1. 掌握妊娠各期的诊断。

2. 熟悉影响分娩的因素,掌握正常分娩的临床经过、观察和处理。

3. 了解妊娠期并发症、合并症及分娩期和产褥期并发症的病因,熟悉其临床表现,掌握其诊治原则。

4. 了解异常分娩的病因,掌握其诊治原则。

5. 熟练进行妊娠诊断、产前检查与孕期保健指导。

6. 熟练掌握正常分娩的产程观察、接生及新生儿处理。

7. 学会产科危急重症的应急处理和配合产科医生进行急救。

三、教学时间分配

教 学 内 容	学 时		
	理论	实践	合计
一、绪论	1		1
二、女性生殖系统解剖	4		4
三、女性生殖系统生理	4		4
四、妊娠生理	4		4
五、妊娠诊断	4		4
六、产前检查与孕期保健	4	2	6
七、正常分娩	8	2	10
八、正常产褥	2		2
九、妊娠期并发症	10	2	12
十、妊娠期合并症	4	2	6
十一、异常分娩	6	2	8
十二、分娩期并发症	6	2	8
十三、产褥期并发症	2		2
机动	1		1
合计	60	12	72

注:学时安排中的实践课全部为临床见习和病例讨论,技能操作部分安排参见《助产技术》。

四、课程内容和要求

单 元	教学内容	教学要求	教学活动参考	参考学时	
				理论	实践
一、绪论	(一)产科学基础的范畴与特点	了解	多媒体演示 讨论	1	
	(二)产科学的起源与发展	了解			
	(三)产科学基础学习的目的与方法	熟悉			
二、女性生殖系统解剖	(一)外生殖器	熟悉	理论讲授 情趣教学 多媒体演示 示教	4	
	(二)内生殖器				
	1. 阴道	掌握			
	2. 子宫	掌握			
	3. 输卵管	熟悉			
	4. 卵巢	熟悉			
	(三)血管、神经及淋巴	了解			
	(四)骨盆				
	1. 骨盆的组成及骨性标志	掌握			
	2. 骨盆的分界	掌握			
	3. 骨盆的类型	了解			
	(五)骨盆底及会阴	熟悉			
	(六)内生殖器的邻近器官	了解			

续表

单 元	教学内容	教学要求	教学活动参考	参考学时 理论	参考学时 实践
三、女性生殖系统生理	（一）女性一生各阶段的生理特点	了解	理论讲授	4	
	（二）卵巢的功能及周期性变化	掌握	多媒体演示		
	（三）生殖器官的周期性变化及月经	掌握	情趣教学		
	（四）月经周期的调节	熟悉	示教		
四、妊娠生理	（一）受精、受精卵的植入和发育	了解	理论讲授	4	
	（二）胚胎、胎儿发育特征及生理特点	熟悉	多媒体演示		
	（三）胎儿附属物的形成与功能		情趣教学		
	1. 胎盘	掌握	示教		
	2. 胎膜	掌握			
	3. 脐带	掌握			
	4. 羊水	掌握			
	（四）妊娠期母体的变化	掌握			
五、妊娠诊断	（一）早期妊娠的诊断		理论讲授	4	
	1. 症状与体征	掌握	案例教学		
	2. 辅助检查	掌握	角色扮演		
	（二）中、晚期妊娠的诊断		情趣教学		
	1. 症状与体征	掌握	教学录像		
	2. 辅助检查	掌握	示教		
	（三）胎姿势、胎产式、胎先露、胎方位	掌握			
六、产前检查与孕期保健	（一）产前检查与管理		理论讲授	4	
	1. 产前检查	掌握	案例教学		
	2. 孕妇的管理	熟悉	情趣教学		
	（二）胎儿健康状况的评估		多媒体演示		
	1. 胎儿宫内情况的监护	掌握	教学见习		
	2. 胎盘功能检查	熟悉			
	3. 胎儿成熟度检查	熟悉			
	4. 胎儿先天畸形及遗传性疾病的宫内诊断	了解			
	（三）产科合理用药	了解			
	（四）孕期常见症状及其处理	熟悉			
	实践1　产前检查	熟练掌握	临床见习病例讨论		2
七、正常分娩	（一）决定和影响分娩的因素	掌握	理论讲授	8	
	（二）枕前位的分娩机制	掌握	案例教学		
	（三）先兆临产、临产的诊断及产程分期	掌握	角色扮演		
	1. 先兆临产	掌握	情趣教学		

单　元	教学内容	教学要求	教学活动参考	参考学时	
				理论	实践
	2. 临产的诊断	掌握	教学录像		
	3. 总产程与产程分期	掌握	教学见习		
	（四）分娩的临床经过及处理				
	1. 第一产程的临床经过及处理	掌握			
	2. 第二产程的临床经过及处理	掌握			
	3. 第三产程的临床经过及处理	掌握			
	（五）产时服务				
	1. 分娩镇痛	了解			
	2. 计划分娩	了解			
	实践2　正常分娩	熟练掌握	临床见习病例讨论		2
八、正常产褥	（一）产褥期母体的生理变化	熟悉	理论讲授	2	
	（二）产褥期临床表现	熟悉	案例教学		
	（三）产褥期处理及保健		角色扮演		
	1. 产褥期处理	掌握	情趣教学		
	2. 产褥期保健	熟悉	教学录像示教		
九、妊娠期并发症	（一）自然流产		理论讲授	10	
	1. 病因	了解	案例教学		
	2. 病理	了解	角色扮演		
	3. 分类与临床表现	熟悉	情趣教学		
	4. 诊断	掌握	教学录像		
	5. 治疗	掌握	教学见习		
	（二）异位妊娠				
	1. 病因	了解			
	2. 病理	了解			
	3. 临床表现	熟悉			
	4. 诊断与鉴别诊断	掌握			
	5. 治疗	掌握			
	（三）早产				
	1. 病因	了解			
	2. 临床表现	熟悉			
	3. 预防	了解			
	4. 治疗	掌握			
	（四）过期妊娠				
	1. 病因	了解			
	2. 病理	了解			
	3. 诊断	掌握			

续表

单　元	教学内容	教学要求	教学活动参考	参考学时	
				理论	实践
	4. 治疗	掌握			
	（五）妊娠剧吐				
	1. 病因病理	了解			
	2. 临床表现及诊断	熟悉			
	3. 治疗	熟悉			
	（六）妊娠期高血压疾病				
	1. 病因	了解			
	2. 病理生理	熟悉			
	3. 分类及临床表现	掌握			
	4. 诊断	掌握			
	5. 预防	熟悉			
	6. 治疗	掌握			
	（七）前置胎盘				
	1. 病因	了解			
	2. 分类	了解			
	3. 临床表现	熟悉			
	4. 并发症	了解			
	5. 诊断	掌握			
	6. 治疗	掌握			
	（八）胎盘早期剥离				
	1. 病因	了解			
	2. 病理	熟悉			
	3. 临床表现	熟悉			
	4. 并发症	熟悉			
	5. 诊断与鉴别诊断	掌握			
	6. 预防	掌握			
	7. 治疗	掌握			
	（九）多胎妊娠				
	1. 类型及特点	了解			
	2. 临床表现	熟悉			
	3. 并发症	掌握			
	4. 诊断	掌握			
	5. 治疗	掌握			
	（十）死胎				
	1. 病因病理	了解			
	2. 临床表现及诊断	熟悉			
	3. 治疗	熟悉			
	（十一）羊水过多				

续表

单 元	教学内容	教学要求	教学活动参考	参考学时	
				理论	实践
	1. 病因	了解			
	2. 临床表现及诊断	熟悉			
	3. 治疗	掌握			
	（十二）胎儿窘迫				
	1. 病因	了解			
	2. 病理	了解			
	3. 临床表现及诊断	掌握			
	4. 治疗	掌握			
	实践3　妊娠期并发症	学会	临床见习病例讨论		2
十、妊娠期合并症	（一）妊娠合并心脏病		理论讲授	4	
	1. 心脏病与妊娠的相互影响	了解	案例教学		
	2. 临床表现及诊断	熟悉	角色扮演		
	3. 治疗	掌握	情趣教学		
	（二）妊娠合并病毒性肝炎		教学录像		
	1. 病毒性肝炎与妊娠的相互影响	了解	教学见习		
	2. 临床表现及诊断	熟悉			
	3. 治疗	掌握			
	（三）妊娠合并糖尿病				
	1. 糖尿病与妊娠的相互影响	了解			
	2. 临床表现及诊断	熟悉			
	3. 治疗	掌握			
	（四）妊娠合并贫血				
	1. 贫血与妊娠的相互影响	了解			
	2. 临床表现及诊断	熟悉			
	3. 治疗	掌握			
	实践4　妊娠期合并症	学会	临床见习病例讨论		2
十一、异常分娩	（一）产力异常		理论讲授	6	
	1. 子宫收缩乏力	掌握	案例教学		
	2. 子宫收缩过强	了解	角色扮演		
	（二）产道异常		情趣教学		
	1. 骨产道异常	掌握	教学录像		
	2. 软产道异常	了解	教学见习		
	（三）胎儿异常				
	1. 胎位异常	熟悉			
	2. 胎儿发育异常	了解			
	（四）异常分娩的诊治要点	掌握			

单 元	教学内容	教学要求	教学活动参考	参考学时	
				理论	实践
	实践5 异常分娩	学会	临床见习 病例讨论		2
十二、分娩期并发症	（一）胎膜早破		理论讲授 案例教学 角色扮演 情趣教学 教学录像 教学见习	6	
	1. 病因	了解			
	2. 对母儿影响	了解			
	3. 临床表现及诊断	掌握			
	4. 治疗	掌握			
	（二）脐带脱垂				
	1. 病因	了解			
	2. 对母儿影响	了解			
	3. 临床表现及诊断	熟悉			
	4. 治疗	掌握			
	（三）子宫破裂				
	1. 病因	熟悉			
	2. 临床表现及诊断	掌握			
	3. 预防	熟悉			
	4. 治疗	掌握			
	（四）产后出血				
	1. 病因	掌握			
	2. 临床表现	掌握			
	3. 诊断	掌握			
	4. 治疗	掌握			
	5. 预防	熟悉			
	（五）羊水栓塞				
	1. 病因	了解			
	2. 病理生理	了解			
	3. 临床表现	熟悉			
	4. 治疗	掌握			
	（六）新生儿窒息				
	1. 病因	了解			
	2. 临床表现及诊断	熟悉			
	3. 治疗	掌握			
	实践6 分娩期并发症	学会	临床见习 病例讨论		2
十三、产褥期并发症	（一）产褥感染		理论讲授 案例教学 角色扮演 情趣教学	2	
	1. 病因	熟悉			
	2. 病理	掌握			
	3. 临床表现	掌握			

续表

单 元	教学内容	教学要求	教学活动参考	参考学时	
				理论	实践
	4. 诊断	熟悉	教学录像示教		
	5. 治疗	熟悉			
	（二）晚期产后出血				
	1. 病因及病理	了解			
	2. 临床表现	了解			
	3. 诊断	掌握			
	4. 治疗	掌握			
	（三）产褥期抑郁症				
	1. 病因	了解			
	2. 临床表现	了解			
	3. 诊断	了解			
	4. 预防	了解			
	5. 治疗	熟悉			

五、说明

（一）教学安排

本教学大纲主要供中等卫生职业教育助产、护理专业教学使用,第三学期开设,总学时为 72 学时,其中理论教学 60 学时,实践教学 12 学时。学分为 4 学分。

（二）教学要求

1. 本课程对理论部分教学要求分为掌握、熟悉、了解 3 个层次。掌握:指对基本知识、基本理论有较深刻的认识,并能综合、灵活地运用所学的知识解决实际问题。熟悉:指能够领会概念、原理的基本含义,解释产科现象。了解:指对基本知识、基本理论能有一定的认识,能够记忆所学的知识要点。

2. 本课程重点突出以岗位胜任力为导向的教学理念,在实践技能方面分为熟练掌握和学会 2 个层次。熟练掌握:指能独立、规范地进行操作,和运用所学的技能完成产科的常用技术操作。学会:指在教师的指导下能初步实施所涉及的产科学的技术操作。

（三）教学建议

1. 本课程依据助产岗位的工作任务、职业能力要求,强化理论实践一体化,突出"做中学、做中教"的职业教育特色,根据培养目标、教学内容和学生的学习特点以及职业资格考核要求,提倡项目教学、案例教学、任务教学、角色扮演、情境教学等方法,利用校内外实训基地,将学生的自主学习、合作学习和教师引导教学等教学组织形式有机结合。

2. 教学过程中,可通过测验、观察记录、技能考核和理论考试等多种形式对学生的职业素养、专业知识和技能进行综合考评。应体现评价主体的多元化,评价过程的多元化,评价方式的多元化。评价内容不仅关注学生对知识的理解和技能的掌握,更要关注知识在助产实践中运用与解决实际问题的能力水平,重视助产职业素质的形成。

中英文名词对照索引

G

H

J

L

N

P

Q

W

X

Y

Z

主要参考文献

1. 谢幸,苟文丽.妇产科学.第 8 版.北京:人民卫生出版社,2013.
2. 丰有吉,沈铿.妇产科学.第 2 版.北京:人民卫生出版社,2011.
3. 魏碧蓉.助产学.北京:人民卫生出版社,2013.
4. 曹泽毅.中华妇产科学.第 2 版.北京:人民卫生出版社,2004.
5. 薛花,程瑞峰.产科学及护理.第 2 版.北京:人民卫生出版社,2014.